SOPHIE SEEMANN
VERSCHWUNDENE KRANKHEITEN

Sophie Seemann

Verschwundene Krankheiten

Kulturverlag Kadmos Berlin

Bibliografische Information der Deutschen Nationalbibliothek

Die Deutsche Nationalbibliothek verzeichnet diese Publikation in
der Deutschen Nationalbibliografie; detaillierte bibliografische Daten
sind im Internet über <http://dnb.d-nb.de> abrufbar

Copyright © 2019, Kulturverlag Kadmos Berlin.
Wolfram Burckhardt
Alle Rechte vorbehalten
Internet: www.kulturverlag-kadmos.de
Umschlaggestaltung: Wolfram Burckhardt
Umschlagabbildung: Elektrisches Luftbad
Gestaltung und Satz: Readymade, Berlin
Druck: Opolgraf
Printed in EU
ISBN 978-3-86599-300-7

Inhalt

Einleitung

Liebe Leserin, lieber Leser!

Krankheiten beeinflussen seit Anbeginn die Existenz des Menschen und seine Geschichte in besonderer Weise. So ist immer schon neu auftretenden Krankheiten wie etwa den großen Seuchen des Mittelalters und der frühen Neuzeit viel Aufmerksamkeit gewidmet worden. Etwas weniger Interesse fanden solche Krankheiten, die für eine gewisse Zeit eine Rolle spielten und dann verschwanden, auf Grund veränderter Umwelteinflüsse, kulturellem Wandel, medizinischen und sozialen Entwicklungen sowie einem modifizierten Blick auf bestimmte Phänomene. Das vorliegende Buch zeigt wechselnde Perspektiven auf 20 verschwundene Krankheiten beziehungsweise medizinische Konzepte, deren Zusammenstellung weder vollständig ist – es ließen sich noch zahlreiche weitere Krankheiten hinzufügen – noch folgt sie einem besonderen System. Vielmehr handelt es sich um eine durch das persönliche Interesse geleitete Auswahl, die eher die Vielfalt hervorheben als einem stringenten Prinzip folgen will.

Auch wird keine generelle Erklärung für die Mechanismen geliefert, die zum Verschwinden von Krankheiten im Allgemeinen beitragen. Die einzelnen Kapitel behandeln jeweils ausschließlich die Konstellationen, die zum Verschwinden einer spezifischen Krankheit führten, sie stellen in sich geschlossene Abschnitte dar. Die hin und wieder auftretenden Querverbindungen zwischen den einzelnen Themen lassen aber doch bestimmte Ursachenkomplexe ausmachen und gruppieren. So finden sich Krankheitsgeschehen, die offenbar nur sporadisch auftraten und sich (bisher) so nicht wiederholten, wie etwa der Englische Schweiß, die Europäische Schlafkrankheit und die Haffkrankheit. Im weiteren Sinne zu diesen sporadischen Erscheinungen zu rechnen sind Erkrankungen durch Medikamente, die nicht mehr verwendet, sowie durch Berufe, die nicht mehr ausgeübt werden, beispielsweise die Phosphornekrose der Zündholzarbeiter. Häufiger finden sich dann Krankheiten, die durch einen Wandel im medizinischen Diagnosesystem in dieser Weise nicht mehr existieren, so die Chlorose, das Frieselfieber oder die Neurasthenie. Weitere Erkrankungen verschwanden wohl am ehesten durch sich wandelnde Lebenswelten oder durch Verbesserung von Lebens- und Hygienestandards, wie etwa Noma oder Aussatz. Durch wirksame Vorbeugung konnte eine Reihe von teils dramatisch verlaufenden Krankheiten besiegt oder weitgehend eingedämmt werden, wie dies bei den Pocken oder der Trichinose der Fall war. Schließlich werden auch Krankheiten beschrieben, von denen man annehmen muss, dass es sie wohl nie wirklich gab – sie waren frei erfunden, wie etwa der Cello-Hoden.

Letztendlich bedurfte es zum Verschwinden einer Krankheit meist eines Zusammenspiels mehrerer der genannten Mechanismen. Auch lässt sich eine besondere epochale Bindung häufig dann feststellen, wenn die betreffenden Krankheiten zum Zeitpunkt ihres häufigen Auftretens eher unscharf beschrieben oder in zentralen Aspekten unverstanden waren. Manches Rätsel um das Wesen einzelner historischer Leiden muss daher ungelöst bleiben.

Um dem Leser ein direkteres Erleben bestimmter Krankheitsaspekte zu ermöglichen, enthält dieses Sachbuch in für das Genre eher untypischer Weise auch fiktive Anteile. Den einzelnen Kapiteln sind manchmal Originalzitate, öfter aber kurze Fallberichte vorangestellt, die sich nicht auf tatsächlich Geschehenes beziehen, wenn sie auch zum Teil eng an authentische Schilderungen angelehnt sind. Sie bilden keine historischen Tatsachen ab, sondern dienen eher einer emotionalen Einstimmung auf das im Folgenden geschilderte Krankheitsgeschehen: einen Blick in ein Krankenzimmer oder ein Tagebuch, einen belauschten Gedanken eines Patienten oder Arztes, einen persönlichen Moment des Leidens oder auch der Freude über eine Heilung.

Sophie Seemann

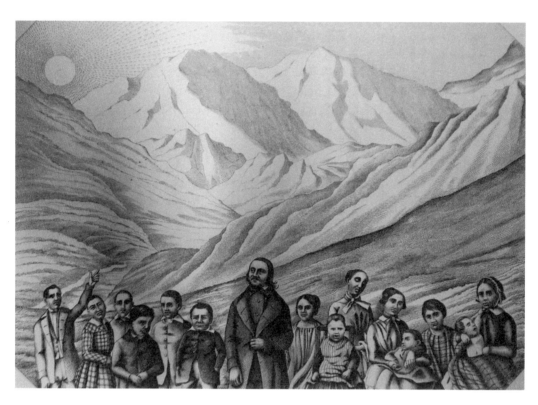

Der Arzt Johann Jakob Guggenbühl im Kreise seiner Patienten
vor einem Alpenpanorama, 1853.

Alpenstich

Synonyme: auch Alpstich, Pneumonia alpina, Heimlicher Stich, Faulichter Stich, Bösartiger Stich, Peuritis pestilentis, pestis pleuritica, galliger Seitenstich, Lungenrotlauf.

»Wie vor vier Jahren, so trat der Alpenstich wieder in Berggenried im Kanton Unterwalden auf, und verbreitete sich von da über den See nach Hergiswil. [...] Die gleiche Epidemie zeigte sich endlich auch wieder in der Gegend von Hochdorf, wo ich als angehender junger Arzt zum ersten Male Gelegenheit fand, den Alpenstich zu beobachten. Gewaltige Sprünge im Temperaturwechsel waren ihm vorangegangen. [...] Um die Mitte des Jänners trat strenge Winterkälte ein. Da entwickelten sich [...] Lungenentzündungen mit ausgesprochener galliger Färbung und Rothlaufcharakter. [...] Das Volk in Hochdorf und Umgebung machte sich die Sache bequem, es hiess die auffällige Seuche nur »die neue Krankheit.« Ich erlaube mir, meine damals niedergeschriebenen Bemerkungen [...] mitzutheilen. Die Krankheit befiel mit heftigem Schüttelfroste, dem dann starke Hitze folgte, mit Kopfweh, Uebelkeit, Erbrechen und einem ausserordentlichen Schwäche- und Abgeschlagenheitsgefühl in den Gliedern. [...] Die anscheinend örtlichen Affectionen traten bald wieder zurück, und gingen rasch in eine typhöse Form über. Grosse Athemnoth, typhomane Delirien, Mangel örtlicher und allgemeiner Krisen.«[1]

Bericht eines jungen Arztes aus dem Jahr 1837. Seine beiden an Alpenstich erkrankten Patienten verstarben trotz Therapie nach etwa einer Woche.

Beim Alpenstich handelte es sich um eine bis zu Beginn des 20. Jahrhunderts immer wieder beschriebene, spezifische, in den Hochtälern der Alpen hauptsächlich im Winter auftretende Lungenerkrankung mit hoher Sterblichkeit. Neben einigen Epidemien im ausgehenden Mittelalter

und in der Neuzeit erlangte der Alpenstich vor allem im 19. Jahrhundert
große Aufmerksamkeit, da sein Zusammenhang mit unterschiedlichen
anderen Erkrankungen wie Typhus und Pest sowie sein Status als eigene
Krankheitsentität in Frage standen. 1913 wurde die Lehre vom Alpenstich als Irrtum bezeichnet, er wird seither nicht mehr diagnostiziert.

Die »Pestilenzische Pleuritis« von 1564/1565

Im Jahre 1564 brach entlang des Rheins sowie in der Schweiz eine neue
Lungenerkrankung aus, die großen Schrecken verbreitete. Gleichzeitig
herrschte in ganz Europa eine Welle der – deutlich bekannteren –
Bubonenpest: Diese von Rattenflöhen übertragene Seuche war durch
die Pestbeulen, stark geschwollene, eiternde Lymphknoten unter den
Achseln und in den Leisten, und raschen Verfall der Kranken gekennzeichnet. Die Bubonenpest erlosch zwar während der Wintermonate in
den niederrheinischen und schweizerischen Landen weitestgehend, doch
die neue Lungenseuche gewann dafür an Fahrt und galt als mindestens
genauso schwerwiegend und tödlich.

Der holländisch-westfälische Arzt Johannes Weyer (auch Johannes
Wier, 1515–1588) war unmittelbarer Augenzeuge der Seuche und beschrieb in seinem Buch über seltene Erkrankungen, »daß die Kranckheit
erst in allen anfieng mit einem stähtigen ohn underlässigen Fieber/
daß allerley böse Zufälle hatt/ als groß Stechen in der Seiten/ und gar
kurzen und beängstigten Athem«.[2] Weyer beobachtete dann blutigen
Husten, den er als schlechtes Zeichen wertete, und meist verstarben
die Patienten etwa nach einer Woche. Wurde der neunte Tag überlebt,
bestand Hoffnung auf Heilung. Gleichzeitig berichtete er von »pestilen-
zialischen« Lungen- und Halsentzündungen, die ebenfalls sehr bösartig
gewesen seien, und brachte diese Erscheinungen in Verbindung mit
»Feuerstralen und schiessenden Sternen«, die sommers am Himmel zu
beobachten gewesen waren (→ Versehen), sowie einem darauf folgenden
Winter, der »so geschwinde kalt gewesen, als bey Menschengedencken
niemals gesehen«.[3]

Seuchenschutz im ausgehenden Mittelalter

Angesichts dieser neuen, wenn auch offenbar mit der bereits wohlbekannten Pest in Verbindung stehenden Seuche befassten sich verschiedene Stadtverwaltungen mit dem Problem des Seuchenschutzes. Dass es sich um eine ansteckende Krankheit handeln musste, schien klar zu sein. In Zürich etwa riet der berühmte Mediziner und Oberstadtarzt Conrad Gessner[4] (1516–1565) 1564 seinen ärztlichen Kollegen:

> »es solle keiner von ihnen jemand, der an dieser Krankheit leide, besuchen, wenn er nicht am ersten oder spätestens zweiten Tage gerufen werde, da, wenn die Zeit, zu welcher die Einleitung eines erfolgreichen Heilverfahrens möglich, der Anfang der Krankheit nämlich, verstrichen sei, sie die Behandlung der Kranken nur zu ihrer eignen sowohl als zur Schande der Kunst, und zu ihrer größten Gefahr, ohne irgend einen Vortheil für den Kranken unternehmen könnten, besonders bei so unmäßigen, unleitsamen Menschen, wie die Einwohner Zürichs sind.«[5]

Auch sein Kollege Johannes Weyer empfahl neben strenger Bettruhe insbesondere, schnell und unverzüglich mit der Therapie zu beginnen, nämlich das Abhusten zu erleichtern und ansonsten durch saure und kühle Arzneien die heißen Fieberflüsse zu lindern. Von Aderlässen, starken Abführmaßnahmen und übermäßigem Schröpfen riet er ab.

Hauptsächliche Maxime der Behandlung war in seinen Augen die schnelle Einleitung einer maßvollen Therapie, da man ansonsten dem Krankheitsgeschehen nur noch hinterherlief und ihm seinen natürlichen Verlauf lassen musste. Gessners Empfehlung, nur ganz frisch Erkrankte überhaupt zu behandeln, entsprach zwar wenig dem Bild des aufopfernden Arztes; es erschien aber pragmatisch und weitblickend angesichts des um sich greifenden Seuchengeschehens, bei dem jeder Arzt dringend gebraucht wurde. Tragischerweise erlag der berühmte Gelehrte nur ein Jahr später selbst der Pest.

Die Wiederentdeckung des »Stichs« im 19. Jahrhundert

In den folgenden Jahrhunderten wurde es still um die »Pestilenzische Pleuritis«. Neben Krankheiten, die es immer und zu jeder Zeit gegeben hatte, existieren bekanntlich solche, die eine deutliche zeitliche oder örtliche Gebundenheit aufweisen: Seuchen oder Epidemien erscheinen plötzlich und können ebenso schnell wieder verschwinden; sogenannte endemische Krankheiten hingegen kommen ausschließlich oder in ungewöhnlicher Häufigkeit an bestimmten Orten vor. Richtete sich das Augenmerk der praktischen Ärzte verständlicherweise lange Zeit vor allem auf die gerade aktuellen gesundheitlichen Bedrohungen, so begann man sich seit dem 19. Jahrhundert wissenschaftlich für historische Krankheitsbilder zu interessieren, vor allem für solch gefährliche und rätselhafte Seuchen wie den von Gessner und Weyer geschilderten »Stich«.

Einer dieser an seltenen, historischen Krankheiten interessierten Mediziner war der junge Arzt Johann Jakob Guggenbühl (1816–1863). Sein besonderer Fokus lag auf Krankheiten, die seiner Schweizer Heimat eigentümlich waren und die er daher als »Volkskrankheiten« bezeichnete. Neben dem Endemischen Kretinismus (→ Kretinismus) begann er sich für den »bösen Stich« zu interessieren. Er war überzeugt, dass es sich hier um eine Krankheit handelte, die fast ausschließlich in der Schweiz auftrat und von ihm daher Alpenstich genannt wurde.

In seinem Buch über den Alpenstich von 1838, das er als gerade promovierter Arzt veröffentlichte, beschrieb er diesen als »eine von den höchst merkwürdigen noch von Niemandem erörterten Wirkungen des südlichen Alpenwindes, den wir Fön nennen«.[6] Der Fönwind rufe also den Alpenstich hervor, der sich zwar auch hin und wieder außerhalb der Schweiz verbreiten könne, aber in den Alpentälern endemisch sei. Auch die Seuche von 1564/1565, die er aus den verbliebenen Quellen rekonstruierte, sei eine solche Alpenstichepidemie gewesen. Danach habe es immer wieder kleinere, auf die Alpentäler beschränkte Ausbrüche gegeben. Guggenbühl zählte bis in seine Zeit etwa 20 weitere Ausbrüche, wobei er Beschreibungen unterschiedlicher Autoren aus 300 Jahren mit zum Teil deutlich voneinander abweichenden Symptombeschreibungen und Krankheitsnamen zusammenfasste.[7] Die letzte Epidemie von 1837 hatte Guggenbühl selbst in Graubünden, Bern und Solothurn beobachtet und beschrieben.

Guggenbühls Alpenstich

Nach Guggenbühl ging der Alpenstich mit »heftigem Frost« einher, »dem die Hitze darauf nicht entspricht«, gefolgt von dem bekannten Stechen in der Brust.[8] Husten, Auswurf, Erbrechen und Blutspucken kämen vor, aber nicht übermäßig. Er beschrieb auch den Auskultations-

und Perkussionsbefund, Puls und genaues Aussehen des Kranken. Im Verlauf sah Guggenbühl eine Verschlechterung des Zustandes nach zwei Tagen mit Atemnot, Bewusstseinsverlust, Durchfällen und Gelbfärbung der Haut. Nach kurzer Verbesserung des Zustandes verstarben die Kranken meist nach sieben Tagen.

Guggenbühl zählte zudem eine Vielzahl von fakultativen Symptomen auf und unterschied drei Formen des Alpenstichs, eine entzündliche, eine gallige und eine faulige oder typhöse Form. Dies verleitete ihn selbst zu dem Ausruf: »Welche Mannigfaltigkeit hierin nur in den Alpen!«[9] Als gemeinsames Element sah er aber die Tatsache, dass es sich um eine entzündliche Erkrankung handelte, die durch die große Höhe der Alpenregion und den Fönwind »nach innen bestimmt« wurde.[10]

Guggenbühl war aber nicht der Einzige, der den Alpenstich beschrieb. Die Krankheit fand auch Eingang in die vierte Auflage der anonym durch einen Schüler veröffentlichten Vorlesungsmitschriften des Arztes Johann Lucas Schönlein (1793–1864), die 1841 in St. Gallen erschien. Von Schönlein weder autorisiert noch gewollt, ist die Übereinstimmung der Ausführungen mit dem eigentlichen Denken des großen Klinikers allerdings einigermaßen ungewiss.[11] Beschrieben wird hier jedenfalls eine deutlich unspektakulärere Erkrankung als der »mannigfaltige« Lungenstich Guggenbühls, mit lediglich einer einzigen Form und zwei Krankheitsstadien: einem Anfangsstadium mit dem bekannten Stechen in der Brust und nachfolgend einem nervösen Stadium, in welchem der Kranke über die Haut oder den Harn die Krankheitsstoffe »unter reichlichen Crisen«[12] zu eliminieren versuche. Dies endete nach einigen Wochen entweder mit der vollständigen Genesung oder mit dem Tod des Patienten.

Der bedrohliche Alpenstich

Die Sterblichkeit am Alpenstich wurde von einigen Autoren als beson-ders hoch angesehen, sodass in den angeblich häufiger heimgesuchten Alpentälern große Angst vor dieser Krankheit herrschte. Der Alpenstich galt als hinterhältiger, geheimnisvoller Killer, ein Urbild der Seuche, die jeden befallen konnte, der sich nicht vorsah: »Noch in unserem Jahr-hundert wussten alte Leute aus dem Munde ihrer Grossmütter von der Todesfurcht zu erzählen, welche sich der Bewohner des Landes bemächtigte, als es hiess, ›der böse Stich‹ gehe aus«, berichtete ein Arzt

1866.[13] Kaltes und feuchtes Wetter, enge, ärmliche Wohnverhältnisse, Angst vor der Erkrankung und eben der Fön wurden beschuldigt, Ausbrüche hervorzurufen. Aggraviert wurde die Krankheit in Guggenbühls Augen auch durch das Verhalten der Bergbauern: »Die Lebensart unserer Bauersleute, und die von ihnen bei erhitztem Körper so häufig genossene kalte Milch, trägt das meiste bei, dass die Brustentzündungen unter dem gemeinen Volke fast durchgehend faulicht typhoser Art und bösartig sind.«[14] Ansteckend wurde die Krankheit in seinen Augen durch die zusammengedrängte Lebensweise der Alpenbauern.

Suchte der Patient schnell Hilfe, war vielleicht noch eine Rettung möglich. Der Arzt sollte, ganz wie auch seinerzeit von Gessner und Weyer empfohlen, nicht zur Ader lassen, sondern frühzeitig ein Brechmittel anwenden. Dann sollte man versuchen, durch Hautreize die nach innen gewendete Entzündung wieder nach außen zu bringen, etwa durch Blasenpflaster oder Senfumschläge. Eine Reihe weiterer möglicher Arzneien je nach Verlauf der Erkrankung wurde empfohlen.

Gibt es den Alpenstich nur in den Alpen?

Guggenbühls Ansichten wurden teilweise beifällig aufgenommen und reproduziert, teilweise bemängelten Zeitgenossen aber auch, dass das Spezifische des Alpenstiches ihnen nicht einleuchte. Guggenbühls Kollege Konrad Meyer-Ahrens (1813–1872) etwa analysierte 1848 noch einmal alles ihm zugängliche Quellenmaterial zum Krankheitsgeschehen in den Jahren von 1562 bis 1566 und kam zu dem Schluss, dass die Pestseuche dieser Jahre in mal eher »typhöser«, mal »katarrhalischer« Form mit gleichzeitig grassierenden Masern, Fleckfieber und Influenza Erklärung genug für die Krankheitserscheinungen dieser Jahre böte.[15] Den besonderen Charakter dieser Seuche sah er also eher in einer Mischung bekannter Krankheiten, vor allem der Pest. Den Begriff Alpenstich verwendete er nicht.

Andere Autoren warfen Guggenbühl auch vor, dass er die Existenz ähnlicher Erkrankungen in anderen Teilen der Welt ignoriert habe.[16] Es häuften sich Berichte, nach welchen zwar eine besondere Art von Lungen- und Brustfellentzündung existierte – die Begrifflichkeiten wechselten aber von der »fauligen« Lungenentzündung zur »typhoiden Pleuropneumonie«,[17] vom »Pesttyphus« mit Lungenbeteiligung über das »Innere Erysipel« bis zur »primär asthenischen« Lungenentzündung.

Diese sei jedoch in allen möglichen Teilen der Welt zu finden und ging somit keineswegs immer von der Alpenregion aus.[18] Angeblich war diese besondere Krankheit seit dem Jahr 1857 in den Alpen auch nicht mehr aufgetreten,[19] sondern stattdessen in Nordamerika häufig.[20] Als ein Autor dann auch noch behauptete, dass der Name Alpenstich keineswegs von den Alpen käme, sondern »nur zum dämonischen ›Alp‹ Bezug habe«,[21] war die Verwirrung perfekt.

Tatsächlich schien sich in den folgenden Jahren, der Ära der pathologischen Anatomie, kein spezifisches Korrelat für den Alpenstich zu finden. Die Brustfell- und Lungenentzündung, die Guggenbühl als für die Alpenregion besonders eigentümlich beschrieben hatte, glich bei den Sektionen anderen Lungenentzündungen aufs Haar. Nachfolgende historische Analysen der verschiedenen Lungen- und Brustfellentzündungsepidemien, die Guggenbühl als Alpenstich beschrieben hatte, kamen zu dem Ergebnis, dass es sich genauso gut um verschiedene Arten von Erkrankungen gehandelt haben könnte.

Es erübrigt sich zu bemerken, dass auch in der sich anschließenden Phase der bakteriologischen Erforschung von Krankheiten kein besonderer »Alpenstich-Erreger« gefunden werden konnte. Dafür konnten Pest, Typhus und Fleckfieber sowie auch die unterschiedlichen Arten von Lungen- und Brustfellentzündungen durch die Beschreibung verursachender Erreger genauer voneinander getrennt werden. Diagnosen wie der »Pesttyphus« gehörten der Vergangenheit an. Der Alpenstich ließ sich mit den sich wandelnden Methoden der Pathologie, Bildgebung, Bakteriologie und Blutuntersuchung einfach nicht dingfest machen.

Der Alpenstich – eine Erfindung Guggenbühls?

Dennoch geisterte der Alpenstich weiter durch die medizinischen Enzyklopädien und Lehrbücher und verbreitete Angst unter der Bevölkerung. Da die Krankheit aber seit der zweiten Hälfte des 19. Jahrhunderts praktisch nicht mehr auftrat, sondern nur noch aus den historischen Quellen zu rekonstruieren war, bestand kein drängendes Interesse von Seiten der Ärzte, Klarheit über ihr Wesen zu gewinnen. Erst Georg Sticker (1860–1960), deutscher Seuchenarzt und Medizinhistoriker, begann sich Anfang des 20. Jahrhunderts wieder für den Alpenstich zu interessieren. Als bakteriologisch versierter Arzt – er hatte selbst in Indien über die Pest geforscht – charakterisierte er zunächst die

Epidemie von 1564/1565 als Pestpneumonie,[22] die »Winterform der
Beulenpest«. Nachfolgende Epidemien mit Brustfellentzündungen deutete er als Milzbrand, Kokkenpneumonien oder Influenza. Minutiös
trug er Quellen über alle ähnlichen Epidemien vom Mittelalter bis in
die Gegenwart zusammen und kombinierte diesen medizinhistorischen
Informationsschatz mit dem neuen bakteriologischen Wissen, um zu
einer besseren Bewertung der historischen Seuchen zu gelangen.

Das Jahr 1913 kann als der Endpunkt der Lehre vom Alpenstich
gesehen werden. Georg Sticker hielt auf dem *17th International Con-
gress of Medicine* in London einen Vortrag über den Alpenstich, in
welchem er ihn schonungslos dekonstruierte und zu einer Erfindung
Guggenbühls erklärte: »Weder die Vorstellung von einer einheitli-
chen Ursache des Alpenstiches ist haltbar, noch die Vorstellung, dass
der Alpenstich je als eine bedeutende Wanderseuche sich verhalten
hat.«[23]

Hatte Guggenbühl also mutwillig eine Krankheit erfunden, vielleicht
um seinen Namen der medizinischen Fachwelt auf ewig bekannt zu
machen? Hatte er sich einfach nur geirrt, oder leiteten ihn bestimmte
Intentionen? Eine mögliche Antwort auf diese Frage gibt das Vorwort
zu seinem Buch über den Alpenstich aus der Feder seines Lehrers,
des Schweizer Arztes und Politikers Ignaz Paul Troxler (1780–1866).
Troxler, der mit der wissenschaftlichen Vormachtstellung der deutschen
und französischen Ärzte haderte, empfand es als Triumph, der »grossen
Zahl in der Alltagsbahn des Fachs Wandelnden«, den »in ihrer modernen Schulgerechtheit« verhafteten Kollegen und den im »Staube der
Bibliotheken mordnden« Professoren ein spezifisch schweizerisches
Krankheitsbild zu präsentieren, von dem sie noch nie gehört hatten.
Gegen die »ins Einzelne und Gewöhnliche versunkene Privatpraxis,
wie sie die moderne Speculation und Empirie unserer deutschen und
welschen Nachbarn diktiert«, setzte er eine frische, »gehaltvolle« Studie
eines Schweizer praktischen Arztes, der nicht nur die mittelalterlichen
Schweizer Autoren gelesen, sondern auch die Mühe auf sich genommen
hatte, in abgelegenen Alpentälern Feldforschung zu betreiben. Denn,
so konkludierte Troxler, »die Leiden der Sterblichen sind nicht immer
und überall gleich«[24] – und von den spezifischen Alpenkrankheiten
hatten die gelehrten Nachbarn nun mal keine Ahnung. So mag auch
der Wunsch Guggenbühls und seines Lehrers Troxler, eine Schweizer
Medizin einschließlich nur hier vorkommender Krankheiten vorzuwei-
sen, bei der Entdeckung des Alpenstiches mitgewirkt haben.

Glücklicherweise haben weder Troxler noch Guggenbühl die De-
konstruktion ihres Alpenstichs erleben müssen, der sich ihnen als so
überzeugendes und schreckliches Krankheitsbild und der Ärztegeneration 70 Jahre später als Trugbild dargestellt hatte.

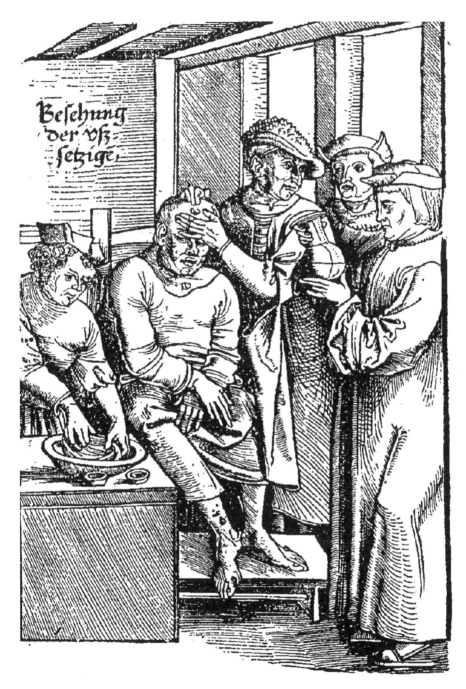

Besehung eines Aussätzigen auf einem Holzschnitt aus dem Jahr 1517. Drei Gutachter besehen den sitzenden Kranken, während ein Helfer entweder Verbandsstoff auswäscht oder eine Blutprobe durchführt.

Aussatz

Synonyme: Lepra, Hansen-Krankheit, Morbus Hansen.

Historische Synonyme: Miselsucht, Malzey, Spittelsiech, Feldsiech, Morbus Sancti Lazari, Maladie Saint Lazare, Lasersucht, Sankt Jobst Krankheit; Aussätzige hießen auch Gutleut oder arme Leut.[1, 2]

Die Einsamkeit war unbeschreiblich. Ausgestoßen von aller Welt saß Elisabeth in ihrer Kammer. Aus ihrem bisherigen Leben hatte sie nichts mitnehmen können. Alles, was ihr lieb und teuer war, befand sich jenseits der Schwelle, über die sie hatte gehen müssen und die sie nun für immer vom Rest der Welt trennte.

Schon lange lebte sie mit dieser Krankheit. Die Schmerzen waren zwar erträglich, doch die Geschwüre waren tief und ihr Gesicht bis zur Unkenntlichkeit entstellt. All diese Leiden aber waren nichts gegen das Los, das sie schließlich getroffen hatte.

Vor drei Jahren noch lebte sie zurückgezogen in ihrem Haus mit ihrem Mann, ihrer kleinen Tochter und ihrer alten, gebrechlichen Mutter. Damals hatte man sie zu einer Lepraschau genötigt. Versteinert waren die Mienen der Doktores und des Rates gewesen. Schweigend hatte man sie zur Ader gelassen, um das Blut zu untersuchen. Dann musste sie ihre Hände enthüllen, die sie sonst so sorgsam unter Leinenbinden verbarg, diese schrecklichen Geschwüre musste sie zeigen. Elisabeth hatte Aussatz. Sie kehrte nicht mehr zu ihrer Familie zurück. Eine arme Ordensschwester begleitete sie in das Leprahaus vor den Toren der Stadt, wo sie dank der Spende ihrer Familie ein kleines, sauberes Zimmer erhielt und gute Pflege – doch wie schrecklich war ihr Schicksal! Nun hatte sie alles verloren, nun gehörte sie zu niemandem mehr. Es war gleich, ob sie noch ein Jahr lebte oder morgen starb. Zwar musste sie nicht wie die mittellosen Leprösen betteln gehen, sich bespucken lassen und die angewiderten Blicke der Menschen ertragen; sie war einfach nur verschwunden.

Die Tränen liefen über ihr entstelltes Gesicht, während sie mit ihren
verbundenen Händen die Bibel aufschlug, um immer wieder die glei-
che Stelle zu lesen, in der Hoffnung, aus der gleichförmigen Lektüre
irgendwann Trost schöpfen zu können:
    »Und der Herr redete mit Mose und Aaron und sprach: Wenn bei
einem Menschen an seiner Haut eine Erhöhung oder ein Ausschlag
oder ein weißer Fleck entsteht und zu einer aussätzigen Stelle an der
Haut wird, soll man ihn zum Priester Aaron führen oder zu einem
unter seinen Söhnen, den Priestern. Und wenn der Priester die Stelle
an der Haut sieht, dass die Haare dort weiß geworden und die Stelle
tiefer als die übrige Haut, so ist es eine aussätzige Stelle. [...] und wenn
der Priester dann sieht, dass der Ausschlag weitergefressen hat auf der
Haut, so soll er ihn unrein sprechen; es ist Aussatz. [...]
    Wer nun aussätzig ist, soll zerrissene Kleider tragen und das Haar
lose und den Bart verhüllt und soll rufen: Unrein, unrein! Und solan-
ge die Stelle an ihm ist, soll er unrein sein, allein wohnen, und seine
Wohnung soll außerhalb des Lagers sein.«

3. Buch Mose 13, 1–3, 8, 45–46.

Die Lepra ist eine chronische, entstellende Infektionserkrankung. Wie
wir heute wissen, wird sie durch das *Mycobacterium leprae* ausgelöst.
Sie kommt noch vielfach in den tropischen Regionen der Erde sowie
sehr vereinzelt in Europa vor, obwohl die Weltgesundheitsorganisation
ihre Ausrottung für das Jahr 2005 anvisiert hatte.
    Lepra und Aussatz werden seit dem Mittelalter in der Regel synonym
verwendet. Während sich der Begriff Lepra aber bis in den Sprachge-
brauch der modernen Medizin erhalten hat, möchte von Aussatz heute
niemand mehr sprechen. Im europäischen Mittelalter hingegen spielte
der Aussatz als allgemein verbreitetes Leiden über einen Zeitraum von
etwa 1.000 Jahren eine zentrale gesellschaftliche Rolle. Der Begriff
bezeichnete nicht nur eine spezielle medizinische Diagnose, sondern
auch die soziale Dimension einer chronischen, entstellenden Krankheit,
die zum Ausschluss des Individuums aus der Gemeinschaft führte. Der
Ursprung dieser Praktik der Ausgrenzung wird meist in der anfangs
zitierten Stelle des Alten Testaments gesehen. So gab es in der antiken
jüdischen Gesellschaft und auch später im arabischen Mittelalter »Aussätzige«.[1] Besondere historische Wirkung entfaltete jedoch der Umgang
mit Aussätzigen in der mittelalterlichen Gesellschaft Europas, wo sie

geradezu notwendige Protagonisten der speziellen Gesellschafts- und Weltordnung waren. Ihr Verschwinden fiel mit dem Ausgang des Mittelalters zusammen.

Entstellende Geschwüre – wie wir die Lepra heute sehen

Die Lepra, von der unterschiedlich verlaufende Formen bekannt sind, ist eine chronische Infektionserkrankung, die zunächst die Nerven und die Haut befällt und schleichend über Jahre und Jahrzehnte verläuft. Es erscheinen häufig zuerst gefühllose Hautareale und dunkle oder blassentfärbte Hautflecken. Dann können sich Knoten, vor allem im Gesicht, bilden, die zu Geschwüren aufbrechen und schwer heilen. Haupthaar und Augenbrauen können ausfallen. Die verursachenden Mykobakterien, die sich in den Knoten und Geschwüren vermehren, führen zu einer fortschreitenden Zerstörung der befallenen Körperstrukturen: Die Nase kann abflachen oder völlig verschwinden, was als Sattelnase bezeichnet wird. Das Gesicht wird maskenhaft, faun- oder löwenartig entstellt. Die Hände deformieren sich durch das Absterben der Finger klauenartig. Die Stimme wird rau oder geht völlig verloren, Zähne fallen aus und das Augenlicht kann schwinden. Durchblutungsstörungen in den Gliedmaßen führen zum Verlust von Fingern, Zehen oder gar der ganzen Hand oder des Beines. Durch das fehlende Gefühl in der Haut verletzen sich die Betroffenen oft schwer, die Wunden heilen ebenfalls nicht oder nur unter Bildung starker Narben. Im Endstadium können Gesicht, Hände, Augen und Stimme, die so maßgeblich den menschlichen Charakter tragen, völlig entstellt sein. Der Tod tritt jedoch häufig erst durch eine andere Infektion ein, die der geschwächte Körper nicht mehr abwehren kann.[4]

Der Aussatz als soziales Leiden

Die körperlichen Folgen der Lepraerkrankung sind dazu angetan, einen das Fürchten zu lehren. Doch in der mittelalterlichen Gesellschaft bildeten sie nur die eine Seite eines komplexen Leidens, das außerdem durch den vollständigen gesellschaftlichen Absturz des Betroffenen gekennzeichnet war. Schon in den vorchristlichen jüdischen Gemeinden waren betroffene Kranke aus der Gemeinschaft ausgeschlossen worden

und durften sich anderen Menschen nicht mehr nähern: Sie wurden
»ausgesetzt« und konnten nunmehr allenfalls noch mit anderen Aussätzigen zusammenleben.[5] Erst im frühen Mittelalter häufte sich das Leiden
in Europa, und es entstanden genauere Regelungen zur Aussonderung
der Leprösen. Dennoch verbreitete sich die Erkrankung schleichend
über ganz Europa, um im 13. Jahrhundert – gemessen an der Dichte
der Aussätzigen-Einrichtungen – ihren Höhepunkt zu erreichen.

Die Regelungen für den Umgang mit Aussätzigen waren regional
recht unterschiedlich. Sie führten jedoch alle weitgehend zum sozialen
Tod des Betroffenen durch den Verlust der Erwerbs- und Rechtsfähig-
keit sowie familiärer und freundschaftlicher Bande. Sogar Ehen konnten aufgelöst werden. Bettelnd und von Almosen lebend, standen die
Aussätzigen außerhalb der Gesellschaft, betrachtet von den Ihren mit
Abscheu, Furcht und Ekel: Das Unreine, fleckig Entstellte sollte und
musste von den anderen Menschen ferngehalten werden. Dabei war den
Menschen unklar, wie der Aussatz weitergegeben wurde. Genügte es,
einen Aussätzigen anzusehen (→ Versehen), ihn einmal zu berühren oder
gar nur das Wort Aussatz auszusprechen? Konnten Aussätzige andere
Menschen durch Anhauchen infizieren oder durch ihren bösen Blick?
Vergifteten sie gar die Brunnen, um andere aus Missgunst willentlich
ebenfalls zu Aussätzigen zu machen? Die grundsätzliche Gefahr einer
Übertragung des Aussatzes jedenfalls erzeugte große Angst unter den
Menschen.[6]

Der Aussatz im Mittelalter

Vor allem in den kaum urbanisierten, bevölkerungsarmen und öko-
nomisch am Boden liegenden christlichen Ländern des frühmittelal-
ter-lichen Europas wurden immer mehr Menschen aussätzig. Deren
auf biblische Überlieferungen zurückgehende Verstoßung wurde zur
Gepflogenheit, ob wegen einer »Lepraepidemie« oder einfach nur auf
Grund eines geschärften Bewusstseins für »das Unreine«. Eine häufige
Krankheit mag die Lepra mit ihrer geringen Übertragbarkeit und langen
Inkubation nie gewesen sein, wenn auch eine Verstärkung ihres Auftretens durch die körper- und somit hygienefeindlichen Vorstellungen
im christlichen Mittelalter des Öfteren vermutet wurde. Der Aussatz
als soziale Erscheinung aber war im Denken der mittelalterlichen Gesellschaften überpräsent, beinah eine Obsession: Vielfach dargestellt,

gleichzeitig kaum genau beschrieben, schienen die Menschen angstvoll nach seinen Symptomen Ausschau gehalten zu haben, um sich vor den Betroffenen sofort durch Ausstoßung aus der Gemeinschaft zu schützen.

Rechtlich war der Umgang mit Aussätzigen genau, wenn auch regional unterschiedlich, geregelt. Während andere große Seuchen, wie Pest und Pocken (→ Pocken), ganze Bevölkerungen trafen, befiel der Aussatz den Einzelnen und verwandelte ihn in einen lebenden Leichnam.[7] Eine göttliche Strafe für früheres Fehlverhalten wurde daher bei neu Erkrankten häufig angenommen. Auch das Wesen der Aussätzigen galt gegenüber dem des gesunden Menschen als verändert. So sollten sie hinterlistig, lüstern und gierig sein und andere mit Vergnügen anzustecken versuchen.

Die unglücklichen Ausgesetzten repräsentierten aber auch eine Gruppierung, die von wahren Christen Erbarmen verlangte. Pflege und Zuwendung zu Aussätzigen konnte daher unmittelbar in den Ruf der Heiligkeit versetzen, wie etwa die Legenden um die heilige Elisabeth von Thüringen (1207–1231) zeigen, die sich zum Entsetzen ihres Ehemannes um Aussätzige kümmerte und auch vor deren schwärenden Wunden nicht zurückschreckte. Die Heilung eines eigentlich unheilbaren Aussätzigen galt als veritables Wunder.

Außerhalb der Gesellschaft

Die Aussätzigen der mittelalterlichen Gesellschaft wurden so umfassend ausgegrenzt, dass es keine Kleinigkeit war, jemanden als aussätzig zu bezeichnen. Bereits frühmittelalterliche Konzile versuchten hier regelnd einzugreifen. Die Diagnose und die Maßnahmen gegen den Aussatz fielen zunächst nicht in die Zuständigkeit von Ärzten, sondern waren Aufgabe der Geistlichkeit. Verschiedene mittelalterliche Erlässe zeugen von dem Versuch, dieser großen gesellschaftlichen Herausforderung Herr zu werden. Denn zunächst zogen die Ausgeschlossenen bettelnd umher und wurden mitunter zur Gefahr für Reisende. So wurde ihre Versorgung in Asylen und Aussätzigenhäusern angestrebt. Die christliche Gesellschaft konnte sich schließlich nicht völlig mitleidlos gegenüber den Aussätzigen, dem armen Lazarus vor der eigenen Haustüre, zeigen.

Seit dem 6. Jahrhundert entstanden daher Leprosenhäuser, deren Zahl stetig zunahm.[8] Die Leprosorien lagen außerhalb der Stadtmauern an den großen Straßen, waren meist von einer Mauer umschlossen und umfassten gewöhnlich eine kleine Kapelle sowie einen Friedhof. Sie erhielten Spenden aus der sonntäglichen Kollekte, aus an ihren Mauern angebrachten Opferstöcken sowie Nahrungsmittel von der Bevölkerung. Im 13. Jahrhundert deckte ein enges Netz solcher Leprosorien das gesamte christliche Europa. Die Aussätzigen, die dort keine Aufnahme fanden, mussten weiterhin bettelnd ihr Leben bestreiten. Dieses Betteln war jedoch ebenfalls strengen Regeln unterworfen. So waren sie mit Klappern oder Hörnern ausgestattet, mit welchen sie die Bevölkerung vor ihrem Herannahen warnen mussten, und trugen auch eine weithin erkennbare, festgelegte Kleidung.[9]

Die Leprosorien, häufig unter den Schutzpatronen St. Jobst, St. Jürgen oder St. Lazarus, bildeten eine eigene Welt außerhalb des dörflichen oder städtischen Lebens. Sie verfügten über strenge, fast klösterliche Regelwerke sowie häufig über eigene Ländereien und andere Ressourcen, von deren Bewirtschaftung die Aussätzigen lebten.[10]

Immer wieder verließen Aussätzige die Leprosorien, reisten in regelrechten Bettelfahrten herum und suchten anderswo nach einem Auskommen. Auch zogen teilweise gesunde Familienmitglieder eines Aussätzigen oder Pflegende und Geistliche mit in die Leprosorien ein. Entgegen des mancherorts geltenden Rechts konnten einige Aussätzige im Leprosorium heiraten, kamen dort selbst Kinder zur Welt. Im ausgehenden Mittelalter betrieben Leprosorien auch Handel, Brauereien und Schankstuben und standen somit wiederum im Austausch mit den umliegenden Gemeinden.[11]

Die Lepraschau

Das Erkennen des Aussatzes stellte allerdings eine Herausforderung dar: Die Gesellschaft hatte zwar ein großes Interesse daran, einen Aussätzigen schnell zu identifizieren, doch waren die Frühzeichen unspezifisch und die Folgen für einen zu Unrecht als aussätzig Diagnostizierten so überaus gravierend. Interessanterweise wird das spätmittelalterliche Diagnoseinstrumentarium dennoch immer wieder als erstaunlich treffsicher in der Erkennung von Aussätzigen beschrieben.

Hinweisend waren zunächst die Hauterscheinungen aller Art, die häufig dargestellten dunklen Flecken genauso wie helle und weiße Male, Schuppen und Knötchen. Erste Hinweise, die den Rang von unklaren Zeichen erhielten, waren auch Haarausfall, eine raue Stimme, schlechte

Verdauung und melancholische Stimmungslage, Wesensveränderungen sowie veränderte Körpergerüche. Diese wurden meist vom direkten Umfeld des Erkrankten, wie der Familie, der Nachbarschaft, Priestern oder Ärzten, angezeigt.

Wurde ein Aussatzverdächtiger bekannt, musste sich dieser einer Lepraschau, dem sogenannten *Examen leprosorum*, unterziehen. Diese wurde durch einen gerichtlich bestimmten Lepraschauer durchgeführt. Dabei konnte es sich um einen Priester, eine Amtsperson oder sogar einen anderen Leprösen handeln, erst im 13. Jahrhundert übernahmen Ärzte diese Aufgabe. Ein Schöffengericht befand dann anhand des Untersuchungsergebnisses über das weitere Schicksal des Patienten, wobei nur der geringere Teil der vorgestellten Personen als wirklich aussätzig eingestuft wurde.[12]

Bei der mittelalterlichen Lepraschau kamen unterschiedliche Diagnoseinstrumente zur Anwendung: Der gesamte Körper wurde inspiziert, vor allem hinsichtlich Hautflecken, Gefühlsstörungen, verkümmerten Muskeln, harten Knoten und Veränderungen der Nase. Manchmal mussten die Probanden auch singen, um ihre Stimme begutachten zu lassen. Noch ferner der heutigen medizinischen Auffassung waren Versuche mit dem Blut und dem Urin der Lepraverdächtigen. Blieben kleine Körnchen zurück, wenn man das Blut des Probanden durch ein Leinentuch seihte, war dies ein starkes Zeichen. Im Urin wurde nach dunklen Rückständen von verdorbener schwarzer Galle gesucht. Zudem wurde die Reaktion des Blutes mit Säure oder Salz geprüft. Angeblich sollte man sogar im erhitzten Blut der Leprösen ein Ei gar kochen können.[13] Genau wurde auch der Charakter des Verdächtigen geprüft: Gab es Zeichen von Misstrauen, Übellaunigkeit, sittlichem Verfall, Unzucht und Zorn? Nach stattgehabter Prüfung wurde ein Lepraschaubrief ausgestellt, der entweder die Lepra bestätigte und dann zum Betteln oder zur Aufnahme in ein Leprosorium berechtigte, oder der Verdächtige wurde »gesundgeschrieben«. Als dritte Möglichkeit durften leicht Betroffene einen Heilungsversuch unternehmen und wurden verpflichtet, sich nach einer festgelegten Zeit erneut einer Lepraschau zu unterziehen.[14]

Therapie des Aussatzes

Aussatz in fortgeschrittenem Stadium galt als unheilbar, sah man von einer Wunderheilung ab. Beginnender Aussatz, etwa auf der Haut entstehende fleckige Stellen und Geschwüre, waren therapeutischen Anstrengungen aber zugänglich, ebenso wurden verschiedene Maßnahmen zur Linderung der Beschwerden Erkrankter eingesetzt. Bereits von dem in Rom tätigen griechischen Arzt Galen (ca. 130–200 n. Chr.), auf den sich die mittelalterliche Medizin stark bezog, stammten bestimmte therapeutische Überlegungen und die Empfehlung, verschiedene Arzneien, etwa Nieswurz, gegen den Aussatz einzusetzen. Die mittelalterliche Pharmazie war dabei weniger wahllos in der Anwendung ihrer Heilmittel, als es uns heute scheinen mag. Therapiert wurde anhand verschiedener Prinzipien, die auch kombiniert werden konnten.

Zunächst galt der Aussatz aus Sicht der Viersäftelehre als durch Austrocknung und Auskühlung sowie einer Dominanz der schwarzen Galle verursacht. Doch wurden später in Anbetracht der verschiedenartigen Ausprägungen des Aussatzes auch die anderen Säfte in das Krankheitsgeschehen mit einbezogen: Verdorbenes, vergiftetes oder versengtes Blut sowie schwarzgallig entartete Säfte bestimmten die nosologischen Vorstellungen der mittelalterlichen Ärzte und damit ihre therapeutischen Maßnahmen.

Eine Säule der Therapie war die Ausleitung der verdorbenen, kalten Säfte beim Aussatz. So wurden Abführmittel und Brechmittel eingesetzt sowie wärmende Substanzen, die den kalten Schleim und die schwarze Galle vermindern sollten. Um die schädlichen Stoffe zu mobilisieren, galten besonders Sympathiemittel als wirksam. Darunter verstand man den krankheitsverursachenden Stoffen des menschlichen Körpers ähnliche Substanzen wie etwa tierisches Blut, Fett oder Zähne. Sie sollten den Krankheitsstoff anziehen, binden und dann ausscheiden helfen. Außerdem bezogen sich mittelalterliche Ärzte auf die Signaturenlehre, nach der mit ähnlich aussehenden Substanzen therapiert wurde. Die Lepra war schuppig, kühl und rau im Charakter. Als ein besonders wirksames Mittel galt daher Schlangenfleisch und -gift: Schlangen waren schuppig und konnten nach der Signaturenlehre also gegen schuppigen Ausschlag eingesetzt werden, ihrem Fleisch wurden sympathetische Kräfte beigemessen, die stockende Säfte banden, und das Schlangengift sollte den kühlen Körper wärmen. Wenn aber Arzneien aus Schlangen

wirksam waren, so konnten nach der Signaturenlehre auch sich schlän-
gelnde Pflanzen Einsatz finden. Auch Pflanzen mit rauem, borkigem,
schrundigem Aussehen konnten gegen die Hauterscheinungen bei Lepra
angewandt werden.[15]

Diese eher auf theoretischen denn auf praktischen Überlegungen
beruhenden Therapiekonzepte wurden durch vielfache Erfahrungswerte
einer volkskundlichen Medizin sowie durch kosmetische Mittel ergänzt.
Die befallenen Hautstellen wurden durch abdeckende oder erweichen-
de Substanzen und Salben zu behandeln versucht. Die Empfehlung zu
besonderer Ernährung und gottesfürchtigem Verhalten rundeten das
therapeutische Vorgehen der mittelalterlichen Ärzte gegen den Aussatz
ab. Anders als in der arabischen Welt war das häufige und heiße Baden
in der christlichen Welt keine Säule der Lepratherapie.[16]

Der Aussatz verschwindet aus Mitteleuropa

Lange bevor mit den chemischen antimikrobiellen Wirkstoffen des
20. Jahrhunderts die Lepra zu einer grundsätzlich behandelbaren
Krankheit wurde, hatte ein Prozess eingesetzt, der weder genau datier-
bar noch gut erklärbar ist. Der Aussatz verschwand offenbar von ganz
alleine aus Europa. Der Rückgang soll nach 1300 begonnen haben, und
nach einem zwischenzeitlichen Wiedererstarken in der zweiten Hälfte
des 16. Jahrhunderts erlosch die Krankheit im späten 16. und frühen
17. Jahrhundert in Mitteleuropa ganz.[18] Leprosorien wurden zunehmend umgenutzt, für Witwen und Waisen, andere Erkrankte und Arme,
oder sie wurden auch von Wohnungslosen bevölkert, die sich nur noch
für leprös ausgaben, um in den Genuss der abgesicherten Versorgung
in den Heimen zu gelangen. Jedenfalls gab es in Mitteleuropa immer
weniger Aussätzige, die in Leprosorien lebten.

Über die Gründe dieses auffälligen Rückgangs eines vorher in jedem
Gemeinwesen institutionell und sozial so präsenten Krankheitsgeschehens ist viel spekuliert worden. Zunächst wurde vermutet, dass durch
die rigorose Isolierung der Erkrankten in den Leprosorien die Neuan-
steckung verhindert und somit die Krankheit suffizient zurückgedrängt
werden konnte. Isolierungsmaßnahmen sind nach heutigem Verständnis
wirksam gegen die Ausbreitung vieler infektiöser Erkrankungen.[18] Nicht
erklärbar ist jedoch durch diese These, warum die Isolierungsmaßnahmen über annähernd ein Jahrtausend durchgeführt worden waren,

aber erst in der frühen Neuzeit zum erfolgreichen Zurückdrängen des
Aussatzes geführt haben sollen.

So ist auch vermutet worden, dass eine Verbesserung der hygienischen Zustände und der Ernährungslage die Anfälligkeit der Bevölkerung für die Lepra vermindert hätte. Gleichzeitig ist aber zu konstatieren, dass gerade in der frühen Neuzeit viele andere Seuchen wie
Pest, Syphilis, Tuberkulose und Cholera ausbrachen, deren Grassieren
gerade durch die grauenerregenden hygienischen Verhältnisse und eine
durch Hungersnöte und Kriege geschwächte Bevölkerung erklärt wird.

Eine weitere These ist, dass die Lepra überhaupt nie so besonders
häufig gewesen sei, sondern im Mittelalter alle möglichen anderen Erkrankungen als Aussatz bezeichnet und behandelt wurden.[19] Sicherlich
veränderte sich in der frühen Neuzeit die Wahrnehmung von Aussatz
in der Gesellschaft, die Krankheitsdiagnostik wurde differenzierter betrieben. Das Spektrum der Krankheitsentitäten vervielfachte sich, und
es wurden immer feinere Unterscheidungen getroffen. Dennoch zeigen
Ausgrabungen auf Leprosorien-Friedhöfen, dass hier viele Tote mit auf
Lepra zurückzuführenden Knochenveränderungen bestattet wurden.[20]
Vorstellbar ist jedoch auch, dass sich die ursprünglich an anderen Haut-
krankheiten Leidenden erst in den Leprosorien mit Lepra infizierten.

Im 15. und 16. Jahrhundert stieg die Bevölkerungsdichte in Mitteleuropa nach einem Tief im 14. Jahrhundert wieder an, die Urbanisierung
nahm zu. Begünstigten diese demographischen Veränderungen möglicherweise andere Krankheiten als Aussatz? Oder führten neue Seuchen
wie Syphilis und Tuberkulose, über die in dieser Zeit viel berichtet
wurde, zu einer Verdrängung der Lepra? Tuberkulose und Lepra werden
von biologisch sehr ähnlichen Erregern hervorgerufen, die Tuberkulose
ist aber schneller und leichter übertragbar. Ein frühzeitiger Kontakt mit
Tuberkulose führte also zu einer teilweisen Immunität gegenüber der
Lepra. In den neuen Ballungsräumen der aufstrebenden frühneuzeitlichen Städte kam es zu Tuberkuloseepidemien, möglicherweise mit dem
Nebeneffekt, dass die Lepra verschwand. So ist bis heute in Ländern
mit hohen Lepra-Ziffern erkennbar, dass die Menschen in ländlichen
Regionen stärker von Lepra betroffen sind als die Stadtbewohner, diese
leiden aber häufiger an Tuberkulose.[21]

Die angeführten möglichen Gründe für das Verschwinden des
Aussatzes aus Mitteleuropa berühren unterschiedliche biologische,
epidemiologische, medizinisch-diagnostische und soziale Ebenen, die
ohne weiteres nicht verglichen oder gegeneinander abgewogen werden

können. Sie spiegeln die Vielgestaltigkeit des Aussatzes und die enge Verflechtung dieser Krankheit mit der gesamten Lebenswelt der Menschen. Wahrscheinlich griffen verschiedene Faktoren ineinander und wurden gemeinsam verantwortlich für das Verschwinden des Aussatzes aus Mitteleuropa.

Lepra in modernen Zeiten

Die Erkrankung überdauerte das ausgehende Mittelalter nur in Südeuropa und in Norwegen. Hier entdeckte der Arzt Gerhard Hansen (1841–1912) in einem Leprösenheim im Jahre 1873 den Erreger der Lepra, das *Mycobacterium leprae*. Forschungen mit diesem Keim wurden jedoch dadurch erschwert, dass er sich außerhalb des menschlichen Körpers nicht anzüchten ließ. Tatsächlich wurde der Nachweis, dass

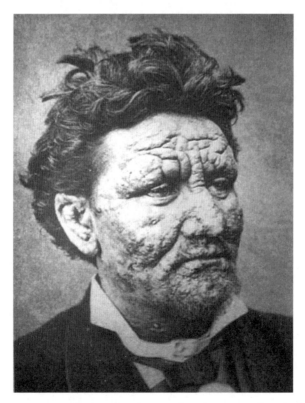

24-jähriger Mann aus Norwegen mit typischen knotigen Hautbefunden bei Lepraerkrankung, Fotografie um 1886.

es sich um den Erreger der Lepra handelte, durch Menschenversuche
erbracht, in denen Patienten – zum Teil gegen ihren ausdrücklichen
Willen – mit dem Bakterium infiziert wurden, in einer Zeit wohlgemerkt,
als es noch keine suffiziente Therapie gab. Diese Praktiken wurden auch
im ausgehenden 19. Jahrhundert nicht hingenommen, sondern scharf
kritisiert, für die betroffenen Patienten aber dennoch zu spät. Erst im
Jahr 1971 sollte es gelingen, Leprabakterien in einem exotischen Lab-
ortier, dem Großen Gürteltier, zu vermehren.

Die berechtigten Hoffnungen, mit einer gegen dieses Bakterium ge-
richteten Therapie endlich ein wirksames Mittel in Händen zu halten,
sollten sich hingegen erst Mitte des 20. Jahrhunderts erfüllen, als die
ersten Sulfonamide eingeführt wurden.[23] 1947 kam Dapson auf den
Markt, welches bis heute zusammen mit dem Antibiotikum Rifampi-
cin verwendet wird. Lepra war somit in den Augen der medizinischen
Wissenschaftler zu einer zwar chronischen und tückischen, aber doch
beherrschbaren Infektionskrankheit geworden, die mit den entsprechenden Antibiotika zu therapieren war. Mit wenigen Fällen pro Jahr ist
die Lepra in Europa zu einer tropenmedizinischen Rarität geworden.

Immer noch Aussatz?

Die WHO kämpft seit langem weltweit gegen die Lepra. Doch obwohl
die Krankheit heute grundsätzlich mit modernen Methoden diagnos-
tizierbar und behandelbar geworden ist, schätzt man die Gesamtzahl
der Leprakranken auf 15 Millionen. Antibiotika und andere chemische
Therapeutika stehen zur Verfügung und bereits entstandene Verstümme-
lungen können mit Hilfe der wiederherstellenden Chirurgie korrigiert
werden. Insbesondere wenn die Krankheit früh erkannt und dann
konsequent behandelt wird, sind die Chancen einer völligen Heilung
sehr gut. Oftmals bleiben zwar Narben zurück, doch der Erreger wird
aus dem Körper eliminiert, sodass ein Fortschreiten der Erkrankung
sowie eine Ansteckung weiterer Personen verhindert werden.[23]

Die Lepra ist aber noch nicht gänzlich besiegt. Dies liegt zum Teil in
der weiterhin bestehenden gesellschaftlichen Stigmatisierung der Krankheit und des Erkrankten begründet, deren »mittelalterliches« Image
sich schlecht mit unserer modernen Welt zu vertragen scheint, aber
dennoch in ihr weiterhin wirkt: Schwellenländer verzichten auf rigorose
Früherkennungssysteme und flächendeckende Therapieangebote, da sie

lieber das Lepra-Problem, das so rückständig wirkt, ignorieren und Fallzahlen schönen. Die Patienten scheuen sich ebenfalls, frühzeitig Hilfe in Anspruch zu nehmen, obwohl mit einer schnellen, adäquaten antimikrobiellen Therapie bleibende Schäden verhindert werden könnten.[24] Angehörige schließlich weigern sich auch nach erfolgreicher Therapie der Lepra, die entstellten Patienten wieder in die Familie aufzunehmen, auch wenn sie nach heutigem Verständnis nicht mehr ansteckend sind. Der an Lepra Erkrankte und auch seine mitunter gesunde Familie leiden weiterhin unter gesellschaftlicher Diskriminierung.[25]

Dieses irrationale Handeln trägt in sich noch immer das alte »Aussatz-Denken«. Obwohl eine Ausrottung der Lepra, deren einziger Wirt der Mensch ist, heute möglich erscheint, wird sie doch lieber ignoriert, abgespalten und weiter ausgegrenzt.[26] Verschwunden aus den Augen der Gesellschaft war der Aussatz schon immer – in gewisser Weise. Doch genau dieses Verschwundensein lässt ihn fortbestehen – im Verborgenen.

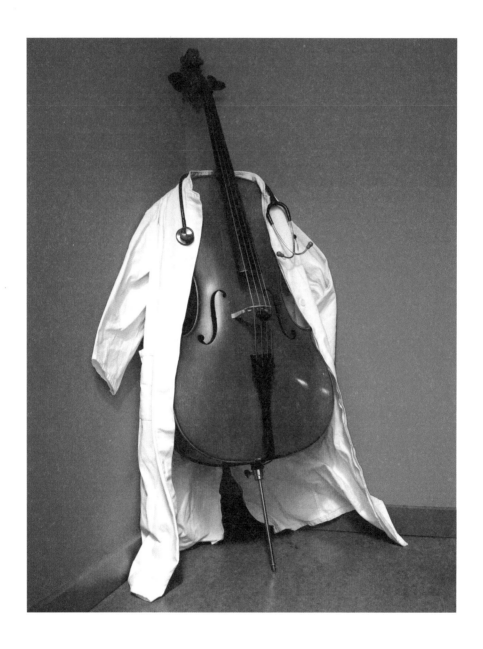

Ein medizinischer Scherz auf Kosten des Cellos?

Cello-Hoden

Synonym: Cello-Skrotum

Cello Scrotum
SIR, – Though I have not come across
»guitar nipple« as reported by Dr. P. Curtis
(27 April, p. 226), I did once come across
a case of »cello scrotum« caused by
irritation from the body of the cello. The
patient in question was a professional
musician and played in rehearsal, practice, or
concert for several hours each day. – I am,
etc.,

J.M. MURPHY

Eine seltene Erkrankung...

Am 28. Januar 2009 verschwand eine Krankheit, die bis dahin eine beschauliche Existenz als Randphänomen der ausgefallenen und nur dem Fachmann bekannten Musikererkrankungen gefristet hatte: der Cello-Hoden. Bei der von dem Ehepaar Elaine und John M. Murphy aus Norfolk erstmals am 11. Mai 1974 publizierten Erkrankung handelte es sich um eine Reizung des Hodens, die angeblich durch den Korpus eines Cellos hervorgerufen worden war. »Der besagte Patient«, hatte John M. Murphy (geb. 1946) im British Medical Journal notiert, »war ein professioneller Musiker und spielte insgesamt mit Proben, Üben und Konzerten einige Stunden jeden Tag.«[1] Er nahm dabei Bezug auf den am 27. April desselben Jahres publizierten Bericht über drei Mädchen im Alter zwischen acht und zehn Jahren, die sich eine akute Entzündung der einen Brust durch anhaltendes Gitarrenspiel zugezogen hätten.[2]

Murphys kleine Notiz erregte kein großes Aufsehen, beschäftigten sich doch – auf Grund des kleinen Patientenklientels – eher wenige Mediziner mit der spezialisierten Behandlung von Musikern. Jedoch wurde die kleine Fallvignette hin und wieder in Zusammenstellungen über Musikinstrumenten-assoziierte Beschwerden und Erkrankungen erwähnt. So fand der Cello-Hoden etwa Eingang in eine Abhandlung von zwei jungen britischen Ärzten über die Risiken und Nebenwirkungen des Musizieren unter dem Titel *A symphony of maladies*: »Gitarrennippel, Cello-Brust, Cello-Knie und Cello-Hoden wurden beschrieben, allerdings kann letztgenanntes Problem nur von einer besonders ungünstigen Spielposition herrühren und ist daher eine Rarität, deren Existenz bereits in Frage gestellt wurde.«[3] Auch ein weiterer Artikel aus dem Jahr 2004 über Hauterkrankungen bei Musikern nannte wiederum Cello-Brust, Gitarren-Nippel und Cello-Skrotum als Beispiele irritativer Hauterkrankungen auf Grund von spezieller Beanspruchung durch die besondere Spielweise dieser Instrumente.[4]

… die es nicht gibt

Es muss bemerkt werden, dass bei normalem Cello-Spiel der Korpus des Streichinstrumentes keinesfalls auf dem Genitale aufliegt, dieses also auch nicht durch fortwährenden Druck reizen oder schädigen kann. In der Tat hatte der Autor John M. Murphy auch niemals einen Patienten mit diesem Leiden gesehen: Er war nämlich gar kein Arzt, sondern Besitzer einer Brauerei. Er und seine Frau Elaine, eine Ärztin (geb. 1947), hatten nach der Lektüre des Berichts über den Gitarren-Nippel, welchen sie für einen Scherz hielten, noch eins draufsetzen wollen und den Cello-Hoden erfunden. »Wir waren irgendwie erstaunt, dass der Brief gedruckt wurde«, schrieb das Ehepaar 2009. Außerdem seien sie entzückt gewesen, in der *symphony of maladies* erneut zitiert worden zu sein. Jedoch hätten sie nach 34 Jahren die Wahrheit zugeben wollen: Der Cello-Hoden war ausgedacht.[5]

Übrigens hätten sie einmal zu Weihnachten Dr. Curtis, dem »Entdecker« des Gitarren-Nippels eine Postkarte geschrieben – »nur um herauszufinden, dass er von der ganzen Sache nichts wusste«.[6] Somit müsse ihrer Meinung nach auch der Gitarren-Nippel wohl ins Reich der Phantasie zurückgeschickt werden.

Seit dem Geständnis der Murphys, welches den Cello-Hoden als eine für real erachtete Erkrankung zum Verschwinden gebracht hatte, geistert die Erkrankung nun mit neuer Intensität durch die Zeitschriften: als Paradebeispiel dafür, wie man auch ein hochrangiges medizinisches Journal und seine Leser mit einer kuriosen, frei erfundenen Geschichte zum Narren halten kann. Und irgendwie ist sie doch auch wirklich nett, die Geschichte vom Gitarren-Nippel und vom Cello-Hoden...

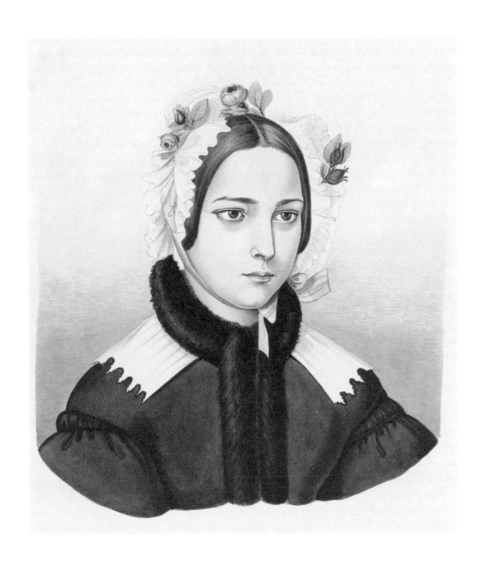

Chlorosis. Portrait einer Patientin. Gemälde von Carl Sandhaas, 1839.

Chlorose

Synonyme: Chlorosis, Bleichsucht, Jungfernkrankheit, weißes Jungfernfieber, bleiche Grüne, Liebesfieber, Morbus virgineus, Febris alba, Febris flava, Febris amatoria, Green Sickness (engl.), Pâles couleurs (franz.).

»Jetzt hat es meine liebe Schwester wieder geschafft und alle Aufmerksamkeit bekommen! Meine Hochzeit ist ihnen völlig gleichgültig, alle sorgen sich nur um Margarete. Dabei weiß ich, dass es nur wieder eine ihrer Grillen ist. Aber die Eltern sind einfach blind und denken, sie hätte wunderweiß welche schlimme Krankheit. Blass wie ein Leinentuch läuft sie herum, kommt nicht mehr zu den Mahlzeiten und geht nirgendwo mehr hin. Sie sitzt nur in ihrem Stuhl, friert, möchte nicht aufstehen, und jede Tätigkeit ist ihr zu viel. Und man lässt sie! Neulich kam sogar der Doktor, um Margarete zu untersuchen, und er hat dem Leiden noch einen schönen Namen gegeben: Chlorosis! Er scheint aber auch nicht sehr besorgt zu sein, hat sie nur einmal zur Ader gelassen und ihr ein Eisenmittel aufgeschrieben. Aber ich kenne Margaretes Geheimnis: Nachts schleicht sie in die Küche, und wenn sie glaubt, es sieht niemand, dann trinkt sie Essig und isst Salz und ganze Kaffeebohnen. Neulich sah ich sogar, dass sie einen Kalkkuchen von der Wand gekratzt und aufgegessen hat! Da würde ich aber auch abmagern und blass aussehen, jeder bekommt von sowas Magenschmerzen. Als ich sie zur Rede stellte, sagte sie nur, nicht jeder wolle so mollig aussehen, wie ich und legte sich wieder aufs Bett! Dem Doktor habe ich es dann auch erzählt, und er hat gesagt, das müsse unterbunden werden und Margarete solle endlich wieder normal essen, damit sie wieder gesund würde. Jetzt zwingen wir sie zum Essen, aber es ist so mühsam... wenn wir alle so dickköpfig wären, wer würde dann noch den Haushalt versehen und sich um alles kümmern? Es wird wirklich Zeit, dass Margarete auch heiratet, da werden ihr die Flausen bestimmt vergehen...«

Bei Chlorose handelte es sich um eine hauptsächlich dem weiblichen Geschlecht vorbehaltene Erkrankung, die mit auffälliger Blässe, Schwäche, Schwindel und Blutarmut einherging. Sie ist wiederholt mit einer schlichten Eisenmangelanämie gleichgesetzt worden, obwohl Ärzte mitunter zwischen Chlorose und Anämie deutlich unterschieden. Mit der Chlorose verknüpft waren zudem bestimmte psychische Zustände und Verhaltensweisen, die dem Krankheitsbild neben der medizinischen auch soziale, emotionale und gesellschaftliche Dimensionen gaben. Insbesondere im 19. Jahrhundert ein häufig diagnostiziertes Leiden, wurde die Chlorose zu Beginn des 20. Jahrhunderts immer seltener, heute wird sie nicht mehr diagnostiziert.

Das chlorotische Mädchen

Auf den ersten Blick erscheint uns die Symptomatik der Chlorose vertraut. Sie ging mit Blässe, Schwäche und Müdigkeit, Kopfschmerzen, Abmagerung und Menstruationsstörungen einher, auch konnten Herzklopfen bei Belastung, Atemnot und Ödeme vorkommen. Alle diese Krankheitszeichen lassen sich zwanglos mit der modernen Diagnose der Anämie in Einklang bringen. Zudem wurden Verdauungsbeschwerden aller Art bei der Chlorose beschrieben.[1]

Doch es gab auch einige regelmäßig genannte Symptome der Chlorose, die stutzen lassen: Viele Ärzte beschrieben leichtes Fieber, das den modernen Leser eher an eine chronische Infektionskrankheit wie etwa die Tuberkulose denken lässt. Außerdem verwundert das Kardinalsymptom der Chlorose, die immer wieder beschriebene grünlich-gelbe Färbung der Haut, vor allem im Gesicht, die so auffällig war, dass sie sogar den Namen »Chlorose«, griechisch für grünlich-gelb, evozierte.[2] Außerdem gehörten verschiedene psychische Krankheitszeichen zur Chlorose, wie ein gestörtes Essverhalten, melancholische Stimmung und hysterische Krämpfe.

Schließlich war die Chlorose ganz überwiegend eine Krankheit junger Frauen, ein Problem, das sich in der Jugend einzustellen pflegte und im reiferen Alter wieder verschwand. Kinder und ältere Menschen litten gewöhnlich nicht unter Chlorose, ebenso wenig wie Männer.

Die Krankheit scheint ein erstmals in der frühen Neuzeit ins Bewusstsein der Ärzte getretenes Problem zu sein. Obwohl sich auch aus der Antike Abhandlungen über Krankheiten, die mit Blässe einhergehen, erhalten haben, gab erst im 16. Jahrhundert der Arzt Johannes Lange (1485–1565) eine klassisch gewordene Beschreibung des Symptomkomplexes.[3] Lange antwortete in einem seiner 1554 publizierten *Medizinischen Briefe* einem besorgten Vater, der ihm den Fall seiner bleichen, schwächlichen Tochter geschildert hatte. Der Vater getraute sich nicht, sie zu verheiraten, da er um ihre Gesundheit fürchtete. Johannes Lange hielt die »Jungfrauenkrankheit« für ein durch stockendes Monatsblut verursachtes Übel. Die kleinen Poren, durch die das Blut normalerweise in den Unterleib gelangte und dann ausgeschieden würde, seien verstopft, und die Ansammlung dieses überschüssigen, verbrauchten Blutes rufe die Symptome hervor. Er empfahl dem Vater, das junge Mädchen alsbald zu verheiraten, da die Bleichsucht ein durch eheliche Pflichten und Mutterschaft in aller Regel leicht zu behebendes Übel sei. Seinen Brief schloss er mit den Worten: »Daher, vertrauen Sie mir, sollten Sie Ihre Tochter verheiraten; ich komme mit dem größten Vergnügen zur Hochzeit!«[4] In seinen Augen handelte es sich um ein eher gutartiges gynäkologisches Problem, das dem jugendlichen Alter und der bisher noch nicht eingetretenen Mutterschaft der Patientin geschuldet war.

Eine Frauenkrankheit oder ein Verdauungsproblem?

Die Chlorose wurde im 17. Jahrhundert dann zunehmend häufiger diagnostiziert. Doch auch zu diesem frühen Zeitpunkt setzten unterschiedliche Ärzte jeweils andere Schwerpunkte in ihrer Sicht der Krankheit. Für Johannes Lange hatte die Chlorose – bei ihm unter dem Namen »Jungfrauenkrankheit« – klar in den Bereich der Frauenkrankheiten gehört, sie ging obligatorisch mit Störungen der Menstruation wie etwa Ausbleiben der Regelblutung einher. Sein ärztlicher Kollege Jean Varandal (gest. 1617), der auch erstmals den Begriff »Chlorose« verwandte, sah hingegen eher eine Verdauungsstörung mit nachfolgender Abmagerung im Vordergrund. Ursächlich waren in seinen Augen entweder eine schlechte Ernährung oder eine Lebererkrankung, durch die die Nahrung nicht richtig verarbeitet werden konnte.[5] Auch die fehlerhafte »Fermentation« der Nahrung im Magen-Darm-Kanal wurde von einigen Ärzten als Ursache beschrieben. Eine dritte Sichtweise reflektierte der Name »Febris amatoria« für die Chlorose: Dieser Begriff sollte andeuten, dass vor allem psychische Faktoren wie starker Liebeskummer ursächlich waren. Wenn diese Deutung im Vordergrund stand, wurden insbesondere auch neurologische und psychische Symptome wie Krämpfe, Ohnmachten und Melancholie geschildert.

In den folgenden Jahrhunderten herrschten diese beiden Sichtweisen, nämlich der Chlorose als Frauen- oder psychischer Krankheit gegenüber der Chlorose als Ernährungs- und Verdauungskrankheit, vor. Dementsprechend konnten bei manchen Autoren eben auch Männer an einer Chlorose leiden, wenn auch männliche Chlorotiker immer die Ausnahme blieben.

Auch die Therapie richtete sich nach diesen unterschiedlichen Deutungsweisen. Beinah einhellig empfahlen alle Autoren in der Nachfolge Johannes Langes, junge chlorotische Mädchen alsbald zu verheiraten, da sexuelle Abstinenz das Problem verstärke. Arzneimittel und Diät mussten zudem darauf ausgerichtet sein, die Verdauungsbeschwerden zu lindern und das stockende Blut flüssiger zu machen. Darauf zielte auch der therapeutische Aderlass. Die Nahrung sollte reichlich Fisch, Geflügel und Kalb enthalten, und anregende Getränke wie Bier, Kaffee und Tee wurden empfohlen. Eisenhaltige Arzneien, die als allgemein kräftigend galten, wurden bereits seit dem 16. Jahrhundert angewandt.[6] Aus heutiger Sicht müssten, wenn man eine Eisenmangelanämie als primäres Wesen der Chlorose unterstellt, Aderlass und Eisentherapie gegensätzlich gewirkt haben. Das Eisen mag hilfreich gewesen sein, während die Aderlässe den Zustand der Patientinnen noch verschlimmert haben müssten. Jedoch machten die frühneuzeitlichen Ärzte offenbar gute Erfahrungen mit ihrer Heilmethode. Die Chlorose erschien ihnen als dankbare Diagnose, da sie ihren Patientinnen in aller Regel gut helfen konnten.

Die Chlorose als Blutkrankheit

Ende des 18. Jahrhunderts begnügten sich die Ärzte und Physiologen immer weniger mit den überlieferten Theorien der Humoralpathologie oder Säftelehre. Verstopfte Poren, die man aber nicht sehen konnte, stockende Flüsse und verdorbenes Blut bildeten nach wie vor die Erklärungsgrundlage dieser Krankheit, gleichzeitig wurde aber in zunehmendem Maße mit den Mitteln der Sektion, der Chemie, Physik, Physiologie und der Mikroskopierkunst experimentiert und das althergebrachte Wissen um mit den Sinnen erfassbare Tatsachen ergänzt. Das Blut allerdings als einer der vier Säfte der antiken Medizin war zunächst nicht das bevorzugte Forschungsobjekt, sondern vielmehr die soliden Organe des Menschen. Neue Erkenntnisse gab es jedoch auch in Bezug auf das Blut: Seit dem späten 17. Jahrhundert waren die »Blutkügelchen« oder roten Blutkörperchen bekannt sowie die Eigenschaft des Blutes, sich außerhalb des Körpers in Blutserum und Blutkuchen aufzutrennen. Auch wurde über den Eisengehalt der Blutkügelchen und damit verbunden über ihre rote Farbe spekuliert und geforscht.

Um 1800 gelang es erstmals, Blut mit chemischen Mitteln in seine Bestandteile aufzutrennen. Gefunden wurden neben Wasser, Eiweißen und Salzen auch Eisen, das man bereits mit Galläpfelpulver über eine Färbereaktion nachweisen konnte.[7] Im Folgenden gelang es immer besser, den Eisengehalt des Blutes zu quantifizieren und schließlich das Hämoglobin als das Trägermolekül des Eisens darzustellen.

Das führte zu einem Wandel im Krankheitsbild der Chlorose. Durch Quantifizierung des Eisengehalts und der Zellenzahl im Blut wurden Vergleiche des Blutes gesunder Menschen mit demjenigen erkrankter Patienten in Bezug auf diese Parameter möglich. Der französische Arzt Gabriel Andral (1797–1876) stellte so fest, dass bei Chlorosepatientinnen die roten Blutkörperchen vermindert waren und eine veränderte, blässliche und verkleinerte Form hatten.[7] Er benannte das Symptom als Anämie, Blutarmut.[8] Chlorose und Anämie wurden zeitweise synonym verwandt, meist rangen die Mediziner jedoch um eine Abgrenzung dieser beiden Begriffe gegeneinander.[9]

Das Kardinalsymptom der Chlorose, die grünliche Blässe und Schwäche, war nunmehr unauflöslich mit einem Mangel an roten Blutkörperchen beziehungsweise an darin enthaltenem Hämoglobin verbunden. Wenn auch diese Befunde zunächst experimentellen Charakter hatten und nicht flächendeckend zur Diagnostik herangezogen wurden – diese erfolgte weiterhin klinisch –, war doch ein tiefgreifender Wandel im Verständnis des Krankheitsbildes eingetreten.

Die gesellschaftliche Dimension der Chlorose im 19. Jahrhundert

Auf der einen Seite wurde die Chlorose durch das neue Diagnosekriterium der Blutchemie objektiv fassbarer; auf der anderen Seite schärfte sich aber im 19. Jahrhundert auch der Blick für die psychischen Krankheitssymptome, die zunehmend ein Eigenleben entwickelten. Und die Chlorose wurde immer häufiger, ein immer relevanteres medizinisches

Problem! Schuld daran waren in den Augen der meisten zeitgenössischen Ärzte gesellschaftliche Zwänge, denen sich ihre Patientinnen in gesundheitsschädigender Weise unterwarfen.

Zu den mehr psychischen Symptomen der Chlorose gehörte zum Beispiel die Abneigung der Patientinnen gegenüber Fleisch. Der Ekel der jungen Frauen vor Fleisch, manchmal auch vor Eiern und Milch, sowie ihr winziger Appetit waren jedoch hochgradig gesellschaftlich überformte Ausdrucksweisen. Während für die unteren Gesellschaftsschichten gerade diese nahrhaften tierischen Lebensmittel für eine gesunde Ernährung und Stärkung der Arbeitskraft zentral waren, berührte die höher stehende junge Dame Fleisch kaum mit den Fingerspitzen, hielt sich an Gemüse und Obst oder vermied Mahlzeiten ganz, insbesondere weil tierische Nahrungsmittel angeblich den Geschlechtstrieb beförderten. Und das war eine schreckliche Vorstellung für ein junges Mädchen aus gutem Hause![11]

Besondere Faszination in den Krankheitsbeschreibungen der Ärzte erlangte ein weiteres seltsames Symptom der Chlorose, und das waren die unnormalen Gelüste der Patientinnen. Die Ärzte beobachteten Appetit auf ausgefallene Lebensmittel in ungewöhnlich großen Mengen, auf Essig etwa oder Salz. Manchmal aßen die jungen Frauen sogar so ungenießbare Dinge wie Dreck, Kalk, Kreide und anderes. Das Dreckessen führte genauso zur Verunsicherung des Umfeldes der jungen Frauen wie die häufig zu beobachtenden hysterischen Konvulsionen.

Die geschilderten Symptome lassen aus heutiger Sicht eher an ein sozio-psychisches Leiden, etwa eine Essstörung, denken. Von einigen zeitgenössischen Ärzten wurde auch angemerkt, dass die Chlorose durchaus vereinbar war mit dem gesellschaftlich angestrebten Bild der jungen Frauen: Bleich, feingliedrig, überaus sensibel und eigentlich ständig überreizt (→ Neurasthenie), suchten sich die Damen der besseren Gesellschaft von den einfacheren Frauen abzusetzen, die durch körperliche Arbeit auf dem Feld gebräunt und kräftig waren.

Ein weiterer wichtiger Punkt im Diskurs des 19. Jahrhunderts über Chlorose, vor allem in besseren Gesellschaftsschichten, war das Korsett.[12] Die Damen der Gesellschaft wetteiferten darin, die schmalste Taille zu präsentieren. Doch das Schnüren in Sanduhrform mit möglichst schmaler Taille, wie es nach 1840 in Mode kam, schien die Chlorosefälle noch weiter zu vermehren. Die Ärzte im 19. Jahrhundert schoben diese Entwicklung auf die Einschnürung von Magen, Leber und Milz. Insbesondere die Leber, deren Rolle in der Hämoglobinbildung und im Eisenstoffwechsel man zu verstehen begann, sollte durch das Schnüren ihrer Funktion nur noch unzureichend gerecht werden. Doch trotz solcher gesundheitlicher Warnungen wurde bis zum Ende des 19. Jahrhunderts in wechselnder Mode geschnürt, auch bei sehr jungen Mädchen. Erst die lebensreformerischen Bewegungen zu Anfang des 20. Jahrhunderts, die Aufenthalt an der frischen Luft, Sport und körperliche Arbeit gerade für Frauen propagierten und korsettfreie Moden inspirierten, sollten hier einen Wandel erreichen.

Chlorose der armen und der reichen Mädchen

Obwohl diese Verknüpfung mit dem Korsett eher auf ein gehäuftes Auftreten der Chlorose in gehobenen Gesellschaftsschichten schließen lässt, wurde die Diagnose auch bei einfachen Frauen gestellt, und zwar vor allem bei der Stadtbevölkerung, weniger häufig auf dem Lande.[13] Viele einfache Arbeiterinnen und Hausangestellte waren unter den Patientinnen, die in den Hospitälern wegen Chlorose behandelt wurden. Bei ihnen wurden allerdings eher Erschöpfung, zu harte Arbeit, etwa in Fabriken, zu häufiger oder zu früher Geschlechtsverkehr oder desolate eheliche Verhältnisse als ursächlich angesehen. Auch viele Geburten und lange Stillzeiten, falsche Ernährung und ungünstige, insbesondere feuchte Wohnverhältnisse trügen zur Entwicklung einer Chlorose bei. Die Klinikaufenthalte waren im Sinne einer kurzen Erholung von den fortgesetzten Anstrengungen des Alltags zu sehen.[14] Die Kräfte der Patientinnen wurden gestärkt, bis sie ihrer Arbeit wieder nachgehen konnten.

Während man also den reichen, untätigen und in den Augen der Ärzte überreizten chlorotischen Mädchen der Oberschicht eher körperliche Betätigung und alsbaldige Verheiratung empfahl, behandelte man die ärmeren, erschöpften und ausgebrannten Chlorosepatientinnen aus dem Arbeitermilieu durch Schonung, Ruhe und sanfte Kräftigung. Es zeigte sich, dass die Chlorose nicht nur eine Blutarmut, sondern ebenso ein soziales und nach der jeweiligen Gesellschaftsschicht der Patientin variierendes Krankheitsbild war.

Therapie mit Nebenwirkungen

Neben der allgemeinen Kräftigung und den einschlägigen Eisenmitteln kam aber weiterhin eine Therapie zur Anwendung, deren medizinischer Sinn heute gegenteilig beurteilt wird: der Aderlass. Im 19. Jahrhundert war der Aderlass noch ein weit verbreitetes und in breiter Indikation angewandtes Mittel – insbesondere auch bei allen Arten der so häufigen Frauenerkrankungen. Anders als die Fortschritte in der Hämatologie vermuten lassen könnten, wurde auch nach der Erklärung der Chlorose durch auffällige Blutwerte wie vermindertem Hämoglobingehalt der roten Blutkörperchen weiterhin therapeutisch zur Ader gelassen.

Seit Beginn des 19. Jahrhunderts gerieten nämlich die Bereiche Gynäkologie und Geburtshilfe in den Einflussbereich der studierten Ärzte. Hausgeburten nahmen ab, Hebammen und Frauen der Familie stellten nicht mehr die primären Ansprechpartner für alle weiblichen Probleme dar, sodass gynäkologische Beschwerden verstärkt zur Vorstellung beim Arzt und in Kliniken führten. Hier erhielten die Frauen dann häufig das probate Mittel des Aderlasses, und zwar in für uns heute zum Teil erstaunlichem Ausmaß. Aderlass galt nicht nur als heilsam bei allen Arten von schmerzhafter, ausbleibender, übermäßiger oder sonst pathologischer Regelblutung und wurde hier wiederholt angewandt. Auch während der Schwangerschaft und selbst im Kindbett wurden zum Teil immer wieder größere Blutmengen entzogen, die die bereits physiologisch bestehende Schwangerschaftsanämie sowie die Blutverluste unter der Geburt noch verschlimmerten. Möglicherweise starteten dadurch auch die Kinder dieser stark eisenunterversorgten Frauen mit einem massiven Eisenmangel ins Leben.[15] Auch Chlorose wurde weiterhin mit Aderlässen behandelt, was möglicherweise dazu führte, dass die Krankheit im Sinne eines Teufelskreises durch ihre eigene Therapie unterhalten wurde. Die Krankheit ausschließlich auf übermäßige therapeutische Aderlässe zurückzuführen, scheint aber dennoch nicht gerechtfertigt. Häufig waren ja eben jene jungen Frauen betroffen, die vorher noch nie ein gesundheitliches Problem gehabt und daher mutmaßlich auch noch nicht mit Aderlässen behandelt worden waren.

Fest steht jedenfalls, dass die Chlorose für eine Frau verschiedene, zum Teil gegensätzliche Auswirkungen haben konnte. Zum einen wurde durch solch eine Diagnose, insbesondere, wenn man sie massenhaft vergab, die anfällige und schwächere Konstitution der Frau, das Pathologische und Abweichende ihres Körpers und seiner Funktionen betont. Mit der anfälligeren und schwächeren Konstitution der Frau wurde weiterhin ihr Ausschluss etwa von akademischen Berufen und politischer Teilhabe begründet. Diese männlichen Aktivitäten galten als zu anstrengend für das fragile weibliche Wesen, dessen Schutz zum Erhalt ihrer Reproduktionskraft in der Gesellschaft Priorität hatte. Auf der anderen Seite eröffnete die Diagnose Frauen aber auch neue Freiheiten – sich nämlich bestimmten gesellschaftlichen Pflichten zu entziehen und als zu schonende Kranke gesehen zu werden. Sie gab Patientinnen, Ärzten und Angehörigen die Möglichkeit, von allzu rigiden Verhaltensnormen ein wenig abzurücken, zum Wohle der Gesundheit.

Es greift jedoch sicherlich zu kurz, nur die soziale Erwünschtheit für die bemerkenswerte Häufigkeit dieses Krankheitsbildes verantwortlich zu machen. Gerade bei der Chlorose tritt der interessante Fall ein, dass sowohl körperliche als auch psychische Kriterien das Krankheitsbild konstituierten. Ohne klinische Zeichen einer Blutarmut konnte die Diagnose nicht gestellt werden.

1915–1930 – eine Krankheit löst sich auf

Es entging auch den zeitgenössischen Ärzten zu Beginn des 20. Jahrhunderts nicht, dass die Chlorose seit 1915 immer seltener wurde. Um 1900 scheinen Ärzte täglich mehrere bleichsüchtige Patientinnen gesehen zu haben, während 1930 kaum mehr einige Fälle im Jahr auftraten – und dies gerade zu einem Zeitpunkt, als die labortechnischen Fortschritte eine ursächliche Klärung des Krankheitsbildes möglich zu machen schienen. »Was für eine Krankheit kann mit der Chlorose verglichen werden«, wunderte sich 1936 ein praktischer Arzt, »die solch einen prominenten Platz in der täglichen medizinischen Praxis eingenommen, nur um spontan zu verschwinden, während wir noch über ihre Ursachen spekulieren?«[16] Den meisten Ärzten dieser Jahre schien es klar, worauf dieser bedeutende Rückgang zurückzuführen war: Das Korsett, auf dessen negative gesundheitliche Auswirkungen Ärzte seit langem hingewiesen hatten, verschwand endlich aus der weiblichen Garderobe.[17] Aus heutiger Sicht erscheint es jedoch mehr als fraglich, ob auch die rigideste Schnürtechnik in der Lage gewesen sein könnte, einen Leberschaden oder gar eine Eisenmangelanämie hervorzurufen. Eher könnten gesündere Lebensumstände – etwa bessere Ernährung und mehr Bewegung – zum

Rückgang des Krankheitsbildes beigetragen haben. Jedoch sanken interessanterweise gerade in der Zeit des Ersten Weltkrieges und der durch Nahrungsmangel geprägten Nachkriegszeit die Chlorose-Fallzahlen weiter spürbar ab.

Das Verschwinden des therapeutischen Aderlasses aus der ärztlichen Praxis mag tatsächlich eine Rolle gespielt haben. Auch gestaltete sich die Therapie vieler Zustände der Blutarmut nun effektiver: Gerade Eisenpräparate, deren Wirkung stark von der Darreichungsform und der Dosierung des Eisens abhing, waren deutlich verbessert worden. Somit ist es vorstellbar, dass viele Frauen mit Blutarmut frühzeitig eine geeignete Therapie erhielten und somit gar nicht mehr in eine klinisch manifeste Chlorose rutschten.

Klinisches Krankheitsbild und laborchemische Parameter

Im gesamten 19. Jahrhundert war die Blutarmut eigentlich eine klinische Diagnose gewesen. Blutuntersuchungen wie etwa die Quantifizierung von Hämoglobin waren Methoden der medizinischen Forschung und wurden kaum in der Versorgung von Patienten eingesetzt. Denn es war zwar möglich, viele verschiedene Parameter im Blut zu bestimmen, doch benötigte man dazu in aller Regel große Blutmengen – diese konnte man einem Kranken, zumal seit der Aderlass verpönt war, aber nicht abnehmen. Aus diesem Grund war noch um 1900 die chemische Blutuntersuchung – gegenüber der Urinanalyse etwa, denn Urin konnte man ja in größeren Mengen untersuchen – ein Stiefkind der praktischen Medizin gewesen. Auch dauerte die chemische Blutuntersuchung für die Patientenversorgung zu lange: Wenn das Resultat viele Stunden nach der Entnahme schließlich vorlag, hatte sich die klinische Situation häufig schon wieder verändert. So war eine quantitative Bestimmung von roten Blutkörperchen zwar seit 1852 prinzipiell möglich, aber erst in den 1920er Jahren erreichten die Methoden einen solchen Standardisierungsgrad, dass sie in der Patientenversorgung eingesetzt werden konnten.[18]

In den folgenden Dekaden expandierten die Blutuntersuchungen dann sprunghaft.[19] Neben der Zellzahl konnte auch der Hämoglobingehalt des Blutes immer genauer bestimmt werden. Auf diese Art und Weise verlor das Kriterium der blassen Haut gegenüber den verlässlicher erscheinenden Blutbefunden in der Diagnostik an Bedeutung; und während man nun verschiedene Formen der Blutarmut unterscheiden konnte, fand sich kein laborchemisches Spezifikum der Chlorose.

So kann davon ausgegangen werden, dass mehrere Faktoren das Verschwinden der Chlorose in den 1920er Jahren bedingten: Einerseits konnte die Therapie einer Blutarmut nun effizienter durchgeführt werden. Andererseits zeigte sich im Zeitalter der Laborchemie keine gute Übereinstimmung mehr zwischen dem älteren, vielgestaltigen Krankheitsbild der Chlorose und den nunmehr aus dem Blut von Patientinnen bestimmten Laborwerten und den hieraus resultierenden neuen Einteilungen der Blutarmut. Schließlich wurde den psycho-sozialen Aspekten der Chlorose effektiv durch ein sich veränderndes Frauenbild entgegengewirkt. Die sportliche, eher kräftige, selbstständige junge Frau mit einem nunmehr gesellschaftlich geforderten stärkeren Bewusstsein für gute Ernährung und gesunde Lebensweise mag die empfindsame, zarte, melancholische und schützenswerte Chlorosepatientin schließlich verdrängt haben.

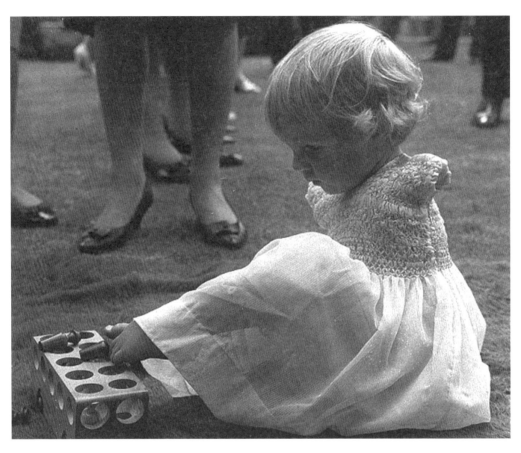

Ein durch Contergan geschädigtes Mädchen benutzt ihre Füße anstatt der Hände.

Contergan-Fehlbildung

Synonyme: Thalidomid-Fehlbildung, Thalidomid-Embryopathie, Dysmelie-Syndrom, Wiedemann-Syndrom, epidemische Dysmelie.

Das Ehepaar Melchior, er ein junger Internist, sie Lehrerin, hatten sich sehr auf ihr erstes Kind gefreut, das an einem sonnigen Maitag des Jahres 1961 das Licht der Welt erblickte. Die Geburt verlief komplikationslos, und gegen drei Uhr mittags konnte der junge Vater, der vor der Tür des Kreißsaales wartete, den ersten Schrei des Neugeborenen vernehmen.

»Ein Kind, das schreit, ist ein gesundes Kind«, sagt sich sein Medizinerhirn, bevor eine Welle der Rührung ihn erfasste.

Doch als der Geburtshelfer nach einiger Zeit vor den Kreißsaal trat, sah der junge Vater in seinem Gesicht einen Ausdruck, der ihn erschauern ließ. Es war diese Mischung aus Mitleid, abwartender Beruhigung und gefasster Professionalität, den auch seine Miene immer annahm, wenn er seinen Patienten eine völlig unerwartete schlechte Nachricht überbrachte.

»Meinen herzlichen Glückwunsch, es ist ein lebensfrisches Mädchen«, sagte der Geburtshelfer, »und die Mutter ist wohlauf.«

Die folgende Pause, die allenfalls einige Sekunden dauerte, nutzte der Arzt, um seine Brille zu säubern. Herr Melchior schluckte.

»Es tut mir leid«, fuhr sein Kollege fort. Man hatte das Gefühl, etwas sei ihm peinlich. »Es hat keine Arme.«

»Keine Arme?! Wie kann ein Kind keine Arme haben?«, entfuhr es Herrn Melchior.

»Das Kind ist, wie gesagt, wohlauf«, wiederholte der Mediziner, »weitere Fehlbildungen konnten wir nicht sehen. Aber es hat missgebildete Arme. Sie sind ja Kollege. Sehen Sie selbst.«

Und er führte den bleichen Vater in den weiß gekachelten Kreißsaal, wo eine Schwester in Habit noch damit beschäftigt war, die Mutter zu waschen. Frau Melchior lächelte ihren Mann schwach an. Wusste sie schon, dass etwas mit dem Kind nicht stimmte? Herr Melchior trat an den Waschtisch, wo sein Kind in Tücher eingeschlagen lag. Es trug ein weißes Mützchen, hatte bereits die tiefblauen Neugeborenenaugen geöffnet und das winzige Gesichtchen wirkte so fein und vollkommen. Anna wollte er sie nennen, nach seiner Mutter.

Der Doktor wickelte nun die Tücher auseinander und winkte den jungen Vater näher heran. »Ich will es nicht sehen!«, dachte dieser, doch da lag sein Kind, mit den Beinen strampelnd, mit seinem kleinen rosigen Körperchen, doch wo die Arme sein sollten, da saßen an den Schultern nur grotesk wirkende Hände mit schlaff herunterhängenden Fingerchen. Es erinnerte Herrn Melchior an ein Meerwesen mit Krebszangen, obwohl er sich des Gedankens gleich wieder schämte. Wie konnte so etwas nur passieren? Noch nie hatte er von so einem Syndrom gehört! Der Wunsch, sich abzuwenden, war riesig groß.

Dann berührte er das Füßchen des kleinen Mädchens. Und es schloss die winzigen Zehen, als wollte es greifen, um seinen riesigen Finger und blickte ihn an.

»Sei's drum«, hörte er sich sagen und schlug die Tücher wieder zusammen, damit dem kleinen Mädchen nicht kalt werde, »sie soll Anna heißen.« Darauf nahm er das Bündelchen und trug es so vorsichtig zu seiner Frau hinüber, wie er noch nie in seinem Leben etwas getragen hatte.

Zwischen 1957 und 1961 wurde in der Bundesrepublik Deutschland ein Medikament vertrieben, das bald unter dem Namen Contergan im negativen Sinne Pharmaziegeschichte schreiben sollte. Heute steht fest, dass Contergan bei Einnahme in der Schwangerschaft Fehlbildungen hervorruft. Geschädigten Kindern fehlten Extremitäten(teile), zudem kam es zu Fehlbildungen der inneren Organe und des Gesichtes. Der Zusammenhang mit einer Medikamenteneinnahme während der Schwangerschaft stellte sich erst nach der Zulassung des Medikamentes heraus. Mit dem Stop des Contergan-Vertriebes nahmen auch die Geburten von Kindern mit charakteristischen Fehlbildungen wieder ab und verschwanden schließlich vollständig. Bis heute leben die damaligen »Contergan-Kinder« mit ihren vielgestaltigen Behinderungen in der Bundesrepublik und in vielen anderen Ländern.

Fehlgebildete Kinder

Anfang der 1960er Jahre kam es in der Bundesrepublik Deutschland zu Häufungen einer sonst überaus selten beobachteten Fehlbildung bei Neugeborenen: der Dysmelie. Unter Dysmelie versteht man ein teilweises oder vollständiges Fehlen von Gliedmaßen, Armen oder Beinen. Einige dieser Neugeborenen hatten Hände, die direkt an den Schultern ansetzten, oder Füße unmittelbar unter den Hüften. Bei anderen fehlten ganze Gliedmaßen, im Extremfall sogar beide Arme und Beine. Wieder andere zeigten deformierte Hände und Füße, an denen etwa Finger fehlten oder die viel zu klein waren. Veränderungen der Augen und Ohren konnten ebenso wie Fehlbildungen der inneren Organe vorhanden sein. Dazu zählten schwere Fehlbildungen des Herzens, fehlende Durchgängigkeit des Darmes und ein – ansonsten sehr rares – Fehlen des Wurmfortsatzes.[1] Beinah alle Kinder zeigten eine abgeflachte Nase, die sogenannte Sattelnase, dazu häufig ein rotes Muttermal auf der Nase oder der Oberlippe.

Die Fehlbildungen waren sehr charakteristisch und in ihrer Kombination vorher unbekannt gewesen. Dennoch dauerte es einige Zeit, bis die einzelnen und verstreuten, jedoch immer zahlreicher werdenden Fälle in der Fachöffentlichkeit als ein neues Phänomen wahrgenommen wurden. Daher machten sich zunächst die Eltern der betroffenen Kinder Gedanken darüber, wie es zu den Fehlbildungen gekommen sein konnte. Zunächst vereinzelt, dann immer öfter fragten sie nun, ob es einen Zusammenhang zur Einnahme des neuen Schlafmittels Contergan geben könne. Doch da einige Mütter nur wenige Tabletten des Mittels genommen hatten, das noch dazu als ungiftig galt, wurden die ersten dahingehenden Anfragen und Vermutungen weder ernst genommen noch weiter verfolgt. Das betreffende Schlafmittel, Thalidomid oder mit seinem Handelsnahmen Contergan, wurde weiter rezeptfrei in Apotheken verkauft und millionenfach eingenommen.

Karriere eines Schlafmittels

Der Wunsch nach ungestörtem Schlaf und Beruhigung war tief verwurzelt in der Gesellschaft des späten 19. und 20. Jahrhunderts.[2] Dies hatte zur Entwicklung einer Reihe von Schlafmitteln geführt, die reißenden Absatz fand. Waren zunächst Substanzen wie Sulfonal oder Bromverbindungen die erste Wahl gewesen, favorisierte man wegen der starken Nebenwirkungen dieser Mittel (→ Sulfonal-Vergiftung) ab den

1920er Jahren die Substanzklasse der Barbiturate. Doch auch der Ruf
dieser Mittel, die zunächst euphorisch aufgenommen wurden, war in
der ersten Hälfte des 20. Jahrhunderts nachhaltig beschädigt worden,
nachdem es zu vielen Selbstmorden mit Barbiturat-Überdosen gekommen war. Auch das Suchtpotential dieser Mittel war hoch.[3] So war die
Suche nach möglichen Schlaf- und Beruhigungsmitteln weiterhin ein
Gewinn versprechendes Gebiet für die pharmazeutische Industrie. Erst
mit den Benzodiazepinen sollte eine bis heute in Gebrauch befindliche
Substanzklasse Einzug in den Arzneischatz halten, deren Verträglichkeit
bei gleichzeitig guter Wirkung die früheren Mittel deutlich übertraf.
Das erste Benzodiazepin wurde 1960 unter dem Namen Librium in
den USA in den Markt eingeführt.[4]

Kurz vorher, im Jahr 1957, hatte die deutsche Firma Grünenthal
aus Stolberg ein anderes neues Medikament auf den deutschen Markt
gebracht, das zunächst die an ein Schlafmittel gestellten Bedingungen
ideal zu erfüllen schien: Thalidomid. Es kam als nicht verschreibungs-
pflichtiges Medikament in den Handel und wurde vom Hersteller als
»völlig ungiftig«[5] bezeichnet. Diese Einschätzung bezog sich auf Versuche mit Mäusen, die die neue Substanz auch in sehr hohen Dosen
einwandfrei vertragen hatten. Atemstörungen oder Koma, die bei den
einschlägigen Schlafmitteln die Aufdosierung limitiert hatten, waren bei
Thalidomid völlig ausgeblieben.[6] Daher wurde das neue Präparat 1955
und 1956 in verschiedenen deutschen Universitätskliniken getestet. Das
Ergebnis war zufriedenstellend: eine ausreichende schlaffördernde und
beruhigende Wirkung bei wenigen unspezifischen akuten Nebenwirkungen. Die Markteinführung erfolgte im November 1956 in einem Kom-
binationspräparat mit Namen Grippex. Im Oktober 1957 wurden die
Monopräparate *Contergan* und *Contergan forte* in den Handel gebracht.

Als Alternative zu den mittlerweile übel beleumundeten Barbitu-
raten eroberte Thalidomid innerhalb von drei Jahren 46 Prozent des
barbituratfreien Schlafmittelmarktes und brachte der Firma Grünenthal
bald fast die Hälfte ihres Umsatzes: Durch dieses »Mammut-Präpa-
rat«, neben dem sich »die anderen Erzeugnisse zunächst sehr klein
aus[nahmen]«, habe das Geschäft der Firma einen »kolossalen Auf-
trieb« erfahren, berichtete ein Mitarbeiter.[7] Im Januar 1961 wurden 20
Millionen Tagesdosen konsumiert, und etwa 5 Millionen Verbraucher
nahmen Thalidomid in den vier Jahren zwischen 1957 und 1961 ein.[8]
Das bedeutete für das Hersteller-Unternehmen einen Gewinn von fast
12 Millionen DM allein im Jahr 1961.[9]

Ein völlig nebenwirkungsfreies Medikament?

Ärzte und Patienten registrierten zunächst nur Nebenwirkungen wie Kopfschmerzen und Schwindel und meldeten diese auch dem Hersteller. Diese akuten Nebenwirkungen wurden jedoch als so nachrangig bezeichnet, dass Contergan bei Ärzten und Apothekern als nebenwirkungsarm und gerade auch für Kinder, Schwangere und ältere Patienten geeignet beworben wurde.[10] Als »Kino-Saft« wurde unter der Hand eine Contergan-Zubereitung bezeichnet, die als so verträglich galt, dass Eltern sie angeblich bedenkenlos ihren Kindern verabreichen konnten, um abends ungestört ausgehen zu können.

Bei längerer Einnahme zeigten sich allerdings Nervenschädigungen, die auch nach Absetzen des Medikaments nicht rückläufig waren. Auf Grund dieser Nebenwirkungen wurde bereits 1961 die Forderung nach einem Verbot des Medikaments laut – das fruchtschädigende Potential war da noch gar nicht entdeckt worden.

Im September des Jahres 1961 hatte Hans-Rudolf Wiedemann (1915–2006), der Direktor der Städtischen Kinderklinik in Krefeld, endlich genug Material beisammen, um eine erste Publikation über eine Zunahme von Gliedmaßenfehlbildungen in seiner Klinik herauszubringen. Er belegte erstmals einen bisher aus den Einzelfällen so nicht zu ersehenden Anstieg derartiger Fehlbildungen innerhalb der letzten beiden Jahre. Eine Ursache konnte er nicht eindeutig feststellen.

Zu dieser Zeit stand der Themenkomplex der kindlichen Fehlbildungen, ihrem möglichen Anstieg und ihrer Ursache bereits in der öffentlichen Diskussion: Erst 1958 war es zu einer bundesweiten Untersuchung darüber gekommen, ob Fehlbildungen häufiger würden und ob möglicherweise Atombombentests die Ursache sein könnten. Die Angst vor den Folgen dieser ultrapotenten neuen Technik ging um. Zwar waren zum Zeitpunkt der Erhebung bereits erste Neugeborene mit Dysmelie geboren, ihre Zahl war jedoch noch nicht groß genug, als dass sie statistisch erfasst werden konnten. Die amtlichen Stellen in Deutschland kamen schließlich zu dem Schluss, dass Fehlbildungen in den letzten Jahren nicht häufiger geworden seien. Mit dieser Aussage wurden auch die Anfragen einiger Eltern beschieden, die sich nach der Geburt eines Kindes mit Dysmelie auf der Suche nach der Ursache befanden.[11]

Eine erste wissenschaftlich fundierte Anklage gegenüber der Herstellerfirma bezüglich der fruchtschädigenden Wirkung des Thalidomids erfolgte Mitte November 1961 durch den Kinderarzt und Genetiker

Widukind Lenz (1919–1995), dem auch im weiteren Verlauf der Aufklärungen und als Sachverständiger im Contergan-Prozess eine wichtige Rolle zukommen sollte. Er hatte im November 1961 schließlich 39 Fälle dieser vorher quasi unbekannten Fehlbildung bei gleichzeitiger Contergan-Einnahme recherchiert, bis zum Jahr 1969 trug er 1963 Fälle zusammen.[12]

Das Ausmaß der Katastrophe wird klar

Innerhalb weniger Monate während des Jahres 1961 verdichteten sich die Hinweise, dass man die Gefährlichkeit des Thalidomids in fataler Weise unterschätzt haben könnte. Der Druck auf die Herstellerfirma wuchs. Aus Angst vor massiven Umsatzeinbrüchen beantragte Grünenthal nun selbst die Unterstellung unter die Rezeptpflicht und versandte Informationen, dass das Medikament nicht in der Schwangerschaft einzunehmen sowie möglicherweise nervenschädigend sei. Diese Maßnahmen, die Wogen zu glätten, kamen allerdings zur Unzeit. Am 26. November 1961 berichtete die »Welt am Sonntag« über den »alarmierenden Verdacht eines Arztes gegen ein weitverbreitetes Medikament«. Am 27. November 1961 sah sich Grünenthal dazu gezwungen, das Medikament ganz aus dem Handel zu nehmen. Schon im Dezember desselben Jahres wurde ein Strafverfahren gegen neun verantwortliche Mitarbeiter der Firma eingeleitet. Da war das erste Contergan-Kind bereits fünf Jahre alt.[13]

Bis Contergan aus dem Markt genommen wurde, waren in Deutschland etwa 1.400 Fälle aufgetreten, die Fehlbildungen in unterschiedlicher Ausprägung aufwiesen. Bis zum Sommer des Jahres 1962 wurden weiterhin Kinder geboren, deren Mütter vor Bekanntwerden des Fehlbildungsrisikos Contergan in der Frühschwangerschaft eingenommen hatten. Doch auch danach, als das Medikament aus dem Handel genommen war, kam es weiterhin zu einigen Fällen: Durch die jahrelang fehlende Rezeptpflicht des Mittels war Contergan frei verkäuflich in die Hausapotheke manches Bundesbürgers geraten und wurde vereinzelt in Unkenntnis der Gefahr weiter eingenommen. Auf diese Weise kam es zu etwa 80 weiteren geschädigten Kindern. Das letzte Contergan-Kind wurde 1967 in Deutschland geboren![14]

Insgesamt zählten spätere Statistiken etwa 3.000 Contergan-Kinder – fallgenaue Zahlen konnten niemals erhoben werden. Allerdings waren die Kinder davon ausgeschlossen, die bereits kurz nach der

Geburt oder im frühen Säuglingsalter an den Folgen ihrer schwersten und vielfältigen Fehlbildungen verstarben. Damit muss die Summe der Contergan-geschädigten Kinder in Deutschland eher mit 5.000 angegeben werden, weltweit schätzte man etwa 7.000 Geschädigte.

Die medizinischen Zusammenhänge

Nachdem sich der Anfangsverdacht gegen das neue Medikament erhärtet hatte, wurden immer mehr medizinische Details bekannt. Tatsächlich war die Schädigung des Embryos durch Contergan auch deswegen lange für unwahrscheinlich gehalten worden, weil manche Mütter nur eine halbe Tablette des Mittels eingenommen hatten. Dass solch geringe Mengen einer »ungiftigen« Substanz Fehlbildungen hervorrufen könnten, wurde schlicht für unmöglich gehalten. Doch Thalidomid ist eine so stark teratogene Substanz, dass bereits geringste Mengen, etwa einige Tropfen Saft, genügen – das Ausmaß der Schädigung ist vielmehr vom Zeitpunkt der Einnahme abhängig. Zwischen dem 35. und dem 50. Schwangerschaftstag eingenommen, führt es schon ab der ersten Tablette zu massiven Veränderungen. Es konnte sogar gezeigt werden, dass der genaue Einnahmezeitpunkt mit der Art der Fehlbildung korrelierte. War der Tag der Tabletteneinnahme bekannt, konnte die Fehlbildung förmlich vorhergesagt werden. Im Prozess äußerte der Humangenetiker und Kinderarzt Lenz als Sachverständiger, dass »offenbar zuerst das Ohr geschädigt wird und dass als letzte Fehlbildung, die entstehen kann, nur noch leichte Daumen-Anomalien vorkommen«.[15] Er sprach davon, dass mit dem Vertrieb von Contergan förmlich ein »Großversuch am Menschen« durchgeführt worden sei.[16]

Außerdem zeigte sich bald, dass die Zahl der Dysmeliefälle tatsächlich und erwartungsgemäß etwa neun Monate nach dem Verkaufsstop des Medikamentes deutlich abfiel. Man wies Fälle in allen Ländern, in denen Contergan vertrieben worden war, nach – nicht jedoch in Ländern wie den USA, wo das Medikament auf Grund von Bedenken zu seiner Sicherheit gar nicht zugelassen worden war.[17] Die für die Nichtzulassung zuständige Mitarbeiterin im Gesundheitsministerium Frances O. Kelsey (1914–2015) erhielt später eine der höchsten zivilen Auszeichnungen dafür, dass sie den Vereinigten Staaten eine »Contergan-Krise« erspart hatte.[18]

Nachdem die medizinischen Fakten einigermaßen erhellt worden waren, begann 1968 der Contergan-Prozess. Währenddessen besuchten die meisten betroffenen Kinder bereits die Grundschule. Einige von ihnen hatten gelernt, ihre Füße oder den Mund anstatt der Hände zu benutzen. Anderen ermöglichten der Rollstuhl oder verschiedene Prothesen wenigstens ein bisschen Mobilität. Ihre Eltern, zunächst allein mit dem Problem, ihrem Kind gesellschaftliche Teilhabe zu ermöglichen, hatten sich zusammengeschlossen. Viele kreative Lösungen für die unterschiedlichen Bereiche des täglichen Lebens mussten gefunden und umgesetzt werden. Auch die rechtliche Lage und finanzielle Absicherung der Contergan-Kinder, wie man sie nun nannte, mussten verbessert werden. Ihr Ruf nach Schadensersatz erwuchs aus dem lebenslangen Bedarf nach Hilfsmitteln und Unterstützung. Ihre Eltern traten daher zum Teil im folgenden Contergan-Prozess als Nebenkläger auf. Die Wut und das Entsetzen über die Ungeheuerlichkeit, dass man das Leid ihrer Familien aus wirtschaftlichen Gründen seitens der Hersteller-Firma sehenden Auges in Kauf genommen haben könnte, spricht aus vielen ihrer Aussagen.

Der Contergan-Prozess

Im sich anschließenden Contergan-Prozess (1968–1970) wurden die genauen Geschehnisse und zeitlichen Abläufe der Contergan-Katastrophe minutiös aufgearbeitet. Sie wurde aus juristischer, pharmazeutischer und medizinischer Sicht zum Präzedenzfall einer medikamentös ausgelösten Embryopathie und ihrer möglichen zivil- und strafrechtlichen Implikationen. Der Prozess selbst ging als einer der längsten, aufwendigsten und medienwirksamsten seit Bestehen der Bundesrepublik in die Geschichte ein: An 283 Verhandlungstagen wurde in einem eigens angemieteten Casino in Alsdorf 2 ½ Jahre lang verhandelt. 500.000 im Zuge der Ermittlungen gewürdigte Dokumente, 1.000 befragte Personen, 30 Rechtsanwälte der Verteidigung, 352 Zeugen im Prozess, 70.000 Blatt Akten, 10.700 Presseartikel und 500 km Tonbandmitschnitte beschrieben das quantitative Aufkommen dieses »Mammut-Prozesses«,[19] an dessen Ende weder ein Freispruch noch eine Verurteilung stand: Das Verfahren wurde vor Ende der Beweisaufnahme eingestellt, da eine außergerichtliche Einigung der Firma Grünenthal mit den Geschädigten sich anbahnte. Zu diesem Zeitpunkt bestand in der medizinischen und pharmazeutischen Fachpresse kaum mehr ein Zweifel daran, dass

Contergan sowohl für die Fehlbildungen als auch für die Nervenschädigungen ursächlich war.[20] Die Firma Grünenthal, die bis hierhin selbst den Zusammenhang zwischen dem Dysmelie-Syndrom und ihrem Medikament abgestritten hatte, war im Jahr 1970 mit den meisten Familien der Geschädigten und der Bundesregierung übereingekommen, eine Stiftung für die Contergan-Kinder zu errichten. Zu diesem Zeitpunkt besuchte die Mehrzahl der Kinder bereits die weiterführende Schule. Ihre nachhaltige Versorgung war längst überfällig, als 1972 das Gesetz über die Stiftung Hilfswerk für behinderte Kinder in Kraft trat.[21] Grünenthal war mit 110 Millionen DM an der Stiftung beteiligt.

Die Richter des Contergan-Prozesses ließen in ihrer Schlussentscheidung wenig Zweifel an ihrer Auffassung, dass die in Frage stehenden Fehlbildungen und die Nervenschädigungen von Contergan verursacht worden waren. Auch sahen sie es als wahrscheinlich an, dass durch das schuldhafte, nämlich fahrlässige, Verhalten der Herstellerfirma die Auswirkungen der Arzneimittelkatastrophe ganz erheblich verschlimmert worden waren. Das Fehlbildungspotential des Thalidomid habe man zwar Ende der 1950er Jahre nicht voraussehen können – doch es von vornherein auszuschließen war in den Augen der Richter falsch gewesen:

> Falls aber – wie möglicherweise bei Thalidomid – besondere Verdachtsmomente vorlagen, die auf die Möglichkeit einer teratogenen Wirkung hindeuteten, so ist auch für die damalige Zeit zu fordern, dass ein Arzneimittel-Hersteller ein Mittel bei dem – wie bei Thalidomid – eine Verwendung während der Schwangerschaft in Betracht kam, tierexperimentell auf etwaige teratogene Wirkungen hin untersuchte oder – falls er dies nicht tat – zumindest in Aussendungen und Gebrauchsanweisungen auf die fehlenden Erfahrungen im Bereich der Schwangerschaft hinwies. Beides ist im Falle des Thalidomids unterlassen worden.[22]

Wer ist schuld an der Contergan-Katastrophe?

Doch auch eine mangelhafte Arzneimittelgesetzgebung hatte die Contergan-Katastrophe in den Augen der Richter ermöglicht:

> Die Rechtsordnung hat den [...] unvermeidbaren Interessenkonflikt zwischen den Geboten wissenschaftlicher Gründlichkeit und ärztlicher Verantwortung einerseits sowie einem an sich durchaus legitimen und sogar wirtschaftlich notwendigen Gewinnstreben andererseits hingenommen. Dieser Zustand barg die latente Gefahr, dass ein Arzneimittel-Hersteller den ihm näherliegenden wirtschaftlichen Gesichtspunkten den Vorrang einräumte.[23]

Der Strafprozess wurde auch deshalb eingestellt, weil das Verhalten der Grünenthal-Mitarbeiter nur gering von dem damals branchenüblichen Vorgehen eines Pharma-Unternehmens abwich. Zwar waren die Auswirkungen der weitestgehend ungetesteten Einführung des Thalidomids und der verzögerten Reaktion auf ersten Verdachtsfälle von Kindsfehlbildungen fatal, doch jedem der beteiligten Mitarbeiter kam im Rahmen dieses Geschehens nur eine geringe individuelle Schuld zu.

Die gesamte Entwicklung, Herstellung und der Vertrieb von Arzneimitteln Ende der 1950er Jahre lag nämlich allein in der Verantwortung der Hersteller. Während die Apotheker schon seit langem einer strengen Branchenordnung unterlagen, war das bei den erst seit dem Ende des 19. Jahrhunderts entstehenden Pharmakonzernen nicht der Fall. Überspitzt gesagt, konnte jedes Unternehmen in einer Waschküche pharmakologische Präparate herstellen und verkaufen, so sie Apotheken, Ärzte und Kliniken von der Wirksamkeit und Verträglichkeit überzeugen konnten. Pharmakologische Tests waren dem Ermessen des Herstellers überlassen. Gerade Tests zur Verträglichkeit bei Schwangeren, Kindern oder alten Patienten waren aufwendig und schwierig durchführbar und wurden daher selten umgesetzt.[24]

So war die Thalidomid-Katastrophe auch verursacht durch eine Gesetzgebung, die den veränderten Gegebenheiten des Arzneimittelsektors deutlich hinterherhinkte, übrigens auch im europäischen Vergleich.

Ein 1961, also nach Einführung des Thalidomids, in der BRD aufgelegtes Arzneimittelgesetz schuf zwar einen ersten rechtlichen Rahmen, doch waren auch hier keine klinischen Prüfungen für neue Arzneimittel vorgesehen. Erst nach der Contergan-Katastrophe wurde klar, dass der gesetzliche Rahmen immer noch nicht ausreichend war. Verschiedene Gesetzesänderungen und Zusätze wurden verabschiedet, doch erst das Arzneimittelgesetz von 1976 konnte schließlich an europäische Standards anknüpfen. Klinische und pharmakologische Tests waren nun vorgeschrieben, der Vertrieb von Arzneimitteln stark reglementiert und ein Warnsystem für unerwünschte Arzneimittelwirkungen eingerichtet.[25] Das erste Contergan-Kind wurde da schon 20 Jahre alt.

Nach der Katastrophe

Thalidomid ist nie wieder als Schlafmittel vertrieben worden. Schon in den 60er Jahren war aber entdeckt worden, dass es bei der schwierigen Behandlung der Lepra eingesetzt werden konnte (→ Aussatz). Auch bei einigen Krebsarten und Autoimmunerkrankungen kann es wirksam sein. Für diese Fälle, in denen wenige andere medikamentöse Optionen zur Verfügung stehen und eine Schwangerschaft ausgeschlossen ist, hat das Medikament weiterhin seine Berechtigung. Der Einsatz erfolgt nur unter Empfängnisverhütung und strengen Sicherheitsauflagen.[26] Contergan als Name wurde nicht mehr verwandt, auch wird das Medikament nicht mehr durch die Firma Grünenthal vertrieben.

Bis heute ist die Contergan-Katastrophe das bekannteste Beispiel eines Arzneimittelskandals überhaupt – ein warnendes Beispiel für alle mit Arzneimitteln befasste Branchen, größtmögliche Sorgfalt walten zu lassen und ökonomische Interessen nicht über medizinische Bedenken zu stellen. Aber auch für den medizinischen Laien hatte sich die Sicht auf Arzneimittel im Allgemeinen verändert:

> Erst jetzt scheint der breiten Öffentlichkeit bewusst geworden zu sein, dass Arzneimittel zwar wohltuend, lindernd und heilend wirken, aber zugleich auch gefährlich sein können, da sich in Arzneimitteln mit deren zwar segensreichen Eigenschaften für die Gesundung und Gesunderhaltung auch höchst unerwünschte und vielleicht sogar tückische Nebenwirkungen zu verbinden vermögen,

sagte ein Vertreter der Nebenkläger und gleichzeitig Vater eines Contergan-geschädigten Jungen im Prozess.[27] Contergan hat zweifelsohne die Welt verändert, und hat neben dem Leid, das es angerichtet hat, auch dazu geführt, dass Anstrengungen für höhere Arzneimittelsicherheit unternommen wurden. Die kleine und lange Zeit marginalisierte Gruppe der Behinderten – nicht nur der Contergangeschädigten – wurde unter dem Eindruck dieser Ereignisse gesellschaftlich stärker wahrgenommen und erhielt mittelbar mehr Teilhabe an der Gesellschaft.[28]

Noch heute leben viele ehemalige »Contergan-Kinder« in der Bundesrepublik und in vielen anderen Ländern. Insgesamt 2.872 Personen sind in Deutschland als Contergan-Geschädigte anerkannt worden. Derzeit erhalten 2.340 Personen Leistungen aus dem Hilfswerk.[29] Heute zwischen 50 und 60 Jahren alt, führen ihre fehlgebildeten Gliedmaßen zu verstärkten degenerativen Erscheinungen, die mit Schmerzen, Bewegungseinschränkungen und erhöhtem Hilfsbedarf einhergehen. Jedoch sind seit den 1960er Jahren in Deutschland keine neuen Fälle von Contergan-Fehlbildungen aufgetreten. So wird in der Zukunft dieses Krankheitsbild, das so eng mit der Geschichte der jungen Bundesrepublik verknüpft ist, verschwinden. Nur Fahrlässigkeit kann dazu führen, dass wieder Kinder mit Contergan-Fehlbildungen geboren werden.

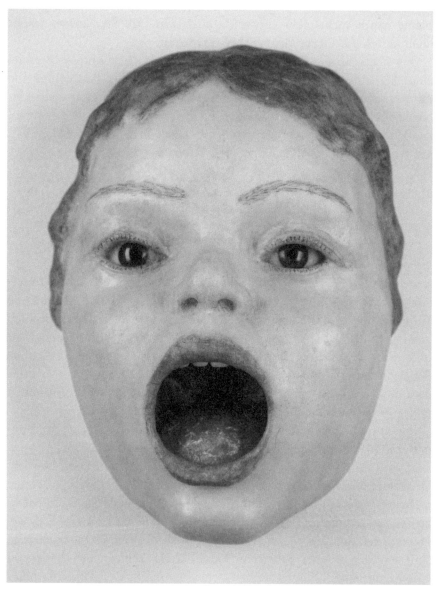

An Diphtherie erkranktes Kind mit diphtheritischen Belägen auf den Rachenmandeln und der Zunge. Wachsmodell nach einem Original, das um 1912 nach
einem tatsächlichen Patienten angefertigt wurde.

Diphtherie

Synonyme: Echter Krupphusten, echter Croup, akute obstruktive Laryngitis, Angina tonsillaris diphtheriae, Angina maligna.

Historische Synonyme: Stomacace, Morbus suffocans, Angina suffocans, Halsbräune, Bösartige Bräune, Häutige Bräune, Rachenbräune, pestilentia faucium, morbus gulae, Garrotillo (span.), contagioso mal di canna (ital.), cynanche, esquinancia, squinancia (mittelalterlich).

Januar 1892

Wir sind nicht mehr sehr viele. Aber es ist auch nicht leicht, auszuharren, bei dem Elend, das man sich Tag für Tag ansehen muss. Und obwohl ich Kinderkrankenschwester wurde, weil ich mir keinen schöneren Beruf vorstellen konnte, bedeutet jeder Gang zur Arbeit jetzt eine schwere Überwindung. Diesen Winter haben wir wieder eine Diphtherieepidemie. Sie kommt mir noch schlimmer vor als letztes Jahr!

Täglich kommen neue kleine Patienten, denen ihr Hausarzt nicht mehr helfen kann. Wenn sie bei uns eintreffen, leiden sie schon meist an schwerster Atemnot – ach, diese hilfesuchenden Blicke! Dieses schreckliche nach Luft Ringen und Röcheln! Es ist furchtbar. Es ist wie ein sich ständig wiederholender Alptraum: Morgens wiege und messe ich die Kinder, mittags bekommen sie einen Luftröhrenschnitt und abends sind sie tot. Und am nächsten Morgen kommt das nächste arme Geschöpf.

Und nicht nur das: Die Diphtherie befällt auch Kinder, die mit ganz anderen Krankheiten zu uns kommen und eigentlich schon fast wieder genesen sind. Das ist so schrecklich, sie suchen im Krankenhaus Hilfe und finden den Tod.

Gestern hat sich Schwester Antonia krank gemeldet. Sie hat auch Diphtherie! Gott schütze sie! Ich kann nicht mehr. Wenn es doch etwas gäbe, was man tun könnte.[1]

Die Diphtherie als Krankheit – heute aus der ärztlichen Praxis und dem Bewusstsein der Menschen Mitteleuropas so gut wie verschwunden – war die gefürchtetste Kinderkrankheit in der zweiten Hälfte des 19. Jahrhunderts. Im Volksmund auch als »Würgeengel der Kinder« bezeichnet, forderte sie regelmäßig zahlreiche Todesopfer unter Klein- und Schulkindern. Einmal infiziert, waren die Sterbezahlen hoch, und insbesondere in den aufstrebenden, aber stark übervölkerten Metropolen wie Paris, London, New York und Berlin ließ sich die Erkrankung kaum wirkungsvoll eindämmen. Dennoch oder gerade deswegen verbindet sich mit der Diphtherie auch eine der großen Erfolgsgeschichten der Bakteriologie, welche den Protagonisten ihrer Erforschung und Bekämpfung den Status von »Helden« der modernen Medizin einbrachte. Doch die damit verbundene Hoffnung, diese Krankheit für immer zu besiegen, konnte bis heute nicht ganz eingelöst werden.

Der Würgeengel der Kinder

Heutzutage weiß man, dass es sich bei der Diphtherie um eine hauptsächlich Kinder befallende Infektion mit dem *Corynebacterium diphtheriae* handelt, welches ein spezielles Diphtherietoxin bildet.[2] Bei den Erkrankten kommt es zu starken Allgemeinsymptomen wie hohem Fieber, Schluckbeschwerden und Erbrechen. Anschließend beginnen die Schleimhäute des Halses wie die Halslymphknoten zu schwellen, und es entstehen die typischen membranartigen, festen gelblich-grünen bis schwärzlichen Beläge auf Mandeln und Rachen. Diese verströmen einen süßlich-faulen Geruch und haften fest an den Schleimhäuten. Wenn auch der Kehlkopf und der Eingang der Luftröhre mit Fortschreiten der Erkrankung betroffen sind, kommt es zu bellendem Husten, Stimmverlust und Atemnot. Die Atemwege können in der Folge vollständig verlegt werden, sodass die Atemnot sich bis zum qualvollen Erstickungstod des Patienten steigert.

Das von den Bakterien produzierte Diphtherietoxin kann weitere Organe wie das Herz schädigen und auch zu fortschreitenden Lähmungen führen. Gelangt der Erreger in offene Wunden, kann sich eine Hautdiphtherie mit eiternden, schwer heilenden Geschwüren bilden. Gefürchtet war auch der sogenannte »Spättod«. Hier verstarben Kinder, die bereits auf dem Wege der Besserung waren, an Lungen- oder Nierenentzündungen oder Herzversagen. Unbehandelt war die Krankheit je nach Virulenz des Erregers für bis zu 50 Prozent der kleinen Patienten tödlich, wobei die Statistiken hier eine erhebliche Streubreite aufweisen.

Im Verlauf der Geschichte wurden zahlreiche der Diphtherie ähnliche Epidemien beschrieben, die ältesten Berichte stammen aus der Antike.[3] Ob jedoch immer genau das unter einer »Angina«, einer »Rachenbräune« oder einem »Croup« verstanden wurde, was wir heute Diphtherie nennen, ist eher unwahrscheinlich. Scharlach-Angina, Epiglottitis und Pseudokrupp, die wir heute auf Grund unserer Kenntnis der verschiedenen Erreger voneinander abgrenzen, wurden in Zeiten vor der Entdeckung der Bakterien häufig mit denselben Begriffen umschrieben. Lange herrschte auch Unsicherheit darüber, ob die Diphtherie unter die ansteckenden Erkrankungen gerechnet werden müsse, sodass kaum ausreichende Maßnahmen zur Eindämmung der Infektion wie Isolierung der Erkrankten ergriffen wurden.

Diphtherie – eine immer wieder unbekannte Krankheit

Die Diphtherie zeigte wie viele andere Infektionskrankheiten ein typisches räumlich und zeitlich alternierendes Muster ihres Auftretens.[4] Offenbar waren bestimmte Teile Europas immer wieder für eine gewisse Zeit frei von Diphtherie, um dann von einer schweren Epidemie heimgesucht zu werden. In manchen Ländern trat die Diphtherie regelmäßig auf, während sie in anderen unbekannt war. Aus diesem Grund ist es schwierig, bestimmte überlieferte Berichte von epidemieartig auftretender, schwerer Halsentzündung mit Belägen und häufigem Tod der Betroffenen sicher mit der modernen Diagnose »Diphtherie« zu belegen. Die größeren und kleineren Ausbrüche für unterschiedlich lange Zeiträume und das darauf folgende Erlöschen der Diphtherie für unabsehbare Zeit führte dazu, dass sie immer wieder in Vergessenheit geriet. Auf Grund dessen wurde sie dann auch von der nachfolgenden Ärztegeneration als neu auftretendes Übel gesehen und mit neuen Namen belegt, was die Vielzahl assoziierter Krankheitsbezeichnungen erklärt. So scheint es etwa in der Mitte des 17. Jahrhunderts und dann wieder im späten 18. und frühen 19. Jahrhundert sehr wenige Diphtheriefälle gegeben zu haben. Erst um 1820 ereignete sich in Frankreich wieder ein Ausbruch, der aber so begrenzt war, dass man ihn schon in den Nachbarländern für eine französische Übertreibung hielt. So musste sich etwa der deutsche Mediziner Adolf Kußmaul (1822–1902), der in

Paris viele schwere Fälle von Diphtherie gesehen hatte, 1847 von einem
Wiener Kollegen fragen lassen, ob er etwa auch an »diese französische
Dichtung glaube«.[5] Wenige Jahre später war Diphtherie in ganz Europa
zu einem drängenden Problem geworden, es wurde sogar von einer alle
Weltregionen umfassenden Diphtheriepandemie gesprochen.[6]

Ein kleiner Schnitt gegen das große Übel

Während der Diphtherieepidemie in Frankreich um 1820 wurden erstmals in größerem Umfang Erfahrungen mit einem in der medizinischen
Literatur zwar beschriebenen, aber bisher dahin selten angewandten
Verfahren gemacht: dem Luftröhrenschnitt. So behandelte der französische Mediziner Pierre Bretonneau (1778–1862) zwischen 1818 und
1826 als Regimentsarzt viele junge Soldaten und konnte eine ganze Serie
von Fallstudien, zum Teil mit Autopsieberichten und genau erläuterten
Therapieversuchen, publizieren. Seine eingehende Beschreibung der
braunen, ledrigen »Häute« auf den Schleimhäuten, die er »diphtheri-
tisch« (vom griechischen Wort für Lederhaut) nannte, gab der Krankheit
ihren modernen Namen. Diese speziellen Membranen blieben für die
nächsten Jahrzehnte bis zur Entdeckung des verursachenden Coryne-
bakteriums das entscheidende Diagnosekriterium.

Bretonneau behandelte seine Patienten mit quecksilberhaltigen Mitteln und lokalen Pinselungen der Mandeln. Brachten diese Mittel keine
Besserung, wandte er auch in einigen Fällen erfolgreich den damals
hochgefährlichen Luftröhrenschnitt, die sogenannte Tracheotomie, an.
Hierbei musste ein Röhrchen über einen Schnitt am unteren Hals in
die Luftröhre eingelegt werden, sodass die Luft unter Umgehung der
verlegten Kehlkopfregion direkt in die Lungen strömen konnte. Doch
endeten Bretonneaus Berichte trotz des neuartigen Verfahrens noch
immer überwiegend mit dem Tode der ihm anvertrauten Patienten.[7]

In den Jahren 1857 und 1858 breitete sich die Seuche dann auch
in England, Spanien, Portugal und Holland aus. In Deutschland kam
es nach vereinzelten Fällen zuerst in den Jahren 1862 und 1863 zu
größeren Ausbrüchen, danach wurden in beinah jedem Jahr mehr
Erkrankte gezählt. In Russland wüteten in den 1870er Jahren große
Diphtherieepidemien, die ganze Landstriche kinderlos zurückgelassen
haben sollen.[8] In den 1880er Jahren war Diphtherie in Mitteleuropa
die häufigste Todesursache bei Kleinkindern jenseits des Säuglingsal-

ters.[9] Besonders betroffen war zudem auch das medizinische Personal. Krankenschwestern und Ärzte infizierten sich bei ihren Patienten, viele von ihnen verstarben. Überlebten sie, verbreiteten sie die Krankheit häufig unbemerkt weiter.

Die Erforschung der Diphtherie

Dennoch ist aus den Anfangsjahren der großen Diphtherieepidemien in Europa ein eklatanter Mangel an Forschung über die Erkrankung zu konstatieren. Zunächst scheinen wenige Forscher und Ärzte dem Beispiel Bretonneaus gefolgt zu sein.[10] Maßgebliche Arbeiten über die Diphtherie und insbesondere ihre Therapie fehlten bis in die 1880er Jahre weitgehend, nur eine allgemeine Ohnmacht gegenüber dieser völlig unbeherrscht wütenden Seuche wird in den Berichten spürbar. Die »Armenkrankheit« zu bekämpfen erschien den zeitgenössischen Medizinern so schwierig wie die Armut selbst, und ihr rasanter Verlauf ließ oft kaum Zeit für ärztliches Handeln. Jedenfalls blieb es allgemein bei der Forderung nach einer Verbesserung der Lebensumstände, während spezifische Therapieansätze ebenso wie ein tragfähiger Ansatz zum Verständnis der Krankheit fehlten.[11]

Ein erster wichtiger Schritt nicht nur für die Erforschung der Diphtherie, sondern aller Infektionskrankheiten war die Arbeit des französischen Chemikers und Mikrobiologen Louis Pasteur (1822–1895), dem es in der zweiten Hälfte des 19. Jahrhunderts gelang, die Beteiligung von Mikroorganismen bei verschiedenen Gärungs- und Fermentationsprozessen zu zeigen. Diese Entdeckung wurde zum Anknüpfungspunkt für ungezählte weitere Arbeiten, die zu einer goldrauschartigen Erforschung von Mikroorganismen und ihrer Rolle bei verschiedenen Krankheiten führten. Die mikrobiologische Wende, als deren Vordenker Pasteur bald begriffen wurde, zeitigte einen der fundamentalsten Wandel im Verständnis der Krankheiten überhaupt.

Einen weiteren, kaum zu überschätzenden Meilenstein stellte die 1882 erschienene Arbeit des deutschen Mikrobiologen und Arztes Robert Koch (1843–1910) über Tuberkulose dar, die den methodologischen Weg für eine systematische Erforschung der Mikroorganismen und den von ihnen ausgelösten Krankheiten bereitete.[12] Die weitere Geschichte der Diphtherieforschung liest sich dann wie das Who is Who der Bakteriologie. Ein Ergebnis provozierte das nächste in einem internationalen Wettlauf zwischen den führenden Instituten in Berlin, Paris und den USA. Gleichzeitig ermöglichten auch tragfähige Freundschaften und produktiver Austausch zwischen einzelnen Forschern unterschiedlicher Nationen eine Explosion des bakteriologischen Wissens innerhalb weniger Jahre. So wurde die Theorie vom infektiösen Mikroorganismus sowie von der grundsätzlichen Möglichkeit der Krankheitsdiagnostik und Therapie mit den Methoden der Bakteriologie entwickelt und unter anderem am Diphtheriemodell bewiesen.[13]

Das Diphtheriebakterium im internationalen Wettstreit

Der deutsche Arzt und Mikrobiologe Edwin Klebs (1834–1913) beschrieb 1884 als Erster ein keulenförmiges Bakterium. Friedrich Loeffler (1852–1915), ein Mitarbeiter Robert Kochs, isolierte im selben Jahr aus den diphtheritischen Membranen im Hals einiger erkrankter Kinder ebendieses Bakterium. In vielen weiteren zur gleichen Zeit und in den folgenden Jahren durchgeführten Arbeiten wurde die Verursachung der Diphtherie durch *Corynebacterium diphtheriae* immer wieder gezeigt. Jedoch fehlte der in den diphtheritischen Belägen präsente Bazillus im Rest des Körpers, sodass nicht ohne weiteres erklärt werden konnte, warum Herz- und Nervenschädigungen auftraten. Zudem ließ sich das keulenförmige Bakterium auch bei vielen Gesunden nachweisen. Loeffler schloss daraus, dass es Bazillen von unterschiedlicher Gefährlichkeit geben müsse und dass für das Herzversagen und die neurologischen Schäden möglicherweise ein nicht bei allen Stämmen vorhandenes »Gift« verantwortlich sei.[14]

Loefflers Ergebnisse und die Bakteriologie insgesamt erregten viel Aufmerksamkeit, wenn sie auch zunächst noch kaum Auswirkungen auf die Behandlung der Diphtherie hatten. In Paris wurde, um den neuen Entwicklungen Rechnung zu tragen, 1888 ein Mikrobiologisches Institut eingeweiht, nach seinem Gründer Institut Pasteur genannt. Louis Pasteur zog eine Vielzahl außergewöhnlicher, internationaler Forscher an. Kaum war das Institut eröffnet, präsentierten der französische Arzt und Mikrobiologe Emile Roux (1853–1933) und sein Schweizer Kollege Alexandre Yersin (1863–1943) ihre Arbeit über das Diphtherietoxin. Die beiden Forscher hatten nämlich ein keimfreies Filtrat einer Diphtheriebazillenkultur hergestellt. Dabei hatten sie ein von Pasteur und seinem Mitarbeiter, dem Biologen Charles Chamberland (1851–1908), entwickeltes Filtrationsverfahren zur Anwendung gebracht. Sie konnten zeigen, dass das Filtrat auch ohne die Diphtheriebakterien Wirkungen in den Versuchstieren zeigte. Es entstanden keine Membranen im Rachen, jedoch die bekannten Herz- und Nervenschäden. Somit musste in dem Filtrat ein möglicherweise von den Bakterien produzierter Stoff enthalten sein, welcher diese Organstörungen hervorrief. Mit dieser Entdeckung verschafften sich die französischen Forscher einen deutlichen Vorsprung gegenüber ihren deutschen Kollegen vom Bakteriologischen Institut Robert Kochs.[15]

Bereits zu diesem Zeitpunkt fragten sich die Forscher, ob es wohl möglich wäre, einen Organismus an das Gift zu »gewöhnen«, ihn also unempfindlich dagegen zu machen. Zunächst gelang dieser Schritt am Institut Pasteur noch nicht. Roux und Yersin entwickelten jedoch bessere Methoden, um den Diphtherieerreger beim Erkrankten nachzuweisen und zeigten, dass auch Rekonvaleszente noch lange Keimträger waren – und somit wiederum andere anstecken konnten.

Das Diphtherie-Testkit

Das Problem der gesunden, unerkannten Keimträger war tatsächlich kein geringes. Während man an der Berliner Charité versuchte, in den überalterten, schlecht ausgestatteten und viel zu kleinen Räumlichkeiten diphtheriekranke Kinder irgendwie zu isolieren,[16] war man machtlos gegen Keime, die von gesunden Personen übertragen wurden. Der Ausbreitung der Diphtherie und anderer ansteckender Krankheiten in Krankenhäusern konnte man immerhin durch bauliche Maßnahmen entgegentreten: Die Pavillon-Bauweise für Krankenhäuser setzte sich um 1900 durch, und auch die Charité erhielt ab 1897 endlich den lange überfälligen Neubau, der die Isolation infektiös Erkrankter durch einzelne voneinander getrennte Häuser ermöglichte. Doch was konnte getan werden gegen die unentdeckt bei Gesunden lauernden Keime?

Diesmal kam eine entscheidende Innovation von der anderen Seite des Atlantiks, aus New York. Hier, wo auf engstem Raum Tausende von Migranten aus allen Teilen der Welt in ärmsten Verhältnissen lebten, war die Diphtherie eine besondere Gefahr: Sie konnte sich in den überfüllten Mietskasernen besonders leicht ausbreiten und bedrohte dann auch die besser situierten Viertel.

Zwar wurden um 1890 bereits Methoden zur Verhinderung der Krankheitsausbreitung, nämlich Isolierung der Kranken, Quarantäne der Familien und Desinfektion, propagiert; doch unterliefen ärmere Familien diese Maßnahmen absichtlich, da eine Quarantäne den wirtschaftlichen Ruin der Familie bedeuten konnte. Diphtheriefälle wurden daher kaum gemeldet, die Betroffenen wandten sich trotz schwer erkrankter Kinder selten an Ärzte, und die Ärzte selber resignierten angesichts dieser Situation.

So konnte sich die Diphtherie über unerkannte Krankheitsfälle und gesunde Keimträger weiterhin fast ungehemmt ausbreiten. Zu einem erheblichen Wandel in der Bekämpfung der Diphtherie kam es, als in New York 1892 ein Diphtherie-Testkit eingesetzt wurde. Das Testkit brachte erstmals das Labor ans Krankenbett und bestand aus Abstrichtupfern und Glasgefäßen mit Transportmedium. Die entnommenen Proben konnten dann innerhalb von 24 Stunden einen positiven oder negativen Diphtheriebefund liefern. So war es mit einem Mal möglich, die Diphtherie oder zumindest ihren Erreger unabhängig von der Ausprägung der Symptome durch labortechnische Methoden zu diagnostizieren. Die Maßnahme wurde innerhalb kürzester Zeit vom Gesundheitsministerium für sinnvoll befunden und ihre Durchführung bei Verdachtsfällen angeordnet.

Widerstand kam jedoch nicht nur von betroffenen Patienten, sondern auch von Ärzten. Plötzlich waren sie nicht mehr die Einzigen, die eine Diphtherie diagnostizieren konnten, sondern jeder Mitarbeiter des Gesundheitswesens, der einen Abstrichtupfer handhaben konnte! Auf der anderen Seite fehlte für die Patienten weiterhin jegliche positive Konsequenz. Zwar hatte der New Yorker Arzt Joseph O'Dwyer (1841–1898) im Williard Parker Hospital 1881 die Intubation entwickelt, bei der ein Tubus über den Hals in die Luftröhre eingeführt wurde und den Atemweg sicherte. Dieses Verfahren löste die komplikationsreichere Tracheotomie teilweise ab, doch verbesserten sich die Überlebenschancen der schwer betroffenen Diphtheriepatienten auch durch die Intubation nur wenig. Somit bedeutete ein positiver Diphtherietest, dass die Familie isoliert und das erkrankte Kind zwangsweise in ein Kinderhospital gebracht wurde. Dort starb es mit hoher Wahrscheinlichkeit, nun aber fern der Familie, die währenddessen unter der Quarantäne verelendete.[17]

Das erste Antitoxin – nur ein Tropfen auf dem heißen Stein?

Der drängende Wunsch nach einer wirksamen Therapie der Diphtherie motivierte Ende des 19. Jahrhunderts die internationale Forschung, fieberhaft nach einem Mittel gegen das Diphtheriebakterium und sein Gift zu suchen. Der deutsche Arzt Emil Behring (1854–1917) und sein japanischer Kollege Shibasaburo Kitasato (1852–1931) gelang es 1890 in Kochs Institut in Berlin, verschiedene kleinere Labortiere wie Kaninchen und Meerschweinchen gegen das Diphtherietoxin zu immunisieren, sie also gegen das Gift unempfindlich zu machen. Sie injizierten den Labortieren kleine Mengen des Toxins: Ihr Blut zeigte anschließend eine Schutzfunktion gegen das jeweilige Gift.[18] Die Behandlung von Menschen mit einem tierischen, antitoxinhaltigen Blutprodukt stellte ein wirklich neuartiges Therapiekonzept dar, bedeutete aber auch ein großes Wagnis. Zunächst konnten auch nur winzige Mengen des schützenden »Antitoxins« in den Versuchstieren produziert werden. 1892 wurden erstmals einige besonders kritisch erkrankte Kinder an der Berliner Charité sowie in Leipzig mit Behrings Serum behandelt.[19] In den folgenden zwei Jahren erprobten die bakteriologischen Laborforscher gemeinsam mit den Ärzten der Kinderkliniken die Therapie und konnten schließlich 1894 ausreichend große Fallserien publizieren – mit durchschlagendem Erfolg, da viele der Patienten tatsächlich genesen waren.[20]

Wenn die Antitoxin-Therapie auch die Verheißung einer schon bald in großem Stil einsatzfähigen neuen Medikamentenklasse in sich trug, war doch vorläufig die Ausbeute zu gering für den breiten Einsatz am Krankenbett. Kleine Tiere erbrachten nämlich keinesfalls so viel Antitoxin, dass man damit eine signifikante Zahl an Patienten hätte behandeln können, und selbst mit größeren Tieren wie Schafen konnte nur wenig mehr schützendes Serum hergestellt werden. Daher wurden die Erkenntnisse eines anderen Berliner Forschers, Paul Ehrlich (1854–1915), zentral. Er hatte nämlich eine Methode entwickelt, wie man mit verschiedenen chemischen Substanzen die Antikörperbildung stark anregen konnte. Zudem beschrieb er die theoretischen Grundlagen der Immunologie: erste Vorstellungen davon, wie ein schützender »Antikörper« aussehen könnte.

Man setzt aufs Pferd

Die Nachricht von der Entwicklung eines Heilserums wurde auf beiden Seiten des Atlantiks euphorisch aufgenommen. Gleichzeitig unterstrich diese verheißungsvolle, rettende Therapie die Sinnhaftigkeit des bakteriologischen Krankheitskonzeptes besonders eindrucksvoll und brachte eine Wende für eine breite Akzeptanz unter praktischen Ärzten und Patienten. Schon Mitte der 1890er Jahre begann daher die industrielle Produktion von Antitoxin in Schaf, Ziege, Hund, Kuh und Pferd. Emil Behring etwa gründete hierzu eine eigene Firma in Marburg.[21] 1893 konnte er 30 Patienten mit dem antitoxinhaltigen Serum behandeln und erzielte doppelt so hohe Überlebensraten wie ohne entsprechende Behandlung, wenngleich er auch nicht alle Patienten retten konnte. Auch die Ergebnisse vieler Kollegen, etwa von Emil Roux aus Paris, zeigten, dass doppelt so viele Kinder bei derartiger Behandlung ihre schwere Diphtherie überlebten. Schon zwei Jahre später unterhielten bereits die meisten europäischen Länder eigene Laboratorien zur Antikörperproduktion.[22] Unter allen Versuchstieren stellte sich schließlich das Pferd als der geeignetste Antikörperproduzent heraus.

1894 begann die industrielle Großproduktion des Diphtherieheilserums durch die Hoechst-Werke, die Emil Behring unter Vertrag genommen hatten. Bereits Ende 1894 sprudelten die Gewinne aus dem Heilserum-Verkauf, auch wenn viele damit zusammenhängende Probleme wie die standardisierte Konzentration und Wirksamkeit des Serums sowie die Lagerung und Verträglichkeit noch nicht abschließend gelöst waren. Eine von Paul Ehrlich entwickelte Methode zur Konzentrationsbestimmung des Antitoxins wurde hierfür maßgeblich.

Auch wurden die Diphtherieseren im Folgenden Gegenstand eines zwischen staatlichen Stellen, Forschungsinstituten und den serumproduzierenden privatwirtschaftlichen Fabriken stattfindenden Prozesses zur besseren Standardisierung, Prüfung und Sicherheitsgarantie dieses neuen Medikamentes. Dieser sollte vorbildlich für viele weitere Arzneimitteleinführungen werden. Bis zu diesem Zeitpunkt war nämlich ein Großteil der Arzneimittel klassischerweise in Apotheken nach festgeschriebenen Rezepturen hergestellt und ohne größere Prüfung, aber nach den internen Regularien der Apotheker-Verbände, vertrieben worden. Nun wurde ein durch Gesetze fundierter, einheitlicher Zulassungs- und Vertriebsmodus etabliert, der die bis heute zentralen Punkte der Unschädlichkeits- und Wirksamkeitsprüfung, staatlicher Kontrollfunktionen, Kennzeichnungs- und Dokumentationspflicht, Nachverfolgbarkeit von Chargen und fortlaufende Prüfung sowie staatliche Eingriffe in die Preisgestaltung und Verschreibungspflicht enthielt.[23]

Die Kontrolle der Diphtherie – zum Greifen nah?

Man hatte also nunmehr im Laboratorium Diphtheriebakterien kultiviert, ihre Eigenschaften beschrieben und ihre Toxine isoliert; auch war es gelungen, eine begrenzte Menge Antitoxin herzustellen und einige Patienten damit zu behandeln. Nun galt es, diese Forschungsergebnisse für die breite Masse der Bevölkerung nutzbar zu machen, vielleicht sogar alle Menschen zu immunisieren!

War es möglich, jedem einzelnen Kind Diphtherieserum zu geben und es so vor der Krankheit zu schützen? Dieser zunächst angestrebte Einsatz des Heilserums erwies sich als ungeeignet, da die Wirkung des Medikaments nach einigen Wochen wieder nachließ. Es wurde kein dauerhafter Schutz erreicht, und an eine wiederholte Serumgabe an alle Kinder war schon wegen der begrenzten Produktionsmöglichkeiten nicht zu denken. Zudem traten in einzelnen Fällen nach der Injektion des Serums zum Teil tödlich verlaufende Reaktionen auf. So musste die Idee der prophylaktischen Serumgabe zur Verhinderung der Erkrankung zunächst verworfen werden. Die Nebenwirkungen waren zu groß, der Nutzen fraglich und die Maßnahme auch praktisch gar nicht umsetzbar.

Nun klang allerdings während der letzten Dekade des 19. Jahrhunderts die vorher so massive Diphtherieepidemie langsam ab. Erste Kritikerstimmen wurden laut, dass gar nicht das Serum die Patienten geheilt habe, sondern vielmehr die natürliche Dynamik der Krankheit zur Verbesserung der Lage und zum häufigeren Überleben der Kinder geführt hätte.[24] Der Wunsch nach einem Schutz vor Diphtherie jedoch blieb weiter ein drängendes Anliegen, über das weitgehende Einigung bestand.

Vorbeugung der Diphtherie

Behring erforschte weiter bei den Hoechst-Werken die Serumtherapie der Diphtherie. Aufbauend auf den Forschungsergebnissen des amerikanischen Pathologen Theobald Smith (1859–1934) kam ihm die Idee, ein Gemisch aus dem Diphtherietoxin und dem schützenden, aus Pferden oder anderen Tieren gewonnenen Serum herzustellen. Das Toxin sollte den Menschen zur Produktion eigener Antikörper anregen, während das beigegebene Antitoxin vor den schädlichen Auswirkungen des Giftes schützte. Er verlagerte somit die Antikörperproduktion vom Pferd wieder zurück in den Menschen, analog zu der bereits seit dem 18. Jahrhundert bekannten Pockenimpfung (→ Pocken). 1913 präsentierte er den neuen Wirkstoff, der nun klinischen Prüfungen auf dessen Wirksamkeit und Verträglichkeit unterzogen wurde. Den letzten Durchbruch zu einer epidemiologisch wirkungsvollen Präventivmaßnahme erreichte der Mikrobiologe Gaston Ramon (1886–1963) in den 1920er Jahren: Er konnte das Diphtherietoxin durch Formalin und Wärme so entgiften, dass es im Körper kaum noch Schäden, sondern nur noch die schützende Immunität hervorrief.[25] Dieser in den 30er Jahren eingeführte sogenannte Toxoidimpfstoff, der bis heute in abgewandelter Form Verwendung findet, konnte sich schließlich durchsetzen. Durch weitere Reinigung des Impfstoffs und Beigabe von Aktivatoren der Immunreaktion wurde die Vakzine weiter optimiert. Erstmals konnten jetzt so viele Menschen geimpft werden, dass es zu einem signifikanten Schutz in der Bevölkerung kam.

Dennoch verlief die Einführung der Schutzimpfung in den 30er Jahren mehr als schleppend. Das Abflauen der Diphtherieepidemie hatte inzwischen zu einem verminderten Problembewusstsein, zumindest in Deutschland, geführt. Die noch recht nebenwirkungsreiche frühe Schutzimpfung wurde somit nicht uneingeschränkt empfohlen. Es kam zu Impftodesfällen und wenige Jahrzehnte nach den groß angelegten Kampagnen *für* die Unterstützung der Serumproduktion nunmehr zu Kampagnen *gegen* die Impfung. Ein ausreichender Schutz auch von Ungeimpften konnte nicht erzielt werden, da nur Durchimpfungsraten von über 90 Prozent der Gesamtbevölkerung diesen gewährleistet hätten. Während des Zweiten Weltkrieges sanken die Impfraten noch weiter, sodass es auch wieder zu einer nennenswerten Anzahl an Diphtheriefällen kam. Behrings Hoffnung aus dem Jahr 1915, dass »in nicht zu ferner Zeit die Diphtherie in ähnlicher Weise wie die Pockenkrankheit aufhören wird, eine Volkskrankheit zu heißen«,[26] war noch fern einer Realisierung.[27]

Erst nach dem Zweiten Weltkrieg wurde die Diphtherieimpfung in Deutschland gemeinsam mit drei weiteren Impfungen gegen Tetanus, Polio und Keuchhusten sowie der verpflichtenden Pockenimpfung empfohlen. Es traten jetzt kaum noch Diphtheriefälle in Europa auf, und die Impfraten in der Bundesrepublik und vor allem in der DDR, die eine implizite Impfpflicht praktizierte, waren recht hoch. Der gleichzeitig verbesserte und seit dem Zweiten Weltkrieg durchgängig hohe hygienische und soziale Lebensstandard bei politischer Stabilität trug ebenfalls zum fast gänzlichen Verschwinden der Diphtherie bei.[28]

Und wieder kehrt die Diphtherie zurück?

In den 1970er Jahren konnte die WHO das Ziel einer völligen Eliminierung der Diphtherie beinah für erreicht erklären. Es kam jedoch anders. Die Fälle mehrten sich Ende der 1970er Jahre wieder, etwa in der früheren Sowjetunion, aber auch in Deutschland mit einem lokal begrenzten Ausbruch im Rheinland. Besonders einschneidend war der Ausbruch in den GUS-Staaten nach dem Zusammenbruch der Sowjetunion Anfang der 1990er Jahre. Der zehn Jahre nach einer großen Durchimpfungskampagne wieder nachlassende Impfschutz ermöglichte eine Epidemie mit 140.000 Betroffenen, an der bis Ende der 90er Jahre über 5.000 Menschen starben. Es handelte sich überwiegend um Erwachsene, die ihren Impfschutz nicht aufgefrischt hatten, und um ungeimpfte Kinder. Die Lage verschärfte sich durch das nach dem Ende der Sowjetunion zusammengebrochene zentrale Gesundheits- und Meldesystem, der daraus resultierenden verschlechterten medizinischen Versorgung und dem Mangel an Medikamenten und Impfstoffen. Große Wanderungsbewegungen der Bevölkerung in just dieser Zeit führten zu einer weiten räumlichen Verbreitung der Krankheit.[29]

Die Diphtherie ist heute mit nur wenigen Fällen pro Jahr in Europa zu einer echten medizinischen Rarität geworden.[30] Die Geschichte ihres Verschwindens prägten nicht nur die bis heute berühmten Pioniere der Bakteriologie sowie ein durch sie vertieftes biologisches Wissen; auch wird deutlich, wie stark sich verändernde soziale, politische und geographische Faktoren auf die Häufigkeit einer Krankheit auswirken können. So könnte man annehmen, dass eine Erkrankung wie die Diphtherie, deren biologische Grundlagen seit mehr als hundert Jahren gut verstanden sind und deren Vorbeugung durch eine wirksame Impfung seit den 1920er Jahren möglich ist, mittlerweile Geschichte sei. Doch zeigen die Ausbrüche in jüngerer Zeit, wie labil der Schutz vor Diphtherie mitunter ist. In einer globalisierten Welt mit schnellen Transportmitteln, modernen Millionenstädten und großer Mobilität könnte sich die Diphtherie wieder rasant verbreiten, sobald die Impfraten sinken. Denn was für Europa beinah gelungen ist, nämlich die Diphtherie zu den verschwundenen Krankheiten zu zählen, liegt global nach wie vor in weiter Ferne.

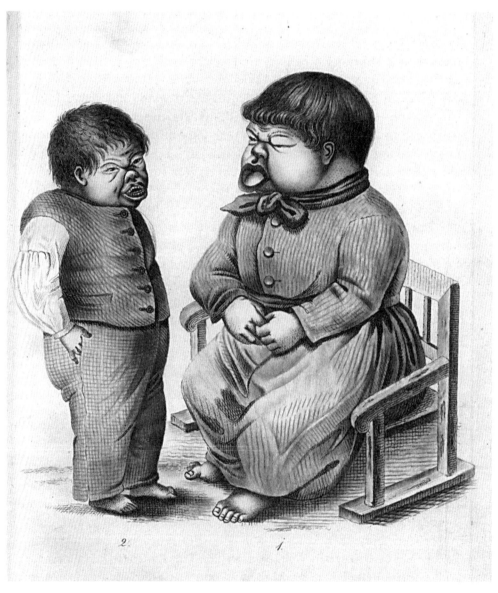

Ein Mann und eine Frau, an Endemischem Kretinismus leidend, aus einer medizinischen Abhandlung Rudolf Virchows um 1850: kleinwüchsig, mit vergrößerter Zunge und typischen Gesichtszügen.

Endemischer Kretinismus

Synonyme: angeborenes Jodmangelsyndrom, angeborene Hypothyreose (auf Grund von Jodmangel), angeborene Schilddrüsenunterfunktion (auf Grund von Jodmangel), Idiotia endemica, Idiotismus endemicus.

Er saß auf einer kleinen Holzbank vor der alten romanischen Kirche des Ortes, und wenn man ihn von weitem sah, hätte man ihn für ein Kind halten können, trotz des kuttenartigen Überwurfes und des alten Filzhutes, den er trug. Trat man näher, erkannte man aber ein ältlich wirkendes Gesicht mit platter Nase, kleinen Augen, einer dicken Zunge, die aus dem Mund hervorschaute, und deutlich zu viel Haut, die teigige Falten bildete. Der Kleinwüchsige wippte summend vor sich hin und stieß dabei immer wieder mit dem Hinterkopf gegen die Kirchenwand. Seine kleine Gestalt war bucklig und gedrungen und in den unförmigen Händen hielt er eine Bettelschale, in die jemand einen Apfel und eine Münze gelegt hatte.

Man schrieb das Jahr 1947. Es war ein strahlender Sommertag, an dem die beiden jungen Studenten zu einer Wanderung im Aostatal aufgebrochen waren. Interessiert starrten sie zu der ungewöhnlichen Gestalt vor der Kirche hinüber, die fortfuhr, mit rauer Stimme ihre unverständliche Litanei zu murmeln.

Gerade überquerte bedächtigen Schrittes ein Mann in fortgeschrittenem Alter den Kirchplatz, den man auf Grund seiner mit einem roten Kreuz geschmückten Tasche als den Doktor des Ortes erkennen konnte. Freundlich wechselte er mit den jungen Leuten einige Worte, und als er erfuhr, dass sie Studenten der Medizin waren, wurde er noch gesprächiger. Seit Jahrzehnten sei er der Arzt dieses Kirchkreises, und über die Jahre erlebe man doch so einiges, was man selten genug mit jungen Kollegen teilen könne.

»Dort übrigens«, bemerkte er, als er den neugierigen Blick der Studenten sah, »sehen sie den letzten seiner Art. Eine fast ausgestorbene Spezies. Sie können einmal ihren Enkeln erzählen, dass sie noch einen

echten Kretin gesehen haben! Denn dank unseres segensreichen Wir-
kens«, hier blinzelte der Doktor halb ironisch, halb befriedigt hinter
seiner Brille hervor, »gehört diese Krankheit nun schon beinah ins
Reich der Legenden!«

Nach ein paar weiteren Minuten entschuldigte er sich und setzte
leicht schnaufend seinen Weg über den Platz fort, nicht ohne dem
Männlein vor der Kirche noch eine weitere Münze in seine Schale zu
legen. Und auch die beiden Studenten brachen auf. Einen letzten Blick
warfen sie noch auf den seltsamen Zwerg mit der unförmigen Gestalt
und dem verzogenen Gesicht, das irgendwie ein wenig dem einige
Meter darüber am romanischen Kirchenpfeiler prangenden steinernen
Antlitz zu ähneln schien.

Beim Endemischen Kretinismus handelt es sich um ein komplexes
Krankheitsbild mit angeborener Behinderung, Taubheit, Knochenfehl-
bildungen und herabgesetzter Stoffwechselleistung. Die Verursachung
dieses Leidens durch vorgeburtlichen und frühkindlichen Jodmangel
war lange unbekannt. Der Jodmangel im Trinkwasser und im Boden
bestimmter Regionen, beispielsweise der Alpen, machte den Kretinismus
einstmals in diesen Gegenden zu einer häufigen Krankheit. Seit der flächendeckenden Einführung der Jodprophylaxe ist die Erkrankung, die
über Jahrhunderte bestimmte Alpentäler prägte, verschwunden.

Die »einfältigen Kretins« der Alpen

Bereits mittelalterliche Quellen beschreiben zwei in der Alpenregion
besonders häufig anzutreffende Krankheitsbilder:[1] einerseits den Kropf,
eine zum Teil riesige Ausmaße annehmende Schwellung am Hals, und
andererseits eine spezielle Form von »Einfaltigkeit«. Bereits 1614 hatte
der Schweizer Arzt Felix Platter (1536–1614) den klassischen Kretinismus als angeborene »Einfältigkeit« (Stultitia) vieler Kinder in den
Kärntener Tälern beschrieben:

> Sie zeigen neben der angeborenen Einfältigkeit manchmal verformte
> Köpfe, eine riesige, geschwollenen Zunge, sie sind stumm, haben häufig
> eine kropfige Kehle und eine deformierte Gestalt.[2]

Felix Platter beschrieb also ein regional fixiertes Krankheitsgeschehen,
das bestimmten Schweizer Regionen eigen zu sein schien. Viele Berichte

von Reisenden, Ärzten und Naturforschern erwähnten die »Kretinen« im gleichen Atemzug wie die Kropferkrankung, und noch im 19. Jahrhundert waren beide Erscheinungen in bestimmten Gegenden überaus häufig anzutreffen.

Den ersten Anknüpfungspunkt für die Erforschung des Kretinismus bot somit zu Beginn des 19. Jahrhunderts das auffällige regionale Verteilungsmuster der Erkrankung: Kretinismusregionen blieben Kretinismusregionen. Man beobachtete sie nicht nur in den Alpen – berüchtigt waren etwa das Wallis, das Aostatal sowie Savoyen –, sondern auch in anderen Teilen der Welt. In Deutschland etwa war Unterfranken stark betroffen. Jeweils tauchten dort gehäuft Kröpfe und Endemischer Kretinismus auf. Die geographische Fixierung des Krankheitsbildes war so vorrangig, dass zum Teil auch Menschen mit Behinderungen aus anderen Gründen, die aber aus den umschriebenen Gebieten stammten, als Kretins bezeichnet wurden.[3]

Doch welcher Faktor in der Umwelt löste den Kretinismus aus? Als ursächlich wurden zunächst noch in Anlehnung an ältere Erklärungsmuster schlechte Dämpfe und »Miasmen« gesehen, welche angeblich vor allem in engen, feuchten Bergtälern auftraten. Diese Vorstellung wurde von der Beobachtung untermauert, dass zunächst gesunde Familien, wenn sie in die Kretinismusgebiete einwanderten, plötzlich kranke Kinder bekamen. Zog eine vormals betroffene Familie aber in eine kretinismusfreie Region, so wurde ihnen von da an kein »Kretin« mehr geboren. Die Einsicht in die Ortsgebundenheit des Kretinismus ließ Kaiser Napoleon, der offenbar in großen Zusammenhängen dachte, anlässlich eines Besuches im Kanton Wallis einen radikalen Vorschlag machen: Die Menschen in den betroffenen Dörfern könnten doch schlicht in weniger »verseuchte« Gegenden umgesiedelt werden. Es erübrigt sich beinah zu sagen, dass diese Maßnahme am ausgesprochenen Unwillen der Bevölkerung, ihre Dörfer zu verlassen, scheiterte.[4] Dennoch machte sich hier ein neues, volksgesundheitliches Denken bemerkbar, das bitterste Armut und Krankheit in der Bevölkerung nicht mehr einfach hinnehmen wollte, sondern öffentlichen Handlungsbedarf sah.

Kretinismus aus moderner Sicht

Heute betrachten wir den Endemischen Kretinismus ebenso wie den Kropf als Folge eines Jodmangels. Manche Gegenden verfügen über sehr viel geringere Jodvorkommen in Böden und Wasser als andere Regionen. Jod ist aber ein für den Menschen essentielles Spurenelement, das in geringen Mengen unbedingt für die Funktion der Schilddrüse notwendig ist. Die Schilddrüse produziert jodhaltige Hormone, und diese haben im Körper als Botenstoffe vielfältige Wirkungen auf unterschiedliche Gewebe und Organe, auf den Energiehaushalt, das Wachstum und die Entwicklung, aber auch auf die Stimmung und die Geisteskräfte. Wenn ein erwachsener Mensch nicht genug Jod mit der Nahrung zuführt, kommt es zu einer Vergrößerung der Schilddrüse, einer Steigerung der Jodaufnahme und zunächst zu einer Kompensation des Jodmangels: Der Kropf, auch Struma genannt, entsteht. Kann der Körper den Mangel nicht mehr ausgleichen, kommt es zu den Symptomen einer Schilddrüsenunterfunktion mit Gewichtszunahme, Müdigkeit, Antriebslosigkeit, nachlassender körperlicher und geistiger Leistungsfähigkeit und Verlangsamung vieler Stoffwechselvorgänge.

Für Kinder, besonders aber für das Ungeborene im Mutterleib, hat der Jodmangel noch schwerer wiegende Folgen, da der kindliche Körper während der Entwicklung besonders auf Schilddrüsenhormone und somit auf Jod angewiesen ist. Folge ist dann der Kretinismus, der mit nicht mehr umkehrbaren körperlichen und geistigen Schäden bis hin zu völliger Taubheit, Blindheit und Idiotie einhergeht, aber auch mit Kleinwüchsigkeit, Skelettfehlbildungen, Schwäche und Beeinträchtigung weiterer Organsysteme.

Jod kann heutzutage in vielfältigen Formen der Nahrung zugegeben werden, sodass der Kretinismus wirkungsvoll verhindert werden kann. Anfang des 19. Jahrhunderts waren jedoch weder das Jod als Element noch die Funktion der Schilddrüse und ihrer Hormone bekannt. Die Erforschung des Kretinismus über etwa 100 Jahre erfolgte auf der Basis einer Vielzahl von einzelnen Ergebnissen aus unterschiedlichen chemischen, biologischen, medizinischen und sozialwissenschaftlichen Fachgebieten, die erst in ihrer Kombination schließlich ein ursächliches Verständnis sowie wirksame Maßnahmen zur Vorbeugung des Kretinismus ermöglichten. Auf der anderen Seite wirkte der Kretinismus seinerseits ein auf das generelle Bild von Geisteskrankheit und Behinderung: Seine Erforschung modifizierte die Vorstellungen vom Zusammenwirken der physiologischen Vorgänge im Körper und der Entwicklung des menschlichen Geistes.

Neue Elemente und ihre Wirkung auf den Menschen

Zu Beginn des 19. Jahrhunderts wurden auf Grund von verschiedenen innovativen chemischen Methoden in rascher Folge viele neue Elemente entdeckt, wie etwa Natrium, Kalium, Kalzium und Magnesium. 1811 beobachtete der Salpetersieder Bernard Courtois (1777–1838) in Paris violett gefärbte Dämpfe, welche aus einer aus Meeresalgen hergestellten Grundsubstanz aufstiegen. Bald war sich die Wissenschaftswelt darüber einig, dass es sich um ein neues Element handelte; es erhielt den Namen Jod beziehungsweise Iod. Auf der Suche nach Jodvorkommen in der Natur wurden nun Pflanzen, Wasser und Gesteine auf ihren Jodgehalt hin analysiert. Fündig wurde man vor allem in Meeresalgen, die hohe Jodkonzentrationen enthielten. Da diese Algen bereits seit längerer Zeit in der Kropftherapie Einsatz fanden, mutmaßte man bald, dass es sich beim Jod möglicherweise um den wirksamen Inhaltsstoff handeln könnte.[5] Schon 1815 wurde Jod im großen Stil aus Algen gewonnen und avancierte bald zu einem geradezu inflationär eingesetzten Heilmittel, das nach Ansicht der Ärzte nicht nur gegen den Kropf, sondern auch gegen Syphilis, Tuberkulose, Arthritis und viele andere Erkrankungen wirksam war.

Einen großen Schritt auf die Lösung des Rätsels um Kretinismus und Kropf hin machte Mitte des 19. Jahrhunderts der Botaniker und Arzt Adolphe Chatin (1813–1901). Er führte umfangreiche, akribische Analysen zum Jodgehalt von Gewässern und Böden in einschlägigen Kretinismusgebieten durch und konnte so nachweisen, dass diese tatsächlich besonders arm an Jod waren.[6] Die von ihm veröffentlichten Ergebnisse fanden jedoch zunächst nicht das ihnen eigentlich zukommende Echo in der Wissenschaftswelt. Zum einen bemängelten seine Zeitgenossen in Unkenntnis der Schilddrüsenfunktion den spekulativen Charakter von Chatins Theorie, die nicht erklären konnte, wie der Jodmangel zu den genannten Veränderungen im menschlichen Körper führte. Seine Bodenanalysen konnten zu diesem Zeitpunkt nicht mit der herrschenden Strömung der pathologischen Anatomie, welche nach den morphologischen Korrelaten der Krankheiten im Körper suchte, in Einklang gebracht werden.[7] Zum anderen vermutete man, dass die Nachweismethoden für Jod einfach nicht sensibel genug seien und Chatin sehr wohl Jod nachgewiesen hätte, wenn er feinere Analysen hätte durchführen können. Des Weiteren war es bei der Verabreichung von – aus heutiger Sicht extrem hochdosierten – Jodtabletten wiederholt zu ernsten Nebenwirkungen gekommen. Insbesondere Kropfpatienten, die zu hohe Joddosen erhalten hatten, zeigten eine starke Jodvergiftung, sodass Ärzte und Patienten einem übermäßigen Jodgebrauch immer kritischer gegenüberstanden.

Die Sozialtheorie des Kretinismus und ein Schweizer Modellprojekt

Doch vor allem praktische Ärzte wollten nicht warten, bis der Pathomechanismus des Kretinismus in allen Einzelheiten aufgeklärt war – sie wollten für die leidenden »Kretins« sofort etwas tun. Das Problem der präzise erklärbaren Ätiologie wurde dadurch umgangen, dass man viele verschiedene Faktoren als ursächlich oder verschlimmernd für den Kretinismus ansah: mangelnde Bildung und Erziehung der Bevölkerung, prekäre hygienische Verhältnisse, Armut, bauliche Mängel der Häuser, schlechte Ernährung und Wasserversorgung und auch immer wieder klimatische Faktoren wie Feuchtigkeit oder fehlende Sonneneinstrahlung. Dadurch ergaben sich erstmalig konkrete Ansatzpunkte für eine Bekämpfung des Kretinismus und damit Forderungen, die den politischen Entscheidungsträgern gegenüber von vielen praktisch arbeitenden Ärzten artikuliert wurden.[8] Ihre Verbesserungsvorschläge stützten sich auf die Beobachtung, dass gerade die schlecht erschlossenen, abgelegenen und armen Regionen besonders viele Fälle von Kretinismus aufzuweisen hatten, während alle zur Bekämpfung der Armut geeigneten Maßnahmen in diesen Gegenden auch immer einen positiven Effekt auf Anzahl und Schwere der Kretinismusfälle hatten.

Zum berühmtesten Vertreter dieser Richtung wurde der Schweizer Arzt Johann Jakob Guggenbühl (→ Alpenstich). Er hielt es nicht nur für möglich, durch bessere Lebensumstände dem Kretinismus vorzubeugen, er glaubte auch, dass die Krankheit durch gute Erziehung und Ernährung der betroffenen Kinder nicht nur zu bessern, sondern zu heilen sei. Die Möglichkeit einer vollständigen Heilung dieses komplexen Krankheitsbildes war von den Autoren, die bis zu diesem Zeitpunkt über den Kretinismus geschrieben hatten, kaum in Betracht gezogen worden. Ab 1841 ging Guggenbühl, von viel religiös geprägtem Idealismus und einem starken Glauben an den grundsätzlichen Wert eines jeden menschlichen Lebens getragen, daran, die Welt von der Möglichkeit einer Heilung des Kretinismus zu überzeugen. Zunächst als praktischer Arzt tätig, verließ er bald seinen Wirkungskreis und gründete die berühmt gewordene »Kre-

tinenheilanstalt auf dem Abendberg« bei Interlaken.[9] Seine Therapien
für die betroffenen Kinder umfassten neben guter Bergluft und reichlich
Sonne auch reine Kleidung, spezielle Kost, Bäder, Leibesübungen und eine
frühe Förderung im Sinne einer »medizinischen Pädagogik«. Guggenbühl
war damit ein Vorkämpfer der frühkindlichen Bildung in spezialisierten
Kleinkinderanstalten.

Neben der Verbesserung des Umfeldes und der Erziehung der Kinder
waren auch jodhaltiger Sirup oder jodierte Salze und Lebertran, dessen
Wirkung gegen Rachitis später entdeckt wurde, Teil der Behandlung.
Dennoch war Guggenbühl keinesfalls der Auffassung, dass Jodmangel
die alleinige Ursache des Kretinismus sein könne: Er ging von bestimmten geographischen Faktoren wie feuchtwarmem Wetter und stehenden
Gewässern als Ursache aus.[10]

Die therapeutischen Erfolge auf dem Abendberg waren umso besser,
je jünger die in die Anstalt aufgenommenen Kinder waren. Guggenbühl
versuchte daher, bereits Säuglinge und Kleinkinder aus den Familien
zu nehmen und auf dem Abendberg zu behandeln. Dass er dabei nach
heutigem Verständnis nicht nur Kretinen, sondern auch Kinder mit anderen Behinderungen in seine Anstalt aufnahm, tat dem internationalen
Aufsehen, welches seine Anstalt erregte, keinen Abbruch. Gerade aus
dem Ausland pilgerten Ärzte, Erzieher, Journalisten und selbst Mit-
glieder der europäischen Königshäuser und offizielle Gesandtschaften
verschiedener Regierungen auf den Abendberg, um das neue Konzept
kennenzulernen.[11] Sie äußerten sich begeistert über die vorgefundenen
Verhältnisse und sahen in der Anstalt auf dem Abendberg eine »Mission
für alle Länder«.[12] Zurück in ihren Heimatländern gingen sie vielfach
daran, ähnliche Anstalten zu initiieren.

Guggenbühls Bemühungen gingen aber noch weiter und zielten
neben der Therapie der bereits kretinischen Bergbewohner auch auf
eine gute Prophylaxe. Er empfahl die Einrichtung von Musterdörfern
mit besten hygienischen Standards, in reiner Luft und lichtdurchflutet,
eine gute Ernährung, die übrigens auch jodiertes Salz einschloss, sowie
eine Art frühkindliche Bildung in gut organisierten Kleinkinderschulen.
Seine Forderungen waren ebenso einleuchtend wie utopisch und wurden
daher nicht umgesetzt. Sie fanden aber Eingang in die Fachliteratur über
den Kretinismus und prägten, gerade vor dem Hintergrund der wunder-
baren therapeutischen Erfolge auf dem Abendberg, das Bewusstsein der
Zeitgenossen für die Notwendigkeit der Verbesserung der hygienischen
und sozialen Standards in der armen Bevölkerung.

Guggenbühl wurde zunehmend zu Vorträgen auf der ganzen Welt
eingeladen. Dies führte jedoch dazu, dass er immer weniger auf dem
Abendberg weilte, weswegen seine Anstalt mehr und mehr sich selbst
überlassen blieb. Mehrere Vorkommnisse auf dem Abendberg, bei
denen Patienten zu Schaden kamen, sowie Berichte über einen er-
schreckenden Verfall der Anstalt und ihrer Zöglinge führten 1858 zu
einer behördlich angeordneten Überprüfung. Diese kam zu drastischen
Resultaten, der Abendberg wurde umgehend geschlossen. Von der
bahnbrechenden Idee bis zu deren tragischem Scheitern hatte es also
keine 20 Jahre gedauert.[13]

Kretinismus als Schilddrüsenerkrankung

Neue Impulse für die Erforschung des Kretinismus kamen dann aus
einer ganz anderen Richtung, und zwar aus der sich in der zweiten
Hälfte des 19. Jahrhunderts rasant entwickelnden Chirurgie. Die ersten
Narkosen im modernen Sinn führten dazu, dass plötzlich Operationen
in nie gekannten zeitlichen und räumlichen Ausmaßen möglich wurden: Immer mehr Erkrankungen erfuhren eine chirurgische Therapie,
und immer mehr Patienten überlebten dank besserer antiseptischer
und blutstillender Maßnahmen die Eingriffe. Die an Selbstbewusstsein
gewinnenden Chirurgen wagten sich an immer neue Organe, so auch
in den 1870er Jahren an die Schilddrüse, vor allem die vergrößerte.
Der »Kropfschnitt« – in früheren Zeiten nur mehr vereinzelt und unter
vielen Komplikationen operiert – wurde zu einer Standardmethode.[14]
Vor allem in der Schweiz, wo in den Kretinismusgebieten besonders viele
Kröpfe vorkamen, sammelten die Pioniere der modernen Chirurgie wie
Theodor Billroth (1829–1894), Jacques-Louis Reverdin (1842–1929)
und Theodor Kocher (1841–1917) bald umfangreiche Erfahrungen mit
neuen Operationsmethoden an der Schilddrüse. Die Operationsergeb-
nisse wurden immer besser, und die störenden, riesigen Schilddrüsen,
deren Funktion nicht bekannt war, wurden nun immer häufiger entfernt.
    Die Operateure machten daher auch zwangsläufig die Beobachtung,
dass es bei totaler Entfernung der Schilddrüse wiederum zu Symptomen
bei den Patienten kam. Da es einige Zeit dauerte, bis die Folgen einer
völligen Entfernung der Schilddrüse voll zum Tragen kamen, wurden
zunächst viele Operationen dieser Art durchgeführt. Die nachbehan-
delnden Ärzte berichteten den Operateuren in den 1870er und 1880er

Jahren jedoch immer häufiger von antriebslosen, geistig zurückgeblieben wirkenden Patienten, die immer apathischer wurden, teigige Ödeme am Körper zeigten und deren Stoffwechselfunktionen abnahmen. Diese präsentierten die heute bekannten Symptome der Schilddrüsenunterfunktion, und je jünger die Patienten waren, denen man die Schilddrüse entfernt hatte, desto mehr ähnelte ihr Beschwerdebild dem Endemischen Kretinismus.

Jedoch wurde die Verbindung zu der entfernten Schilddrüse erst nach und nach hergestellt. Der Chirurg Reverdin berichtete 1882 schließlich seinen ärztlichen Kollegen von »kretinoiden« Veränderungen, die er an seinen Patienten nach der Schilddrüsenoperation festgestellt hatte.[15] Das veranlasste wiederum Kocher, die von ihm operierten Patienten noch einmal zu untersuchen. Erschrocken musste er feststellen, dass beinah 90 Prozent von ihnen mehr oder minder starke Symptome aufwiesen: »16 Patienten mit Totalexcision der kranken Schilddrüse zeigen nun alle mehr oder weniger erhebliche Störungen des Allgemeinbefindens«, berichtete Kocher 1883 auf einem Kongress, und fuhr fort: »Sollen wir nun dem geschilderten Krankheitsbilde einen Namen geben, so ist die Beziehung zu Idiotismus und Cretinismus unverkennbar.«[16]

Kretinismus als Hormonstörung

Diese Entdeckung war gleichermaßen erschreckend wie folgenreich. Da die Schilddrüse offenbar nicht funktionslos, sondern im Gegenteil für Körper und Geist des Menschen unverzichtbar war, wurden nun überall fieberhaft klinisch und experimentell an der Schilddrüsenfunktion geforscht. Auch wurde mit verschiedenen therapeutischen Konzepten experimentiert: Die erste Transplantation überhaupt wurde mit Schilddrüsengewebe durchgeführt. Auch versuchte man Patienten mit Schilddrüsenextrakten zu behandeln. Man verabreichte Schilddrüsentrockenpulver oder auch ein sogenanntes »Schilddrüsen-Sandwich« – mit durchaus guten Erfolgen.

Doch wie konnte ein so kleines Organ im Körper so vielfältige Wirkungen entfalten? Anfang des 20. Jahrhunderts wurden erstmals Stoffe beschrieben, die von kleinen Drüsen ins Blut abgegeben wurden und an anderer Stelle regulierend auf die unterschiedlichsten Körpervorgänge Einfluss nahmen. Diese Stoffe wurden als Hormone bezeichnet, die neue medizinische Richtung, die sich mit ihnen beschäftigte, als Endokrinologie. Es galt als sehr wahrscheinlich, dass auch die Schilddrüse ein solches Hormone produzierendes Organ war.

1914 gelang es dem amerikanischen Biochemiker Edward Calvin Kendelll (1886–1972), aus drei Tonnen tierischem Schilddrüsengewebe 33 Gramm jodhaltiges Thyroxin zu isolieren. Das Hormon der Schilddrüse war damit entdeckt. Bereits 1926 war es dann möglich, Thyroxin künstlich herzustellen, die Markteinführung folgte umgehend. Es wird bis heute gegen Schilddrüsenunterfunktion eingesetzt.

Kretinismus als Mangelerkrankung

Obwohl die Vorgänge bei der Entstehung von Kropf und Kretinismus nun immer besser erklärt werden konnten, blieb die Frage, warum die Schilddrüse nur in bestimmten Gegenden so schlecht funktionierte. Ende des 19. Jahrhunderts nahmen viele Ärzte unter dem Einfluss der Bakteriologie an, dass vielleicht ein spezifisches Bakterium, das nur in den einschlägigen Regionen vorkommen sollte, die Schilddrüse angriff und die Krankheit auslöste. Die Suche nach diesem »Kropf-Erreger« dauerte ergebnislos bis in die 1920er Jahre an. Nachdem sich die erste Bakterien-Euphorie gelegt hatte, geriet der »Mangel« als krankheitsverursachendes Moment in den Fokus der Forschung.[17] Zu Beginn des 20. Jahrhunderts entdeckte man sukzessive die Vitamine und Spurenelemente, deren Mangel zu Krankheiten führen konnte. Tierexperimentelle Arbeiten legten nah, dass auch Kropf und Kretinismus einem solchen Mangel geschuldet sein könnten: Forellen, die in jodfreiem Wasser gehalten wurden, entwickelten binnen kurzem ebenfalls Kröpfe, und jodfrei ernährte Hunde zeigten bald eine massive Schilddrüsenunterfunktion. Gab man wieder Jod, verschwanden die Symptome der Versuchstiere schnell.[18]

Schon während des 19. Jahrhunderts war vereinzelt vermutet worden, dass möglicherweise kleinste Jodmengen im Wasser oder im Speisesalz ausreichen könnten, die Erkrankungen in großen Bevölkerungsgruppen zu verhindern.[19] Diese Annahme fand zu Beginn des 20. Jahrhunderts immer mehr Anhänger. Der Schweizer Gynäkologe und Hygieniker Hans Hunziker (1878–1941) hatte 1915 in einer Arbeit gefordert, endlich eine flächendeckende Jodprophylaxe einzuführen und Kinder von der Eizelle an vor Jodmangel zu schützen.[20] 1917 äußerte auch der Chirurg Kocher, der zwischenzeitlich den Nobelpreis für Medizin erhalten hatte, dass eine prophylaktische Gabe von Jod möglicherweise das geeignete Mittel zur Verhinderung des Kretinismus sei.

Kretinismus als vermeidbare Krankheit

Während der Erste Weltkrieg den internationalen wissenschaftlichen Austausch von Forschungsergebnissen und auch die Suche nach Lösungen zur Frage der flächendeckenden Jodprophylaxe zunächst noch verzögerte, führten einige Schweizer Landärzte diese einfach selbstständig ein: mit durchschlagendem Erfolg. Innerhalb weniger Monate brachten sie in den Gemeinden mit den höchsten Inzidenzen von Kröpfen diese bei mit Jodtabletten behandelten Schulkindern fast zum Verschwinden.

Um 1920 schließlich kippte das Meinungsbild unter den Ärzten und Naturwissenschaftlern endgültig: War zunächst die Mehrzahl von ihnen davon überzeugt gewesen, dass vom Jod vor allem schwerwiegende Nebenwirkungen im Sinne einer Jodvergiftung zu erwarten seien, waren nun die Meisten davon überzeugt, dass kleine Jodmengen essentiell für den Menschen waren. 1922 richtete die Schweiz schließlich eine offizielle Kropfkommission ein, die Empfehlungen zu einer Jodprophylaxe erarbeiten sollte.

Zunächst wurde versucht, Jodtabletten an Schulkinder zu verteilen. Es folgten vielerorts begeisterte Berichte über das Dahinschmelzen der Kröpfe.[21] Um jedoch alle Bevölkerungsschichten und vor allem auch Schwangere und Neugeborene mit der Jodprophylaxe zu erreichen, empfahl die Kropfkommission, das Speisesalz zu jodieren. Gegen die Widerstände der Salzproduzenten, vieler Ärzte und Bürger, die eine Massenvergiftung fürchteten, setzte eine Bürgerinitiative 1922 im Kanton Appenzell die Einführung des Jodsalzes durch. Mehr oder weniger schnell folgten die anderen Schweizer Kantone, wenn auch erst 1962 die Jodsalzprophylaxe für die gesamte Schweiz eingeführt wurde. In den 50er Jahren des 20. Jahrhunderts etwa konnte im früher so kropf- und kretinismusgeplagten Appenzell bei Rekrutenuntersuchungen keine signifikante Menge an Kröpfen mehr festgestellt werden.[22]

Die letzten endemischen Kretins Europas sah man wohl in den 1940er Jahren in der Gegend des Großen St. Bernhard Passes und im Aostatal.[23] Ihr Leiden, das so viel naturwissenschaftliche Forschung und so viele volksgesundheitliche Bemühungen angestoßen hatte, war durch ein paar Milligramm Jod für jeden Einzelnen zu einer verschwundenen Krankheit geworden.

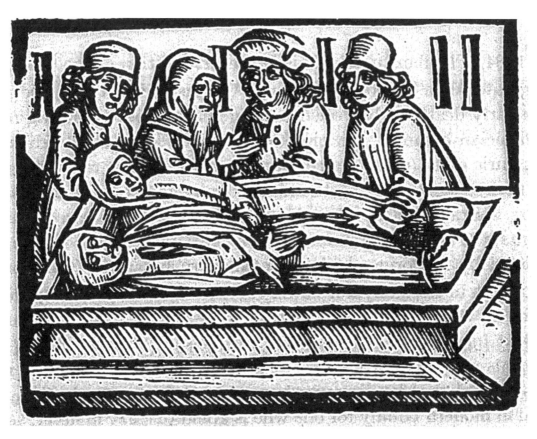

Vier Personen, vermutlich zwei Ärzte und zwei Helfer, bemühen sich um zwei
Patienten, die der Englische Schweiß ergriffen hat. Sie werden in Tücher gewickelt und auf ein Bett gelegt. Holzschnitt, 1529.

Englischer Schweiß

Synonyme: Sudor anglicus, Schweißfieber, sweating sickness, pestis sudorosa, English sweate, the Sweat, Ephemera Britannica, Trousse-Galant (franz.).

Eine englische Chronik berichtet aus dem Jahr 1485, in welchem Richard III. in der Schlacht von Bosworth Field durch den Earl von Richmond geschlagen wurde:
»Sobald der Earl von Richmond vom Schlachtfeld zurückgekehrt war, [...] wurde er unter Trompetenschall zum König ausgerufen, und sein Name war König Heinrich der Siebente. [...] Im selben Jahr aber [...] kam plötzlich die Kunde von einer neuen Krankheit im ganzen Land auf, die so schrecklich, so schmerzhaft und scharf war, dass kein Lebender jemals Ähnliches gehört hatte. Plötzlich drang ein tödlicher, brennender Schweiß in die Körper der Männer ein und erhitzte ihr Blut und ergriff den Magen mit brennendster Hitze und dann den Kopf: Dies Übel und die Qual dieser Krankheit ergriff sie so schrecklich und schmerzvoll, dass sie, wenn sie in ihrem Bette lagen, alle Decken und Kleider fortwarfen, da sie die grauenhafte Hitze nicht ertragen konnten. [...] Andere waren so ausgetrocknet, dass sie viel kaltes Wasser tranken, um der großen Hitze und dem unerträglichen Durst zu begegnen. [...] So kam es, dass von allen, die erkrankten, nicht einer von Hundert entkam. [...] Denn nur, wenn jemand vierundzwanzig Stunden vollständig und übermäßig geschwitzt hatte (so lang pflegte dieses Übel einen gemeinhin zu erfassen), so konnte er gerettet werden. Doch auch wenn er überlebte, konnte er wenig später wieder ergriffen werden, und dann noch ein weiteres Mal, wie es vielen geschah, und beim dritten Mal verdarb es sie dann völlig«.[1]

Der Englische Schweiß war eine im 15. und 16. Jahrhundert in fünf großen Epidemien in den Sommern der Jahre 1485, 1508, 1517, 1528/1529 und 1551 in England ausbrechende, rasant verlaufende, fieberhafte

Erkrankung, die mit übermäßiger Schweißbildung einherging und viele Todesopfer forderte.[2] Bis heute ist nicht klar, um welche Erkrankung im modernen Sinn es sich gehandelt hat. Nach dem 16. Jahrhundert kam es nicht wieder zu belegten Ausbrüchen des Englischen Schweißes, wenn auch verschiedene andere fieberhafte Epidemien mit Schweißausbrüchen und ähnlich foudroyantem Verlauf als neuerliche Episoden dieser Erkrankung gedeutet worden sind.

Ein Jahrhundert der Seuchen

Im Sommer des Jahres 1485 kam es im spätmittelalterlichen England zu einem als fatal erlebten Seuchengeschehen: Der später sogenannte Englische Schweiß erschien als völlig unbekanntes, neuartiges Übel, befiel die besten Männer des englischen Volkes mit einem grauenerregenden Fieber und übel riechenden Schweißausbrüchen und verbreitete sich rasend. Die Betroffenen schienen geradezu in Schweiß zu zerfließen, sie litten unter großen Ängsten, Schmerzen und brennendem Durst und verstarben innerhalb weniger Stunden, nach Abkühlung flehend und ohne dass ein Mittel den schnellen Zugriff der Krankheit hätte aufhalten können. So jedenfalls lauten die Berichte in englischen Chroniken dieser Zeit, die später immer wieder zitiert wurden. Nach dem letzten Ausbruch von 1551/1552 kam es nicht mehr zu gleichartigen Ereignissen. Die besondere historische Einmaligkeit des Englischen Schweißes gibt bis in die heutige Zeit Anlass zu Spekulationen über die eigentliche Natur dieser Erkrankung.

Doch war eine Seuche an der Schwelle zum 16. Jahrhundert etwas derart Aufwühlendes? Tatsächlich hatte in den mehr als 100 Jahren nach 1348 die Pest in Europa gewütet, hatte ganze Landstriche verheert und die Bevölkerung derartig dezimiert, dass die ökonomischen, kulturellen und psychologischen Auswirkungen auf die Gesellschaft kaum überschätzt werden können. Auch um 1500 gab es weiterhin viele Pesttote in England und ganz Europa, von anderen Seuchen wie Typhus und Bedrohungen des Lebens wie Hungersnöten und Kriegen ganz zu schweigen. Doch der Englische Schweiß war eine neuartige »Pestilenz«, und er traf England in einem besonderen, geschichtlich wichtigen Moment.

Ein unbekanntes Übel

Zeitgleich betrat nämlich, aus Frankreich kommend, mit dem Earl von Richmond und späteren Heinrich VII. aus dem Haus der Tudor (1457–1509) ein neuer Anwärter auf die Krone mit seinem Heer englischen Boden. Heinrich schlug Richard III. (1452–1485) in der Schlacht von Bosworth Field am 22. August 1485. Richard III. überlebte den Tag nicht. Offenbar bereits vor und während der Schlacht, aber insbesondere danach trat der Englische Schweiß in Heinrichs siegreicher Armee auf. Diese Armee, die zum Teil aus französischen und flandrischen Söldnern sowie aus verbündeten englischen Truppen bestand, zog nun nach London, wo sich eine große Volksmenge für die bevorstehende Krönung versammelt hatte. Hier nahm die Epidemie an Fahrt auf und wütete noch bis zum Herbst des Jahres, wobei sie nach historischen Angaben 15.000 Menschenleben forderte. Wer einmal befallen war, dem war der Tod fast gewiss. Gemäß den zeitgenössischen Quellen entkam »nicht einer von Hundert«.[3] Außerdem soll der Schweiß vor allem adlige, wohlhabende, englische, männliche Personen bevorzugt haben. Frauen, Kinder und alte Leute sowie Ausländer seien kaum betroffen gewesen.

Diese historischen Daten, insbesondere die Zahlenangaben, sind jedoch anders zu bewerten als etwa ein heutiges Sterberegister.[4] Numerische Angaben in alten Chroniken waren häufig um Größenordnungen übertrieben und dienten eher zur Hervorhebung eines bestimmten Sachverhaltes denn zur präzisen Kalkulierbarkeit bestimmter Quantitäten. Ob die Sterblichkeit wirklich so hoch war, bleibt also dahingestellt, ebenso wie die Bevorzugung von männlichen Engländern in ihren besten Jahren. Denn welcher Chronist konnte schon so genau sagen, wie viele Ausländer betroffen waren oder ob ein Kind an Englischem Schweiß oder einer anderen Infektionserkrankung verstarb? Konstatiert wurde ein plötzliches, unausweichliches und grausames Sterben unter erwachsenen Männern, und dieses musste in Zusammenhang mit dem Regierungswechsel, auch wenn dieser grundsätzlich positiv bewertet wurde, als ernstzunehmendes Zeichen gedeutet werden. Durch diese Koinzidenz erhielt der Englische Schweiß erst seine besondere Bedeutung, und hier liegt wohl die Ursache seiner Bekanntheit bis heute.

Tatsächlich ist nämlich gar nicht klar, ob der Englische Schweiß wirklich erstmals 1485 und in England ausbrach – es gibt Anzeichen dafür, dass eine ähnliche Erkrankung bereits vorher auf dem europäischen Kontinent auftrat, jedoch nicht in gleicher Weise ins Bewusstsein der Chronisten rückte. Eine Auswertung der wenigen objektiveren Quellen, die eingeschränkt Aufschluss über die allgemeine Sterblichkeit dieser Zeit in England geben könnten, zeigt kaum einen Anstieg der Sterblichkeit durch die Schweißepidemie.[5] Seine bevölkerungsstatistischen Auswirkungen waren sehr viel geringer als etwa die der Pest, die zeitgleich im Abklingen begriffen war. Seine symbolische Bedeutung hingegen war gewaltig.

»Ein tödlicher, brennender Schweiß«

So bleibt es auch bis heute schwierig, aus den wenigen, aufgewühlten und zumeist nicht-ärztlichen Berichten über den Englischen Schweiß die genaue Symptomatik abzuleiten. Einer der wenigen ärztlichen Augenzeugen, die uns über den Sudor anglicus berichten, war der britische Arzt John Caius (1510–1573). 1552 verfasste er einen ärztlichen Ratgeber zum Englischen Schweiß, beruhend auf seinen Erfahrungen in der letzten Schweißepidemie von 1551, in welchem er Symptome, Ursachen und die wenigen therapeutischen Möglichkeiten beschrieb.

Nach Caius befiel der Englische Schweiß die Menschen plötzlich und heftig, es traten Fieber, Pulsbeschleunigung, starker Durst und häufig ein Engegefühl in der Brust auf, sowie brennender Schmerz im Bauch und im Kopf. Schweißausbrüche mit massivem Hitzegefühl waren das als charakteristisch empfundene Symptom, sie waren abundant und übel riechend und hielten bis zur Austrocknung des Patienten an. Luftnot, Herzschmerz und Bauchweh wurden manchmal beschrieben, Hauterscheinungen nur sehr selten. Die Betroffenen wurden sofort bettlägerig, sie verfielen überaus schnell. Nach wenigen Stunden trat ein komatöser Zustand ein, und die meisten Patienten verstarben weniger als 24 Stunden nach Ausbruch des ersten Symptoms, manchmal schon nach sechs Stunden. Wenn 24 Stunden überlebt wurden, trat häufig Genesung ein, die jedoch durch Rückfälle oder erneute Attacken kompliziert werden konnte.[6]

Mittel gegen den Englischen Schweiß

Der rasante Verlauf des Englischen Schweißes ließ kaum Zeit für Heilversuche. Doch nachdem einige Patienten schließlich doch glücklich überlebt hatten, wurden erste Erfahrungswerte in Behandlungsanweisungen umgesetzt, wie der Chronist Polydore Vergil (ca. 1470–1555) berichtet:

> Es war eine unheilvolle Krankheit, wie sie kein früheres Zeitalter je gekannt hatte. [...] Schließlich jedoch brachte die Krankheit selbst auch ihr Heilmittel. Denn wer einmal geschwitzt hatte und erneut erkrankte, konnte die Beobachtungen, die er bei der ersten Erkrankung gemacht hatte, anwenden und jedes Mal Nützliches zur Behandlung beitragen. [...] So wurden diese Erfahrungen (gesammelt, das ist wahr, durch einen entsetzlichen Verlust teurer Menschenleben) dann für alle als Heilmittel genutzt, nämlich folgendermaßen: Wenn jemand während des Tages erkrankte, so sollte er zu Bett gehen, in seiner Kleidung; wenn er aber des nachts im Bett lag dabei, so sollte er ruhig liegen bleiben und sich nicht vom Fleck rühren für genau 24 Stunden, bedeckt mit nicht genug Bettzeug, um das Schwitzen hervorzurufen, jedoch genug um ihn spontan schwitzen zu lassen, er sollte den Hunger ertragen und nicht essen und nur so viel Wasser trinken wie sonst auch.[7]

Schon bald, insbesondere in den letzten vier Krankheitswellen, kursierten Ratschläge und Anweisungen, wie man sich im Falle eines Erkrankens zu verhalten habe: In großer Furcht empfahl man zunächst, das Schwitzen für 24 Stunden stark zu fördern und wickelte die Erkrankten in Berge von Federbetten und Decken unter der Vorstellung, dass das starke Schwitzen die Krankheitsstoffe aus dem Körper entferne.[8] Dagegen schritten einige Ärzte ein, indem sie nur mäßiges Schwitzen unter einer leichten Decke anrieten. Ein deutsches Flugblatt empfahl, Zugluft strikt zu vermeiden, den Kranken leicht zugedeckt ins Bett zu legen, ihn von Zeit zu Zeit an einem mit Essig getränkten Tuch saugen zu lassen und mit Rosen- und Steinkleewasser benetzte Kompressen auf die Stirn zu legen. Nach 24 Stunden aber sollte der Kranke in ein sauberes Hemd gekleidet und in ein frisches Bett umgelagert werden. Latwerge, eine dicke Medizinpaste, oder gar den teuren, umfänglich wirksamen Arzneitrank Theriak empfahl das Flugblatt nur bei länger anhaltender, schwerer Krankheit als *Ultima Ratio*.[9] John Caius empfahl auf Grund seiner Erfahrungen mit der Epidemie von 1551 eine sehr sorgfältige Pflege der Kranken, mäßiges Schwitzen, Getränke nur zu festgelegten Stunden und dann am besten leichtes Kräuter-Ale mit etwas

Zucker. Seine Ratschläge fanden jedoch keine Anwendung mehr, da es nach 1551 keine neuerlichen Epidemien mehr geben sollte.

Die fünf Epidemien

Nach kleineren, auf England beschränkten Ausbrüchen der Seuche in den Jahren 1508 und 1517 hatte der Englische Schweiß erstmals 1529/1530 in größerem Ausmaß auf den europäischen Kontinent übergegriffen. Eine direkte Übertragung zwischen der englischen Sommerepidemie 1528 und der europäischen Epidemie wurde allerdings nie bewiesen, und auch die Dauer von mehr als einem Jahr und Persistenz der Seuche über den Winter markierten Unterschiede gegenüber der in England herrschenden und strikt auf die Sommermonate begrenzten Epidemie. Im Frühsommer des Jahres 1529 jedenfalls scheint sich von Hamburg aus eine schweißfieberartige Erkrankung entlang der großen Handelsrouten schnell über Deutschland und die angrenzenden Länder ausgebreitet zu haben. Auch hier scheint die Seuche viele Todesopfer gefordert zu haben.[8] Der Arzt Johannes Weyer (→ Alpenstich) schildert die Seuche so:

> Der Anfang war, dass gesunde Leute, die wohlauf waren, heftig als in einem Blick mit ängstlichen hitzigen Schmerzen im Magen und Häupten angegriffen wurden und weiter mit faulem Schweiß über den ganzen Leib überfallen, auch mit großem Durst und gewaltigem Abnehmen, ja Verschmelzung der natürlichen und lebendigen Kräfte in vierundzwanzig Stunden starben.[11]

Die Epidemie verschwand wie alle anderen nach wenigen Monaten spurlos. Nach dem letzten englischen Ausbruch im Jahr 1551 wurde der Sudor anglicus nie wieder diagnostiziert.

1717 und in den folgenden Jahren kam es jedoch in Frankreich zu einer Epidemie, welche als der »Picardische Schweiß« bezeichnet und als ähnlich zum Englischen Schweiß beschrieben wurde, mit der Ausnahme, dass ein kleinfleckiger Hautausschlag das klinische Bild vervollständigte. Mitunter sprachen sich Autoren sogar dafür aus, jedes Frieselfieber (→ Frieselfieber) als Variante des Englischen Schweißes zu betrachten, wenn auch die Übereinstimmungen der Symptome wenig ausgeprägt waren.[12]

Raum für Spekulationen

Der Englische Schweiß hatte genug Geheimnisvolles an sich, um wiederkehrendes Interesse auch nach seinem Verschwinden 1551, das man als ebenso plötzlich wie sein erstes Auftreten 1485 konstatieren musste, hervorzurufen. In verschiedenen Epochen kamen unterschiedliche Hypothesen zur Ursache des Englischen Schweißes auf, wobei keine dieser Hypothesen völlig in Einklang mit allen über die fünf Ausbrüche kolportierten Details zu bringen war.[13]

Zeitgenössische Quellen beschuldigten häufig bestimmte astrologische Konstellationen[14] und das gehäufte Auftreten von Kometen sowie bestimmter Winde, etwa den Nordwind.[15] Auch der Regierungswechsel in England in so unmittelbarer zeitlicher Nähe zum Ausbruch der Erkrankung kam ursächlich in Frage. Johannes Weyer, der den europäischen Ausbruch von 1529 miterlebt hatte, hielt wegen des rasanten Verlaufs und der Giftigkeit des Englischen Schweißes die Krankheit für »zweiffelsohn ein fürnehmlich Pestilentzisch Schlag von Gott«.[16] 1834 verfasste der Berliner Arzt und Medizinhistoriker Justus Hecker (1795–1850) ein umfangreiches Buch über den Englischen Schweiß als Volkskrankheit. Darin äußerte er die Meinung, dass »der englische Schweiß ein Gespenst des Nebels war, das in den grauen Wolken seine Schwingen regte«.[17] Die klimatischen Verhältnisse, insbesondere die anhaltenden Regenfälle und Überschwemmungen, die allerhand »schädliche Beimischungen aus der Erde anziehen«, gemeinsam mit den schlechten Ernährungsgewohnheiten der Briten hätten den Englischen Schweiß verursacht. Zudem hätten die 1485 in England anwesenden Söldnerheere vom Kontinent als Brutstätten manches Übels für die rasante Verbreitung gesorgt. Die Krankheit sei dann ausgebrochen durch »schädliche, sogar übelriechende Nebel«, die »in das Innere der Werkzeuge des Athmens« eingedrungen seien und hierdurch im Blut eine »Verderbnis« erregt hätten.[18] Daraus habe dann ein »hitziges Flussfieber mit großem Nervenleiden« resultiert, als welches Hecker den Englischen Schweiß deutete.

Charles Creighton (1847–1927), ebenfalls ein medizinhistorisch versierter Arzt, mutmaßte Ende des 19. Jahrhunderts in seinem Buch über die englischen Volkskrankheiten, dass die besondere Wetterlage in den fünf Epidemiejahren schuld an den Ausbrüchen gewesen sei, während er moderne mikrobiologische Thesen kritisch sah. Bei dem Auslöser des Englischen Schweißes musste es sich in seinen Augen um ein Gift im Boden gehandelt haben, welches durch Fluktuationen des Grundwasserspiegels in den Epidemiejahren jeweils herausgewaschen worden sei. Besonders hohe oder besonders niedrige Grundwasserspiegel hätten dann der Verbreitung des Giftes Vorschub geleistet.[19]

Die Entdeckung zunächst der Bakterien und später, im 20. Jahrhundert, der Viren veränderte neuerlich die Theoriebildung hinsichtlich des Englischen Schweißes. Spielten vielleicht Milzbrand oder Leptospiren eine Rolle? Handelte es sich um eine besonders schwere Grippeepidemie? Konnte eine Mutterkorn-Vergiftung der Auslöser sein?[20] Warum trat der Englische Schweiß ausschließlich im Sommer auf?

Heute wird allgemein angenommen, dass es sich beim Englischen Schweiß um eine Virusinfektion gehandelt haben müsste. In der Diskussion waren zuletzt Arboviren[21], Enteroviren[22] sowie Hantaviren[23]. Jedenfalls sei vor allem die erste Epidemie mit dem Virus derartig fatal verlaufen, da eine bisher noch nicht mit diesem Erreger in Kontakt gekommene Population infiziert worden sei. Daraus habe die hohe Sterblichkeit unter Erwachsenen resultiert, während in bereits früher exponierten Gesellschaften eher Kinder leichter erkrankten und Erwachsene Immunität aufwiesen.

Zudem wird es derzeit als am wahrscheinlichsten angesehen, dass die Viren durch Mäuse oder Vögel und deren Parasiten auf den Menschen übertragen wurden. Dazu passt das beinah ausschließliche Auftreten im Sommer, da in dieser Jahreszeit Mäuse besonders zahlreich sind.

Seit den 1990er Jahren wird die Hantavirus-Theorie für am wahrscheinlichsten gehalten. 1993 war nämlich in den südlichen USA eine bisher unbekannte, fieberhafte Infektion ausgebrochen, die *Hantavirus Pulmonary Syndrom* genannt wird. Insgesamt erkrankten 110 Individuen, von denen die Hälfte an akutem Lungenversagen starb. Es stellte sich heraus, dass die Hantaviren von Mäusen übertragen worden waren, die in diesem Sommer besonders zahlreich gewesen waren. Eine Übertragung zwischen Menschen konnte bisher nicht gesichert werden.[24]

Die Symptomatik und die epidemiologischen Merkmale des *Hantavirus Pulmonary Syndrom* weisen eine starke Ähnlichkeit mit den überlieferten Symptomen des Englischen Schweißes auf. Anders als Hantaviren, die ausschließlich von ihrem tierischen Wirt übertragen werden, geht man nach den Quellen beim Englischen Schweiß jedoch auch von einer Übertragung von Mensch zu Mensch aus. Wieder scheint die Lösung des Rätsels zum Greifen nah, wieder passen einige Aspekte aber auch nicht ins Bild und entziehen sich weiterhin einer modernen Deutung dieses Krankheitsgeschehens um 1500. Der Englische Schweiß bleibt geheimnisvoll.

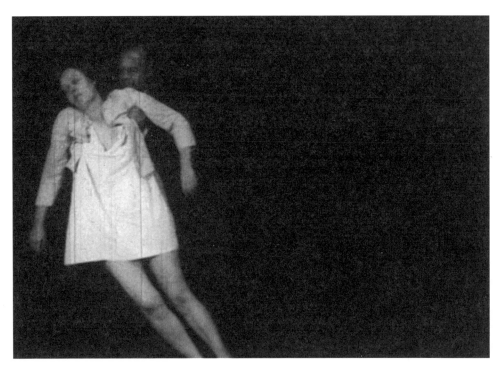
Junge Patientin, die an der Europäischen Schlafkrankheit leidet: unfähig, selbst zu stehen und in einem Bewusstseinszustand zwischen Schlafen und Wachen.

Europäische Schlafkrankheit

Synonyme: Europäische Schlafkrankheit, Encephalitis epidemica, Encephalitis Vienna, von Economo Krankheit, A-Encephalitis.

Die 23-jährige Agathe war wenige Tage vor Weihnachten des Jahres 1917 von ihren Eltern in die Wiener Nervenklinik gebracht worden, da sie, wie sich ihre Mutter ausdrückte, die Augen nicht mehr offenhalten konnte. Von einer leichten Erkältung hatte sie sich nicht wieder richtig erholt, war immer müde gewesen und hatte über Kopfschmerzen geklagt. Das Besondere an ihrer Schläfrigkeit sei aber, wie ihre Mutter berichtete, dass sie sich gar nicht zu Bett begebe: Agathe schlafe einfach bei Tisch, mitten im Gespräch oder sogar während des Gehens ein. Vor vier Tagen war sie förmlich mit dem Kopf in ihren Suppenteller gefallen, so plötzlich war sie eingeschlafen. Später am Tag klagte sie über Nackenschmerzen und darüber, verschwommen zu sehen. Auch wenn sie wach war, hatte sie Mühe, die Augen richtig zu öffnen, da die Lider schlaff herunterhingen. Am Abend vor der Aufnahme knirschte sie dann ungewollt mit den Zähnen, litt unter Schluckauf, schmatzte und schnitt seltsame Grimassen. Da wurde es ihrer Familie zu unheimlich. Trotz des nahen Weihnachtsfestes stellten sie die für immer längere Zeitspannen völlig abwesende Agathe am nächsten Morgen in der Klinik vor.

Die alte Pflegerin, die sie aufnahm, musterte das schlafende Mädchen durch ihre Nickelbrille und stieß sie leicht an.

»Delirium!« stellte die Pflegerin trocken fest. Dann rief sie über ihre Schulter: »Herr Doktor, wir haben wieder eine!«

Der junge Doktor schob Agathes Augenlider hoch, um ihr in die Augen zu leuchten, prüfte die Reflexe, stellte der Familie einige Fragen und versuchte die abwesende Patientin zu wecken – ohne Erfolg. Sie murmelte nur Unverständliches im Schlaf und schmatzte.

»Sieht aus wie die Schlafkrankheit«, sagte er dann.

Agathe sollte drei Monate schlafen, ohne das Bewusstsein wiederzuerlangen. Doch auch danach, als sie schon lange wieder zu Hause war, wurde sie nicht wieder die Alte. Immer wieder verfiel sie plötzlich in tiefen Schlaf, der wenige Sekunden oder aber einen ganzen Tag dauern konnte. Hausarbeiten fielen ihr sehr schwer, da ihre Hände stark zitterten und sie sich kaum etwas merken konnte.

Die Stille um sie wurde immer greifbarer. Es war, als würde sich ein Schleier um ihre Gestalt legen, der immer weiter zugezogen wurde. 22 Jahre nach Beginn ihrer Erkrankung verdämmerte Agathe schließlich für immer. Gelebt hatte sie in den Augen ihrer Familie schon lange nicht mehr, und wie es in ihr selbst aussah, konnte niemand sagen.

Zwischen 1916 und 1927 suchte eine neue Erkrankung Europa und nachfolgend die ganze Welt heim: Immer mehr Menschen verfielen plötzlich in Lethargie und übermäßigen Schlaf bis hin zum Koma. Da diese Symptome an die Afrikanische Schlafkrankheit, eine parasitäre Erkrankung, erinnerten, gab man ihr den Namen »Europäische Schlafkrankheit«. Es handelte sich offenbar um eine Hirnentzündung mit vielfältigen neurologischen Ausfällen. Nach überstandener akuter Krankheit litten viele Patienten an weiter bestehenden neurologischen Störungen, etwa dem sogenannten postenzephalitischen Parkinsonoid – also einer parkinsonartigen Erkrankung mit Zittern und anderen neurologischen Symptomen auf Grund der abgelaufenen Hirnentzündung. Die Ursache dieser seltsamen und ebenso plötzlich aufgetretenen wie wieder verschwundenen Erkrankung konnte nie zweifelsfrei festgestellt werden. Ein Zusammenhang mit der mörderischen »Spanischen Grippe«, die im Jahr des Ersten Weltkriegs Millionen Tote forderte, ist aber immer wieder vermutet worden.

Nach 1927 kam es nie wieder zu massenhaften Fällen von Europäischer Schlafkrankheit, sondern nur noch zu einzelnen Fallberichten, die in fraglichem ätiologischem Zusammenhang zu dem großen Ausbruch der Schlafkrankheit in den 1920er Jahren stehen.

Eine neue Krankheit in Wiens Nervenkliniken

Im Winter 1916/1917 wurden erstmals mehrere Patienten in Wiener Nervenkliniken eingeliefert, die unter ähnlichen, den behandelnden Ärzten in dieser Kombination unbekannten Symptomen litten: Nach einer anfänglichen leichten Erkältung entwickelten sie eine starke

Schlafneigung, Augenbewegungsstörungen und Lethargie, dazu viele weitere variable neurologische Zeichen, die zu keinem bekannten Krankheitsbild passten. Die Häufung war aber so auffällig, dass man bald von einer neuen Krankheit ausging.

Unter den behandelnden Ärzten ergriff der Nervenarzt Constantin von Economo (1876–1931) schnell die Gelegenheit, die neue Krankheit zu beschreiben.[1] Er war an der Klinik für Psychiatrie und Nervenkrankheiten in Wien tätig. Gleichzeitig hatte er – als aufstrebender Star der Hirnforschung sowie als einer der ersten Amateur-Piloten Österreichs mit eigenem Flugzeug – einen ausgeprägten Sinn für wirksame Selbstdarstellung. 1917 beschrieb er in einem Aufsatz die von ihm als Encephalitis lethargica, also als lethargische Hirnentzündung, bezeichnete neue Krankheit, die jedoch bald auch unter seinem eigenen Namen als »Encephalitis Economo« bekannt wurde. Er stellte fest, dass einige seiner Patienten »besonders durch ihre eigentümliche, häufig mit Augenmuskelstörungen gepaarten Schlafsucht auffällig« gewesen

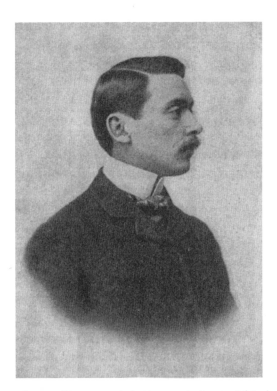

Constantin von Economo (1876–1931), österreichischer Nervenarzt und Erstbeschreiber der Enzephalitis lethargica.

seien.[2] Andere Patienten zeigten eher Symptome, die der heute Morbus Parkinson genannten Erkrankung ähnelten, nämlich seltsame Bewegungsstörungen, maskenartiges Gesicht oder psychotische Symptome. 1918 äußerte von Economo in seinem Buch über die Schlafkrankheit: »Wir haben über ein Dutzend Fälle dieser Krankheit selbst beobachtet; auch in anderen Krankenanstalten sind solche Fälle gleichzeitig gesehen worden. […] Wir hatten offenbar eine kleine Epidemie von dieser Erkrankung gehabt«.[3]

Zunächst blieb es bei vereinzelten Fällen, die noch dazu derartig vielgestaltige Befunde aufwiesen, dass man Constantin von Economos Behauptung, es handele sich um eine spezifische Krankheit, mit einem Fragezeichen versehen musste.

Doch von 1920 an häuften sich die Berichte von Schlafkranken aus aller Welt. In Deutschland etwa stiegen seit Januar 1920 die Fallzahlen.[4] Von Economos Forschungsarbeit wurde plötzlich hochrelevant, da eine richtige Epidemie im Gange zu sein schien. Zudem war die neue Krankheit offenbar keineswegs harmlos. Etwa jeder dritte Patient fiel bald nach der Klinikeinlieferung erst in tiefen Schlaf, dann ins Koma und verstarb schließlich an einer Atemstörung. Andere Patienten blieben zwar am Leben, wurden jedoch auch nicht wieder gesund. Manche schliefen für Wochen und Monate, andere litten unter Insomnie und konnten gar nicht mehr schlafen. Wenn der akute Krankheitsschub überstanden war, zeigten sich häufig in gewissem zeitlichem Abstand weitere Beschwerden: Chronische Lähmungen, Bewegungsstörungen oder Psychosen machten die Betroffenen lebenslang zu Behinderten. Junge Menschen mussten ihr Leben nun mit einer Parkinson-ähnlichen Krankheit weiterführen. Nur ein Teil der Betroffenen genas völlig oder war von vornherein nur leicht erkrankt. Weltweit belaufen sich Schätzungen auf etwa eine Million Betroffene in den Jahren 1919–1928.[5]

Therapie der Schlafkrankheit

Von Economo konnte dem akuten Schub der Schlafkrankheit kaum therapeutische, sondern nur pflegerische Maßnahmen entgegensetzen. Die Patienten wurden, wenn sie komatös waren, schonend gelagert und mit einer Sonde ernährt.[6] Auf diese Art und Weise war es immerhin möglich, die tage- und wochenlang Schlafenden am Leben zu erhalten. Die Arzneimitteltherapie der Zeit bot hingegen wenig Spezifisches. Von

Economo benutzte etwa intravenöse Milchinjektionen, die Fieber erzeugen sollten, jedoch insgesamt relativ wenig halfen.[7] Einzig hochdosierte Jodinjektionen (er sprach von »heroischen Dosen«) zusammen mit den Medikamenten Vaccineurin und Urotropin, die starke Immunreaktionen auslösten, glaubte er mit guter Wirkung angewandt zu haben. Diese Therapien hatten jedoch den Nachteil, dass sie die Venen stark reizten und zum Teil tödliche allergische Reaktionen auslösten.[8] Einen interessanten Ansatz verfolgten die Ärzte auch mit dem sogenannten Rekonvaleszentenserum, also Blutserum von Patienten, die die Schlafkrankheit überstanden hatten. Dieses war allerdings schwer zu beschaffen und ebenfalls mit der Gefahr von allergischen Reaktionen behaftet.

Dennoch lohnten sich auch gefährliche Therapieversuche, wenn man an die hohe Sterblichkeit und insbesondere auch an die drohenden chronischen Folgen der Enzephalitis dachte. So bezeichnete von Economo die Therapie der chronischen Formen auch als »das traurigste Kapitel dieser Erkrankung, da wir bis heute kein Mittel besitzen, dieses chronische Leiden sicher wirksam zu beeinflussen«.[9]

Die betroffenen Patienten und ihre Angehörigen klammerten sich an jeden Strohhalm, alle Arten von naturheilkundlichen Kuren blühten. Besonders bekannt wurde die sogenannte »bulgarische Therapie«, die tatsächlich mäßige klinische Erfolge erzielte. Ein naturheilkundlich ausgebildeter bulgarischer Arzt hatte zunächst einige chronische Enzephalitispatienten mit einer *Atropa belladonna*-haltigen Naturarznei behandelt. Die gute Wirkung dieser Therapie hatte dessen Heimatort Šipka bald zum Zentrum eines regen Therapie-Tourismus gemacht. Schließlich wurden Belladonna-Anwendungen auch an anderen Orten probiert. Belladonna und ähnliche Wirkstoffe blieben lange die einzige mäßig wirksame Option gegen den postenzephalitischen Parkinsonismus.[10]

Die Spanische Grippe – ein Seuchengeschehen der Superlative

Obwohl eine neu aufgetretene Krankheit mit derartig vielfältigen Folgen eigentlich dazu angetan war, große Aufmerksamkeit zu erregen, fand eine Beschäftigung mit der Enzephalitis lethargica fast nur in ärztlichen Kreisen statt. Gleichzeitig mit der Enzephalitis lethargica erschütterte nämlich eine andere Erkrankung das Europa des Ersten Weltkrieges, und das war die sogenannte »Spanische Grippe«. Während

Europa in den Kriegswirren versank, wurden nicht nur täglich viele Kriegstote beklagt – am Ende des Weltkrieges kamen dazu noch weit mehr Grippetote. Wohl ursprünglich nicht in Spanien, sondern in den USA ausgebrochen, grassierte die Grippe zunächst vor allem unter den jungen Rekruten. Sie konnte sich besonders in überfüllten Kasernen und Lazaretten flächenbrandartig verbreiten und gelangte mit den Truppenbewegungen über den Ozean und dann in die gesamte Welt. Mit einer ersten Welle verbreitete sich die Influenza innerhalb von fünf Monaten rund um den Globus. Gefolgt wurde diese von zwei weiteren Epidemien, die weltweit ungewöhnlich viele Tote forderten. Allerdings traten massive regionale Unterschiede auf. So wirkte die Grippe in Preußen weit weniger verheerend[11] als etwa in Indien.

Die blanken Zahlen – wobei nicht aus allen Weltgegenden belastbare Statistiken überliefert sind – zeigten ein Seuchengeschehen der Superlative: Es wird von 30 bis 100 Millionen Toten ausgegangen, und die Hälfte der damaligen Weltbevölkerung, also eine Milliarde Menschen, soll infiziert gewesen sein.[12] Insgesamt kostete die Grippe vermutlich mindestens dreimal mehr Menschen das Leben als der Weltkrieg selbst!

Die Ansteckung erfolgte rasant, und Infizierte konnten mitunter innerhalb weniger Stunden, meist jedoch eher innerhalb einiger Tage, an fulminanten Lungenentzündungen versterben. Betroffen waren vor allem die gesunden 20- bis 40-Jährigen, die normalerweise am wenigsten unter Grippewellen zu leiden hatten und die natürlich auch das Gros der wehrfähigen Männer stellten. Die Zahlen kontrastieren auffallend mit der geringen Wahrnehmung des Geschehens in der zeitgenössischen Weltöffentlichkeit und auch in späteren Jahren.[13] Wegen des Kriegszustandes wurden aber die eigentlich indizierten und geforderten Quarantäne- und Hygienemaßnahmen nicht umgesetzt. Informationen über das beginnende Seuchengeschehen wurden systematisch unterdrückt, die Krankheit selbst – »nur eine leichte Grippe« – verharmlost.[14] Um die Kampfmoral der Soldaten und der Bevölkerung nicht zu untergraben, wurde über das Ausmaß der Epidemie sowie über adäquate Schutzmaßnahmen so gut wie nicht berichtet. Zudem überstrahlten die täglichen Kriegsmeldungen alle anderen Nachrichten – mit verheerenden Folgen für Militär und Zivilbevölkerung. So verbreitete sich die Spanische Grippe bis in die hintersten Winkel der Welt und entvölkerte ganze Landstriche. Bis heute gilt sie als warnendes Beispiel einer Pandemie, einer ansteckenden Erkrankung, die sich über die ganze Erde ausbreitet.

Das Grippevirus

Die Vermutung, dass Spanische Grippe und Enzephalitis lethargica etwas miteinander zu tun haben könnten, äußerten bereits die Zeitgenossen. 1918 waren die Viren anders als die Bakterien noch nicht als Krankheitserreger entdeckt worden. Als Erreger der Influenza wurde das Bakterium *Haemophilus influenzae* vermutet, es wurde aber bei Patienten, die an der Spanischen Grippe oder der Schlafkrankheit litten, nur selten gefunden. Das Grippevirus wurde erstmals im Jahre 1933 beschrieben. Vorher hatte es bereits unter dem Begriff Virus – einem irgendwie schlecht greifbaren »Übel« oder »Gift« – die Vorstellung von einem Krankheitsverursacher gegeben, welcher noch kleiner als ein Bakterium sein musste, da man ihn mit den herkömmlichen mikroskopischen Mitteln nicht sehen und den bekannten Bakterienfiltern nicht auffangen konnte.

Die Europäische Schlafkrankheit, die plötzlich und unmittelbar auf die Spanische Grippe folgend auftrat, schien allerdings nicht wie die Influenza ansteckend zu sein. Es mehrten sich aber die Hinweise, dass sie dennoch möglicherweise vom gleichen Erreger verursacht wurde und dass es sich um eine sogenannte postvirale Entzündung des Gehirns handeln könnte.

Heute ist bekannt, dass bestimmte Viren, darunter eben auch die Grippeviren, neurologische Schäden hervorrufen können. Auch wenn die akute Viruserkrankung bereits ausgestanden ist, kann es zu sogenannten Postvirus-Erkrankungen des Nervensystems kommen. Zudem sind Influenzaviren überaus wandlungsfähig, verschiedene Virusstämme können Merkmale austauschen und so kann aus für den Menschen harmlosen Varianten plötzlich ein besonders gefährlicher neuer Virustyp mit anderen Eigenschaften entstehen. So wurden die Grippeviren schon bald nach ihrer Entdeckung beschuldigt, für die Entstehung der Europäischen Schlafkrankheit eine Rolle zu spielen.

Der Namensgeber der Schlafkrankheit, Constantin von Economo, hatte noch in Unkenntnis des Influenzavirus einen Zusammenhang zur Spanischen Grippe in seinen Schriften als eher unwahrscheinlich bewertet. Er zitierte verschiedene Fälle aus den Jahren 1916 und 1917, zum Teil sogar noch aus dem Jahr 1915, die deutlich vor der großen Grippepandemie von 1918 aufgetreten waren. Allerdings hatte er auch ein Interesse daran, dass die von ihm entdeckte und nach ihm benannte neue Krankheitsentität nicht einfach nur eine

besondere Spielart der Grippe war. Andere zeitgenössische Berichter-
statter konstatierten einen »engeren, allerdings noch völlig dunklen
Zusammenhang mit der Grippe [...], möge man nun der Ansicht zu-
neigen, daß der Grippeerreger selbst für die Erkrankung des Gehirns
verantwortlich zu machen sei, oder möge man mehr an die Wirkung
sekundärer Erreger denken«.[15]

Diese Lücke von zwei Jahren zwischen den ersten Enzephalitisfällen
und dem Ausbruch der Spanischen Grippe brachte immer wieder die
Forscher in Erklärungsnot, die von einer gemeinsamen Ursache der
beiden Krankheiten ausgingen. Wie war es außerdem zu erklären, dass
die Europäische Schlafkrankheit zuerst in Mitteleuropa beobachtet und
beschrieben wurde, die Spanische Grippe in ihrer besonders gefährlichen Form jedoch erst zwei Jahre später zunächst in den Vereinigten
Staaten ausbrach?

Die Jagd nach dem Virus

Spanische Grippe und Europäische Schlafkrankheit gaben also den
nachfolgenden Ärztegenerationen weiter Rätsel auf, insbesondere im
Bezug auf den verursachenden Erreger. Zwar schritt die Erforschung
der unterschiedlichen Grippeviren fort; es blieb aber eine historische
Lücke: Die ersten Virologen konnten ihre neuen Methoden des Virus-
nachweises nicht mehr bei den Grippe- und Enzephalitispatienten der
1920er Jahre anwenden. Allerdings hatten schon zeitgenössische amt-
liche Berichte über die Schlafkrankheit konstatiert, dass »in Preußen
die Krankheit fast überall gleichzeitig mit der Grippe aufgetreten und
dass auch ihr Höhepunkt fast allenthalben mit dem der Grippeepidemie
zusammengefallen ist«.[16]

Statistische Daten aus unterschiedlichen Weltgegenden wurden mit
ärztlichen und laienhaften Berichten über die Erkrankung kombiniert.
Die deutliche zeitliche Korrelation zwischen den einzelnen Grippewellen und den immer im Abstand von einigen Monaten auftretenden
gehäuften Schlafkranken machten eine gemeinsame Ursache wahrscheinlich.[17]

Doch beweisend im Sinne der modernen Labormedizin waren diese
Korrelationen nicht. Auch konnte nur bei der Hälfte der Patienten
mit Europäischer Schlafkrankheit eine heftige Grippeerkrankung in
der Vorgeschichte festgestellt werden,[18] wobei allerdings leichtere

Krankheitsverläufe möglicherweise von den Patienten selbst nicht als Grippe wahrgenommen worden waren. Die meisten Patienten hingegen berichteten von einer grippeartigen Krankheit unmittelbar vor Beginn der neurologischen Beschwerden.

Daher wurden seit den 1950er Jahren Anstrengungen unternommen, an Gewebe von Grippe- beziehungsweise Enzephalitis-Toten zu gelangen, in dem dann mit den neuen Methoden der Genetik möglicherweise Erbgut der Influenzaviren nachgewiesen werden könnte. Die sogenannte virologische Archäologie umfasste unter anderem Grabungen im Dauerfrostboden Alaskas, wo ganze Ortschaften von der Spanischen Grippe entvölkert worden waren. Es gelang aber erst im Jahr 1997, aus einer solchen Grabstätte Gewebe mit Resten von Virus-RNA zu isolieren und schließlich den genetischen Code eines der meistgesuchten viralen Killer darzustellen. 2005 konnte das Virus sogar rekonstruiert werden. Unter den Hochsicherheitsbedingungen eines amerikanischen Speziallabors entstand sozusagen die Grippe von 1918 neu und zeigte sich im Tierversuch erwartungsgemäß äußerst aggressiv.

War damit auch das Rätsel um die Europäische Schlafkrankheit gelöst? Das noch erreichbare Material – Gehirnproben an der Schlafkrankheit Verstorbener mit allenfalls winzigen Resten des Virus-Erbguts – war bereits mehrfach untersucht worden. Gefunden hatten die Virologen: nichts.[19] Der Beweis, dass es sich bei der Europäischen Schlafkrankheit um eine Folgeerkrankung der Spanischen Grippe handelte, steht also weiterhin aus.

Auswirkungen der Schlafkrankheit

Und doch hinterließ die einstmals so gefürchtete und dann wie ein Spuk wieder verschwundene Krankheit greifbare Spuren: So führten die ganz unterschiedlichen und bei jedem Patienten individuellen neurologischen Störungen, mit denen die Schlafkrankheit einherging, zu einem besseren Verständnis der Hirnfunktion. Auch hier hatte Constantin von Economo, Spezialist für Hirnanatomie, als Erster Ergebnisse vorgelegt. Die Suche nach Läsionen des Gehirns, die bestimmte neurologische Störungen erklären konnten, war Teil seines größeren Projektes zur anatomischen Lokalisation aller neurologischer Funktionen im Gehirn: 1925 veröffentlichte er mit einem Kollegen zusammen einen Atlas des zellulären Aufbaus der Großhirnrinde.

Daher interessierte er sich verständlicherweise auch für die Gehirne von an der Schlafkrankheit verstorbenen Patienten und begann, hier nach Auffälligkeiten zu suchen. Der Schlaf und seine physiologischen Grundlagen waren zu dieser Zeit Gegenstand verschiedenartiger Theorien und Spekulationen. Etwa wurde der Schlaf wahlweise als eine Art Vergiftungszustand, als Hemmungsbild oder als neurologische Ausfallerscheinung gedeutet, hervorgerufen durch gesteigerte Durchblutung oder dadurch, dass die Synapsen ihren Kontakt untereinander vorübergehend verloren hätten. Von Economo nahm an, dass Schlaf eine Art sensorische Hemmung sei, die eine »Entgiftungs-, Assimilations- und Regenerationsphase, speziell der Großhirnrinde« ermögliche.[20] Da es neben den schlafenden Patienten auch solche gab, die dauerhaft wach waren, ging er davon aus, dass es ein Zentrum für Schlaf und eines für Wachheit geben müsse und lokalisierte beide im oberen Mittelhirn. Zudem wurde er nicht müde, seine Zeitgenossen, insbesondere die in seinen Augen zu spekulativ arbeitenden Psychiater und Psychologen, auf seine neuroanatomischen Ergebnisse hinzuweisen. Tatsächlich konnte von Economo mit Hilfe der kleinen, bei jedem Patienten anders verteilten Hirnläsionen bei der Enzephalitis lethargica bestimmte geistige und psychische Funktionen erstmals lokalisieren. Die meisten dieser Lokalisationen konnten später mit modernen bildgebenden Methoden von der Hirnforschung bestätigt werden.

Nur von Economos Prognose, dass die Schlafkrankheit ein solches wissenschaftliches Gewicht besäße, dass sie niemals vergessen werden könne, sollte sich als falsch erweisen.

Nachdem Ende der 1920er Jahre keine neuen Enzephalitisfälle mehr auftraten, gerieten die chronisch erkrankten Patienten in Vergessenheit. Sie verschwanden in Pflegeeinrichtungen und in psychiatrischen Kliniken oder wurden durch Angehörige zu Hause gepflegt. Es gab nur eine einzige spezialisierte Einrichtung in Deutschland, eine Enzephalitiker-Station in Göttingen, und auch dort dämmerten die mehr oder minder Betroffenen vor sich hin, da keine Therapie die Ausfälle, deren sie sich zum Teil wohl bewusst waren, zu mildern im Stande war. Im Dritten Reich gerieten einige von ihnen gemeinsam mit anderen Psychiatriepatienten in die Maschinerie der organisierten Krankentötung.[21] Nach dem Zweiten Weltkrieg war ihre Erkrankung endgültig zu einer Fußnote der Medizingeschichte verblasst. Die letzten chronischen Enzephalitispatienten erreichten zwar zum Teil ein normales Alter und lebten bis in die 1980er Jahre – ein Heilmittel mit anhaltendem Erfolg für ihre Krankheit wurde aber bis zuletzt nicht gefunden.[22]

Fast vergessen, scheint die Europäische Schlafkrankheit als Folge der Spanischen Grippe ein Fall für die Medizingeschichte geworden zu sein. Bis zur nächsten großen Grippepandemie, möglicherweise.

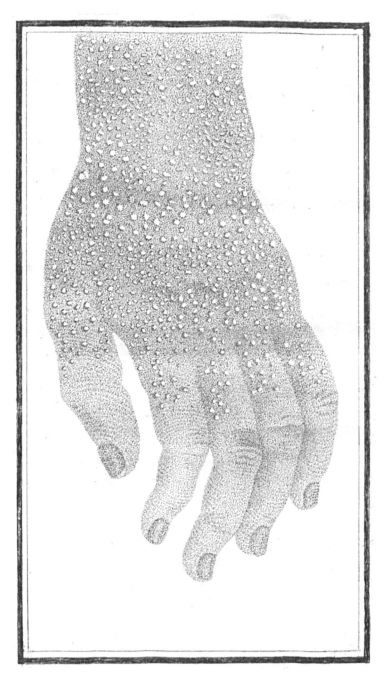

Hand eines Patienten mit Frieselfieber, auf einer der wenigen zeitgenössischen Abbildungen. Auf der geröteten Haut sind linsenförmige weißliche Bläschen zu sehen. Originalabbildung von 1800.

Frieselfieber

Synonyme: Febris miliaris, Miliaria, Friesel, Suette miliarie, Picardischer Schweiß.

Schon einige Wochen lang war es ihm nicht richtig gut gegangen. Freunde hatten ihn blass und überarbeitet gefunden und behaupteten auch, er sei von einer gewissen Schwermütigkeit befallen. Seit dem 20. November 1791 hatte der junge Mann unter Fieber gelitten, das ihn ans Bett fesselte. Dabei war so viel zu tun! Fertigzustellende Aufträge türmten sich, und die finanzielle Lage seiner Familie war einmal mehr alles andere als rosig. Die Krankheit konnte er sich somit überhaupt nicht erlauben, und die Konsultation eines Arztes war eigentlich auch zu kostspielig. Also pflegten zunächst seine Ehefrau und ihre Schwester den Patienten.

Während der folgenden zwei Wochen wich das Fieber kaum, Arme und Beine fühlten sich geschwollen an und schmerzten. Ein böser Ausschlag zeigte sich am Körper, und der Patient musste häufig erbrechen. Wach und klar war er allerdings die ganze Zeit, sodass er auch weiter versuchte, seine Arbeit voranzutreiben. Doch er wurde von Tag zu Tag schwächer, sodass die Familie beschloss, den Hausarzt zu konsultieren. Dieser führte in den folgenden Tagen wiederholt Aderlässe durch, doch das Befinden des jungen Mannes wollte sich nicht bessern. Der Hausarzt, einer der bekanntesten Praktiker Wiens, zog sogar einen weiteren Kollegen in diesem Fall hinzu, doch wie es schien, wollte auch diesem kein Durchbruch in der Therapie gelingen. Am 4. Dezember sah der Doktor abends noch einmal nach seinem Patienten und ließ, da dieser vor Fieber glühte, kalte Tücher auf seinen Kopf legen. Der junge Mann verlor das Bewusstsein und starb um kurz vor 1 Uhr in der Nacht. Im bleichen Licht des Wiener Morgens wurde die Leiche des jungen Mannes, der nur knapp 36 Jahre alt geworden war, in der Wohnung aufgebahrt. Sein Name war Wolfgang Amadeus Mozart, auf seinem

Nachttisch fand sich eine fast fertige Totenmesse. Im Totenbeschaubuch
wurde als Todesursache eingetragen: hitziges Frieselfieber.[1]

ATTEST DER TOTENSCHAU[2]
Den 6. Dezember 1791. Der Titt. Herr Wolfgang Amadeus
Mozart, k.k. Kapellmeister und Kammer-Compositeur, in der
Rauhensteingasse im kleinen Kaiserhaus Nr. 970, am hitzigen
Frieselfieber beschaut, alt 36 Jahre. Im Freythof v. St. Marx.
III. Classe in der Pfarre St. Stephan 8 fl. 56 kr. Wagen 3 fl.

Beim Frieselfieber handelt es sich um eine im 18. und beginnenden
19. Jahrhundert immer wieder beschriebene fieberhafte akute Erkrankung, die mit einem speziellen bläschen- oder knötchenförmigen Hautausschlag einherging. Es scheinen vor allem Jugendliche und Erwachsene
beider Geschlechter in häufig wiederkehrenden, kleineren Epidemien
befallen worden zu sein, Kinder litten seltener unter Frieselfieber. Schon
zeitgenössische Quellen bemängeln aber, dass mit dem Begriff Frieselfieber keinesfalls nur die klassische, relativ seltene Krankheit bezeichnet
wurde, sondern auch alle möglichen anderen mit Ausschlag und Fieber
einhergehenden Erkrankungen.

Die Entdeckung des Frieselfiebers

Aus dem 17. Jahrhundert stammen erste spärliche Berichte über eine
damals neuartig erscheinende Krankheit, die zunächst vor allem Frauen
nach der Entbindung befiel. Die Wöchnerinnen entwickelten Fieber und
einen speziellen Hautausschlag, der rötlich, knotig oder bläschenartig
war und zu einer erhöhten Sterblichkeit im Wochenbett führte. Die
Krankheit wurde mit »Friesel« oder auch »Purpura« bezeichnet, war
nur in Deutschland in engen regionalen Zusammenhängen nachweisbar
und erlangte kein großes Interesse.[3]
Erst im 18. Jahrhundert mehrten sich in Deutschland und Frankreich
Berichte über kleinere und größere Schweißfrieselepidemien, die nun
Männer und Frauen gleichermaßen betrafen. Besonders bekannt wurde
der in der Picardie auftretende »Picardische Schweiß«, der retrospektiv
als Schweißfriesel-Ausbruch eingeordnet wurde. Doch kaum wurde
die Erkrankung bekannter, als auch schon erste Verwirrung über ihre
eigentliche Natur auftrat. Als August Hirsch (1817–1894),[4] Medizin-

historiker und Verfasser einer beeindruckend umfang- und quellenreichen historisch-geographischen Pathologie, in der zweiten Hälfte des 19. Jahrhunderts zur Schweißfriesel-Erkrankung forschte, stieß er auf einen beinah undurchdringlichen Wust von Krankheitsdefinitionen, irrtümlichen Anwendungen des Begriffes und fälschlichen Bezeichnungen jedes möglichen Ausschlages als »Friesel«. Er klagte:

> Kaum waren die ersten Mittheilungen über diese eigenthümliche Krankheitsform veröffentlicht worden, als sich auch schon der Irrthum und das Missverständniss des an sich durchaus klaren und bestimmten Gegenstandes bemächtigten; bald hielt man sich bei der Beurtheilung der Krankheit an dem allerdings sehr unglücklichen gewählten Namen »Purpura,« der auch für andere Krankheitsformen im Gebrauche war, bald riss man aus der Symptomengruppe in einseitigster Weise das Exanthem als das Charakteristikon heraus, um hiernach die Krankheit zu diagnosticiren, und so kam es, dass bereits in der Mitte des 18. Jahrhunderts die heilloseste Verwirrung über den Begriff des Friesels eingerissen war und man alle möglichen Krankheitsprozesse, den wirklichen Schweissfriesel, Scharlach, Masern, exanthematischen Typhus u.s.w. konfundirte.[5]

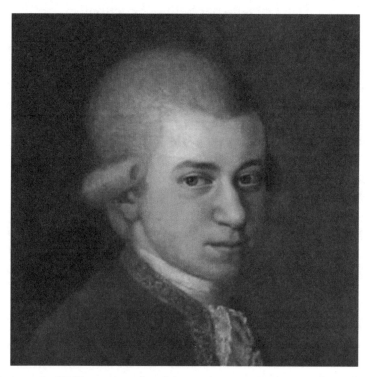

Der Komponist Wolfgang Amadeus Mozart (1756–1891) verstarb an »hitzigem Frieselfieber«. Gemälde von J.N. della Croce um 1781 (Ausschnitt).

Auch die Beziehung zu verschiedenen anderen Erkrankungen, namentlich zum Englischen Schweiß (→ Englischer Schweiß) blieb unklar. Handelte es sich vielleicht um dieselbe Erkrankung? Niemand hatte sowohl einen Ausbruch des Englischen Schweißes als auch des Frieselfiebers erlebt und konnte aus eigener Anschauung Vergleiche ziehen, lagen doch über hundert Jahre zwischen den beiden Epidemien. Zudem wirkt gerade die Benennung und Klassifikation von Hautausschlägen in historischen Quellen unübersichtlich, sodass ein Vergleich unterschiedlicher ärztlicher Hautbefunde aus verschiedenen Jahrhunderten besonders schwierig ist. Ein praktischer Arzt aus Weimar etwa beschrieb 1772 violette Ausschläge an Händen und Füßen als Friesel,[6] während ein Eßlinger Kollege kleine, im Aussehen sehr variable Knötchen von weißlicher Farbe und allenfalls Linsengröße als Friesel bezeichnete.[7] Jeder schien genau zu wissen, was unter Friesel zu verstehen sei – und jeder meinte etwas anderes!

Das Frieselfieber bei Lucas Schönlein

Johann Lukas Schönlein (1793–1864) war ein praktischer Arzt und Professor, dessen klinische Arbeit und medizinische Lehre im 19. Jahrhundert überaus einflussreich war, der allerdings nur einen kleinen Teil seines Erfahrungsschatzes schriftlich niederlegte. Von einem Schüler stammt wohl ein in den 1830er Jahren erstmals erschienenes Lehrbuch der Pathologie und Therapie, das von Schönlein selbst zwar nie zum Druck freigegeben wurde, das aber offenbar auf seinen Vorlesungen basierte. Hier wurde das Frieselfieber als eine sich auf der Haut manifestierende rheumatisch-fieberhafte Erkrankung definiert.

Die Beschreibung der Symptome ist knapp, aber präzise: Häufig ginge eine rheumatische Erkrankung des Darms, des Herzens oder des Uterus voraus, dann entwickelte der Kranke Fieber, säuerlich nach verdorbenem Essig riechenden Schweiß, Luftnot, Palpitationen des Herzens und zum Teil stechende und prickelnde Schmerzen in den Fingern und Zehen. Der eigentliche Ausschlag, der sich nach einigen Tagen zunächst am Rumpf zeigte und sich dann über den ganzen Körper mit Aussparung der Hand- und Fußflächen ausbreitete, erschien stoßweise und in mehreren Schüben, zum Teil über Wochen hinweg. Er wurde folgendermaßen beschrieben:

Es sind kleine Bläschen von der Grösse eines Stecknadelkopfs bis zu der einer halben Erbse, mehr oder weniger kugelig, anfangs hell, durchsichtig, crystallinisch, rings von einem kleinen rothen Halo umgeben. Wo viele Bläschen beisammen stehen, fliessen die Halonen in einander und die Haut erscheint als rothe Fläche, auf der die kleinen zusammengedrängten Bläschen stehen. [...] Die Flüssigkeit der Bläschen reagirt im höchsten Grade sauer. [...] Jede einzelne Frieselgruppe, die das Product eines einzigen Stosses ist, macht ihren eigenen, von den übrigen Frieselgruppen unabhängigen Verlauf durch; daher kann man frischen, trüben, trockenen und sich abschuppenden Friesel an einem und demselben Individuum an verschiedenen Stellen der Haut sehen.[8]

In der sauren Reaktion des Bläscheninhalts und des Schweißes sah Schönlein laut seinem Schüler das Spezifische des Frieselausschlages. Dies bewog ihn auch, den Friesel zu den rheumatischen Krankheiten zu zählen, die nämlich in seiner Vorstellung mit einer erhöhten Ansammlung von Säuren einhergingen sowie mit einem abnormen elektrischen Verhalten des Körpers. »Bei Rheumatismus findet sich auf der Haut gar keine Electricität mehr, es wird die Haut, die im gesunden Zustande der Conductor ist und die im Innern gebildete Electricität nach aussen absetzt, plötzlich Isolator. Die Electricität sammelt sich daher unter der Haut an«.[9]

Diese für die heutige medizinische Auffassung erstaunliche physiologische Erklärung eines durch Ansammlung von Säure und Elektrizität unter der Haut hervorgerufenen Ausschlages leitete auch die diagnostischen und therapeutischen Maßnahmen.

Diagnostik und Therapie des Frieselfiebers

Die speziellen rheumatischen Begleiterscheinungen beim Frieselfieber, vor allem die Beteiligung des Herzens, waren neben dem stark und sauer riechenden Schweiß für Schönlein bei der Diagnosestellung zentral. Zudem empfahl er, die Flüssigkeit in den Frieselbläschen zu testen: Saurer Inhalt sprach für echtes Frieselfieber, alkalischer Inhalt eher für andere Formen, und bei Nervenfiebern sei in den Bläschen nur Luft, keine Flüssigkeit.

Der Grund der eigentümlichen Ansammlung von Säuren im Körper beim Frieselfieber und generell bei den rheumatischen Erkrankungen war für Schönlein nicht vollständig geklärt. Er hielt jedoch am ehesten bestimmte Luftveränderungen, die er als »Constitutio rheumatica«

bezeichnete, für ursächlich. Dass diese »Constitutio rheumatica« nur
an bestimmten Orten auftrete, erkläre das Vorkommen der Krankheit
in bestimmten Regionen, in anderen aber nicht, weswegen auch so
viele Ärzte keine Erfahrung mit dem Frieselfieber hätten oder es sogar
rundweg für erfunden hielten. Insbesondere in Gebieten, in denen
Hanf angebaut oder mit Essig gearbeitet würde, trete besonders häufig
Frieselfieber auf.

Auch bei der Therapie empfahl Schönlein vor allem Anwendungen,
die auf den Säurehaushalt des Körpers wirkten. In der Anfangsphase
konnte die Säurebildung angeregt werden, damit es zur Ausscheidung
dieser als krankheitsverursachend verstandenen Stoffe kam. Später
war eine Behandlung mit alkalischen, die Säure neutralisierenden
Arzneien indiziert. Das Mittel der Wahl waren Hautwaschungen mit
Kalilauge und das Trinken von Laugen. Ziel der Therapie war es vor
allem, ein »Zurücksinken des Exanthems« auf die inneren Organe des
Kranken zu verhindern. Schlug das Exanthem nach innen, konnten die
Krankheitsstoffe beispielsweise ins Gehirn steigen und Bewusstlosigkeit
auslösen. In diesem Fall empfahl Schönlein dann, den Kopf kahl zu
scheren und ein Blasenpflaster aufzulegen. Dies war ein letzter Versuch,
die Krankheitsstoffe doch noch abzuleiten und den Kranken vor dem
kurz bevorstehenden Tod zu bewahren. In vielen Fällen verliefen die
Frieselfieber jedoch auch gutartig, und nach wenigen Tagen waren die
Kranken geheilt.

Zwischen 1828 und 1834 kam es erstmals zu größeren Frieselfie-
berausbrüchen in mehreren Orten Frankreichs und Deutschlands. Diese
Epidemie gelangte allerding nicht besonders stark ins Bewusstsein der
Ärzte und der Bevölkerung, da sie überlagert wurde vom Voranschrei-
ten der asiatischen Cholera, die als noch gefährlicher begriffen wurde
und weitreichende seuchenpolizeiliche Maßnahmen sowie spezielle
Forschung zur Cholera nach sich zog. Dennoch sind gerade aus dieser
Zeit einige eingehende ärztliche Berichte auch über den Schweißfriesel
erhalten, in denen gemutmaßt wurde, dass Friesel und Cholera möglicherweise zwei Manifestationen derselben Erkrankung sein könnten.

Das Frieselfieber bei August Hirsch

Als August Hirsch in der zweiten Hälfte des 19. Jahrhunderts in seinem Hauptwerk, dem *Handbuch der historisch-geographischen Pathologie*, den Versuch unternahm, alle tatsächlichen Frieselfieberepidemien von den zu Unrecht unter diesem Namen firmierenden Ereignissen zu unterscheiden, verzichtete er 1860 zunächst noch auf eine genaue Beschreibung der Krankheit sowie auf eine Bewertung der Schönlein zugeschriebenen Auffassung des Frieselfiebers. Da er selbst offenbar noch keinen Ausbruch erlebt hatte, behandelte Hirsch die Erkrankung eher als ein historisches Phänomen. Auf Grund welcher Kriterien er allerdings bestimmte Ereignisse als echtes Frieselfieber einordnete, bleibt unklar. Er beschrieb jedenfalls nur örtlich und zeitlich umschriebene Ereignisse als echte Frieselepidemien. Von einer Epidemie im Wien der 1790er Jahre wusste er jedoch nichts zu berichten, Österreich zählte in seiner Darstellung überhaupt nicht zu den Orten, an denen Frieselfieber jemals aufgetreten war.

August Hirschs umfangreiches zweibändiges Buch, das alle Krankheiten zu allen Zeiten und an allen Orten umfasste, bedurfte jedoch kaum 25 Jahre später bereits einer völligen Umarbeitung, und so setzte Hirsch zu einer Neufassung des Werkes an. Dies hing vor allem damit zusammen, dass sich mit der Bakteriologie ganz neue Krankheitsdeutungen vor allem hinsichtlich der Krankheitsursachen anbahnten. Hirschs zweite Auflage der historisch-geographischen Pathologie geriet daher noch umfangreicher als die Vorgängerfassung, nämlich dreibändig, und klassifizierte die Krankheiten, anders als vorher, als akute und chronische Infektionen sowie nichtinfektiöse Erkrankungen. [10]

So kam es auch zu einer Neubewertung des »Schweissfriesels« als akuter Infektionserkrankung durch August Hirsch. In der ursprünglich im Wochenbett auftretenden Erkrankung sah er nun eine Art Wundscharlach, der mit eigentlichem Frieselfieber nichts zu tun hatte. Die meisten mit »Friesel« bezeichneten Ausschläge, die im 17. und 18. Jahrhundert häufig beschrieben wurden, betrachtete Hirsch auch weiterhin als ein Sammelsurium unterschiedlichster Erkrankungen mit Ausschlägen. In den echten Frieselepidemien, die er jetzt bis ins Jahr 1874 verfolgte, glaubte er am ehesten Influenza- oder Malaria-Ausbrüche zu sehen, und auch die französische Sichtweise, dass es sich um eine Art Hautmanifestation der Cholera handelte, erschien ihm möglich. Alternativ konnte sich Hirsch »eine durch starke atmosphärische Niederschläge oder Überschwemmungen herbeigeführte, reichliche Durchtränkung des Bodes« als »ein wesentliches Moment in der Schweissfriesel-Genese« vorstellen. Außerdem war er sich sicher, dass Schweißfriesel und Englischer Schweiß als dieselbe Krankheit anzusprechen waren. Welches Krankheitsgift oder welcher Infektionserreger aber für den Schweißfriesel verantwortlich war, konnte Hirsch nicht klären.

Das Frieselfieber gerät in Vergessenheit

August Hirschs Darstellung ist eine der letzten zum Thema Frieselfieber. Der Begriff geriet in Vergessenheit, und zwar offenbar, weil er sich in den folgenden Jahren keiner bakteriell verursachten Erkrankung eindeutig zuordnen ließ. Bei der Bewertung der unterschiedlichen, unter dem Namen des Frieselfiebers von verschiedenen Autoren zu verschiedenen Zeiten beschriebenen Erkrankungen hat es sich wohl auch nicht immer um dieselbe Krankheitsentität gehandelt. Das seltene Auftreten der Erkrankung, die häufig sehr kleinen, lokal stark begrenzten Ausbrüche und die zum Teil großen zeitlichen Abstände zwischen den Ausbrüchen beschränken die Vergleichbarkeit stark. Am ehesten könnte es sich um Scharlach oder um eine virale Erkrankung wie Influenza, Dengue, Pfeiffersches Drüsenfieber, Fleckfieber, Windpocken, Ringelröteln, Enteroviren oder die seltenen Hantaviren gehandelt haben.

Im Fall Mozarts hat es sich offenbar auch aus historischer Perspektive nie um das »echte« Frieselfieber nach August Hirsch gehandelt, sondern um eine nicht näher spezifizierbare, fieberhafte Erkrankung mit einem Hautausschlag. Es fehlt der Hinweis auf eine Frieselfieberepidemie zu dieser Zeit in Wien, auch ist keine genaue Beschreibung des Ausschlags erhalten. So kann auch hier nur gemutmaßt werden, und ausschweifende Spekulationen fehlen im Fall des Komponisten keinesfalls. Seit über 200 Jahren wurden die interessantesten und spektakulärsten Theorien zu seinem frühen Tod aufgestellt: Es finden sich so verschiedene Deutungen wie die Theorie einer Vergiftung in mörderischer Absicht, einer unsachgemäßen Quecksilbertherapie (→ Mercurielle Stomatitis), zu reichlich angewandter ärztlicher Aderlässe, einer akuten Infektion oder einer chronischen rheumatischen Erkrankung mit Befall der Nieren. Von einer Heerschar von Autoren unterschiedlicher Disziplinen wurde Mozarts Krankengeschichte unter ungezählten Hypothesen und von allen erdenklichen Seiten beleuchtet.[11] Doch die spärlichen historischen Quellen lassen zu vielfältige Interpretationen zu, als dass eine stichhaltige moderne Diagnose zu stellen wäre. Und auch die Betrachtung des historischen Frieselfiebers aus seinem zeitgenössischen Zusammenhang heraus hilft in diesem Fall nicht viel weiter: Es handelt sich beim Friesel offenbar um ein chimäres Konstrukt, das in vielerlei Gestalten, doch immer unter demselben Namen in den medizinischen Fachbüchern des 18. und 19. Jahrhunderts auftauchte, ohne dass sich jemals auch nur eine Mehrheit darüber einig war, worum es sich bei der Erkrankung genau handelte.

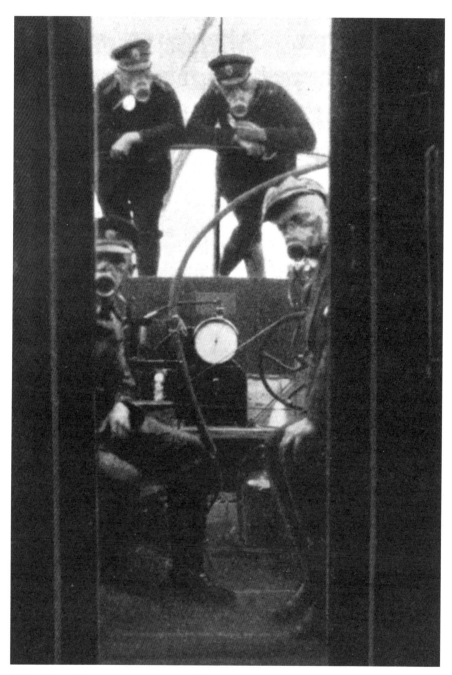

Mitarbeiter des sogenannten Haff-Laboratoriums Pillau mit Gasmasken auf einem Schiff bei Feldforschungen auf dem Haff, 1925.

Haffkrankheit

Synonyme: Haff-Pest, Königsberger Haffkrankheit, Myopathia degenerativa acuta (generalisata) mit Myoglobinurie, alimentär-toxische paroxysmale Myoglobinurie, epidemische Myoglobinurie des Menschen, epidemische paroxysmale Rhabdomyolyse mit Myoglobinurie.

»*Meine Familie wohnt schon seit vielen Generationen am Königsberger Haff, mein Bruder, mein Vater und mein Großvater sind Fischer. Das Haff ist eine vom offenen Meer abgegrenzte Brackwasserfläche, zwischen dem Haff und dem Meer liegt ein schmaler Streifen Land, die Nehrung, und dort wohnen wir. Wir leben vom Haff und seinen Fischen, wir kennen hier jeden Stein und jeden Halm. Aber jetzt passieren hier seltsame Dinge, und nicht einmal die Allerältesten können sich an etwas Ähnliches erinnern.*

Es geht eine rätselhafte Krankheit um. Gestern war mein Vater mit ein paar anderen Männern fischen, er kam aber gar nicht wieder. Mutter und ich hatten Angst. Ein anderes Boot ist losgefahren, und sie haben sie gefunden – aber wie! Die Männer lagen auf dem Boden des Bootes, bewegungslos, und krümmten sich vor Schmerzen. Das Boot trieb führerlos auf dem Wasser, und sie konnten nicht einmal laut nach Hilfe schreien, nur stöhnen.

Sie haben das Boot hergeschleppt und Vater ins Haus getragen. Er konnte nicht laufen, war steif wie ein Stock! Was konnten wir tun! Wir haben ihm heißen Tee gekocht und ihn ins Bett gerollt, aber gestöhnt hat er vor Schmerz die ganze Nacht. Heute Morgen erst war es besser.

Vater erzählte, dass sie urplötzlich bei der Arbeit von dem Übel getroffen worden seien und sich nicht mehr bewegen konnten, dazu die schrecklichen Schmerzen am ganzen Körper. Er glaubt, dass es an einem giftigen Nebel gelegen haben könnte, der am Morgen über dem Haff gehangen hat. Aber die anderen Fischer sagen, dass es die neuen Fabriken sind, die das Wasser verpesten. »*Vielleicht war auch der Fisch vergiftet«, habe ich gesagt, aber Vater hat mich gleich angefahren, ich soll sowas nicht sagen, denn den Fisch müssten wir schließlich verkaufen. Es war auch ein Mann von der Zeitung da, der sich erkundigt hat. Der hat gesagt, dass es in letzter Zeit häufiger solche Krankheitsfälle am Haff gab. Niemand weiß, warum, aber sie nennen es »die Haffkrankheit«.*

Die Haffkrankheit ist eine bis heute in ihren genauen Ursachen ungeklärte Erkrankung der Anwohner des Königsberger Haffs, die erstmals 1924 beschrieben wurde. Die in mehreren Wellen auftretende Erkrankung ging mit Muskelschmerzen, Lähmungen und Nierenschäden einher, die man bald auf den Genuss von vergiftetem Fisch zurückführte. Im Jahr 1942 wurden die letzten Erkrankten am Königsberger Haff gezählt. Danach trat die Krankheit um die Ostsee herum nicht mehr auf, jedoch wurde noch von vereinzelten Fällen in Schweden, der Sowjetunion, China und den Vereinigten Staaten berichtet.

Fischer in Seenot

Im Jahr 1924 erregte eine Erkrankung großes Aufsehen, die in schweren Anfällen insbesondere Fischer des Frischen Haffs bei Königsberg befiel. Aus völliger Gesundheit heraus und meist bei körperlich anstrengender Arbeit traten zunächst Muskelschmerzen am Rücken und in den Beinen auf, die immer stärker wurden und sich innerhalb von etwa fünf Minuten über den ganzen Körper ausbreiteten.[1] Die Betroffenen konnten sich kaum noch bewegen, vermieden jede Regung vor Schmerz; manche stürzten auch unvermittelt zu Boden und konnten nicht wieder aufstehen. »Die klinischen Erscheinungen beginnen plötzlich mit starken Schmerzen in der ganzen Muskulatur, besonders in der Wadenmuskulatur«, berichtete ein Königsberger Arzt. »Jede Bewegung, auch die Atembewegung, ist äußerst schmerzhaft. [...] Der schwerste Zustand dauert 2–3 Stunden, die Farbe der Hände und Füße ist livide.«[2]

Tatsächlich wurde immer wieder von auf dem Haff treibenden Fischerbooten berichtet, deren Mannschaft durch die seltsame Krankheit manövrierunfähig geworden war. Ihre schnelle Ausbreitung sowie ihre Schrecklichkeit meinend, sprachen die Fischer bald auch von »Haffpest«.[3]

Neben den prominenten Lähmungserscheinungen zeigten sich meist Schweißausbrüche und Heißhunger während des Anfalls sowie ein Nierenschaden. Louis Lewin (1850–1925), als Toxikologe vom Ministerium für Wohlfahrt 1924 nach Königsberg geschickt, um die Haffkrankheit zu untersuchen, gab an:

> Die Hauptschmerzen sind im Kreuz, in der Nierengegend. Die Niere ist erkrankt. […] Der objektiv wichtigste Befund in einem Teil der Fälle ist [die] Braunfärbung [des Harns], die gleich im Beginne des Leidens erscheint. Sie scheint mir in einer direkten Beziehung zu der Schwere und dem Verlaufe der Erkrankung zu stehen. Wird der Harn hell, so ist die Gewalt der Krankheit gebrochen.[4]

Diese Anfälle dauerten etwa drei Tage und konnten sich durchaus noch mehrmals wiederholen. Die meisten Patienten genasen vollständig. Es kam jedoch in ein bis zwei Prozent der Fälle auch zu tödlichen Verläufen infolge eines Nierenversagens oder einer Schädigung des Herzmuskels. Insgesamt traten in den Jahren 1924 und 1925 über 700 dokumentierte Erkrankungsfälle auf, etwa ein Dutzend Menschen starben an der Haffkrankheit.

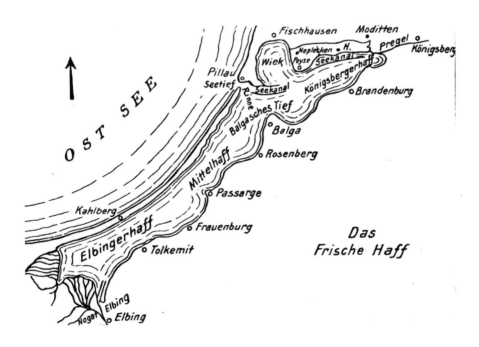

Karte des Frischen Haffs, 1926.

Ursachenforschung am Königsberger Haff

Schon den ersten Berichterstattern über diese Vorfälle fielen einige besondere Merkmale in der Verteilung der Haffkrankheitsfälle auf: Sie traten vor allem in den warmen Frühlings- und Sommermonaten auf. Es waren überwiegend Männer betroffen, die schwere körperliche Arbeit verrichteten und die sich dabei in der Nähe des Haffs oder sogar auf Booten auf dem Wasser befunden hatten. Fischer auf dem offenen Meer erkrankten nicht und auch innerhalb des Haffs gab es deutliche regionale Unterschiede. Der nördliche Teil war zum Beispiel stärker betroffen als der südliche. Die meisten Erkrankten hatten darüber hinaus in den fünf Tagen vor ihrer Erkrankung Fische aus dem Haff gegessen, insbesondere Aale. Außerdem wurden auch Erkrankungsfälle bei Tieren, etwa Katzen, Vögeln und Fischen, vermutet.

Doch zunächst stellte sich die praktische Frage, wie den erkrankten Fischern zu helfen sei. Die Betroffenen selbst waren meist zu arm, um einen Arzt hinzuzuziehen, und versuchten es mit Hausmitteln, die die Symptome der Krankheit lindern sollten: Bettruhe, Vermeidung jeglicher Bewegung und Wärme. Ärzte konnten bei stärksten Muskelschmerzen Morphium verschreiben. Die Niereninsuffizienz war in der ersten Hälfte des 20. Jahrhunderts nur durch Zufuhr von viel Flüssigkeit zu behandeln. In aller Regel genügten diese Maßnahmen, dauerten doch die Anfälle nicht lange an.

Von Anfang an stand aber für die Ärzte, die Erkrankte zu sehen bekamen, auch die Erforschung der rätselhaften Krankheitsursache im Vordergrund. Ausgehend von den Kardinalsymptomen wurden Urin, Blut und Muskulatur untersucht, es wurde das genaue Verhalten der Betroffenen vor der Erkrankung in Bezug auf Ernährung, Aufenthaltsort und Aktivität erfragt, die vereinzelt an der Haffkrankheit Verstorbenen wurden seziert, und das Haff als verdächtiger Fokus des Geschehens wurde unter die Lupe genommen. Umfangreiche Proben von Wasser, Luft, Schlamm, Algen und kiloweise Fisch gelangten in die Forschungslabore der Universität Königsberg[5] sowie in das 1925 eingerichtete »Staatliche Haff-Laboratorium« in Pillau, das personell durch das Robert Koch-Institut in Berlin getragen wurde und dessen einzige Aufgabe die Erforschung der Haffkrankheit war.[6]

So erhielt die Erkrankung bald auch wegen ihrer offenkundigen geographischen Beziehung zum Haff ihren suggestiven und gleichzeitig irgendwie hilflosen Namen »Haffkrankheit«. Dieses besondere Wassergebiet, das als relativ abgeschlossenes System sensibel auf Verunreinigungen reagierte, wurde zum Dreh- und Angelpunkt aller im Folgenden diskutierten Krankheitstheorien.

Fischer gegen Zellulosefabrikanten

Zunächst hatten offenbar die Betroffenen selbst den Verdacht geäußert, dass giftige Dämpfe aus der dem Haff benachbarten Zelluloseindustrie Schuld an der Seuche seien.[7] Dieses Unternehmen hatte sowieso bereits den Unmut der Fischer und ihres Verbandes erregt: Die Zellulosefabriken produzierten nämlich große Mengen von Abwässern, die gemeinsam mit dem Wasser der städtischen Kanalisation von Königsberg kaum gefiltert in das Haff gelangten und zu üblen Gerüchen und Verunreinigung des Wassers führten. Zeitweise zogen großflächige schwarze Schlieren von der Pregelmündung her durch das Wasser, zudem lagerte sich belasteter Schlamm ab. Es war daher kaum verwunderlich, dass die Fischer unmittelbar auf die Industrieabwässer und von ihnen herstammende Gase oder Dämpfe hinwiesen. Dass die Zellulosefabrik unter anderem große Mengen Arsen und anderer Gifte ins Haff einleitete, war bereits vorher bekannt gewesen.[8] Jetzt jedoch, mit ständig steigenden Fallzahlen einer rätselhaften Erkrankung und bereits einigen Todesfällen, erhielt die Diskussion um das Haffwasser eine neue, politische Dimension.

Die Reichsregierung, um Ruhe in der ostpreußischen Provinz bemüht, schickte daher noch im Sommer des Jahres 1924 den Berliner Geheimen Obermedizinalrat Professor Otto Lentz (1873–1952) in die Königsberger Gegend mit der Aufgabe, die Krankheitsursache und Möglichkeiten zur Eindämmung aufzuzeigen. Außerdem reagierte die Regierung mit der Einrichtung des bereits erwähnten Haff-Laboratoriums in Pillau. Unter der Leitung des Chemikers Georg Lockemann (1871–1959) wurden dort Proben auf Schadstoffe und Bakterien hin untersucht und alle Befunde, die relevant erschienen, zusammengeführt. Lockemann berichtete regelmäßig über seine Ergebnisse[9] und sah sich an einer zentralen, aber gleichzeitig auch kritischen Schnittstelle bei der Erforschung der neuen Erkrankung: »Dabei sind nun aller Augen in erster Linie auf uns gerichtet, und wir müssen alles daran setzten, etwas Ordentliches zu leisten!« schrieb er 1925 an seinen Vorgesetzten.[10]

Die Richtung, in der die Ursache der Haffkrankheit gesucht werden musste, war nämlich 1924 noch ganz unklar. Dennoch favorisierte der von der Regierung gesandte Medizinalrat Lentz schnell eine Theorie, nach der durch die Zellulosefabriken eingeleitete, arsenhaltige Abwässer und sich daraus durch biologische Prozesse im Schlamm bildende giftige Dämpfe Schuld an der Haffkrankheit seien.[11] Das angenommene arsenhaltige Gas sei von den Fischern eingeatmet worden und hätte zu einer Hämolyse, einer Zerstörung von Blutzellen, geführt.[12] Dadurch sei in seinen Augen auch der verfärbte Urin zu erklären, es handele sich hier um Hämoglobin aus den zerstörten Blutzellen. Vergiftete Fische seien jedenfalls nicht die Ursache und könnten weiter ohne Bedenken verzehrt werden.

Giftige Gase oder verpestete Fische?

Dies bot einen Ansatzpunkt für gesundheitspolitische, vorbeugende Maßnahmen: Zur weiteren Prophylaxe der Erkrankung empfahl Lentz das Tragen von Gasmasken bei der Arbeit am und auf dem Haff. Folgerichtig wurden auch Gasmasken an die Fischer verteilt, diese waren jedoch derart unpraktisch für die schwere körperliche Arbeit, dass sie kaum getragen wurden. Auch wenn diese prophylaktische Maßnahme nicht angenommen wurde, so war doch mit der Arsengastheorie ein Verantwortlicher für die Haffkrankheit identifiziert: die Zellulosefabrik und ihr fahrlässiger Umgang mit arsenhaltigen Abwässern. Die Arsengastheorie bot eine erste Erklärungsmöglichkeit, wenn auch viele offene Fragen blieben. So konnte der postulierte Zerfall von Blutzellen im Serum der Erkrankten ebenso wenig nachgewiesen werden wie ein erhöhter Arsengehalt ihrer Körperflüssigkeiten.

   Dass so viele Untersucher der Haffkrankheit, obwohl die vorliegenden Daten 1924 und 1925 noch sehr dürftig waren, sich sofort der Arsengastheorie anschlossen, hatte mehrere Gründe: Zunächst wurden Schwermetallvergiftungen, wie etwa durch Arsen, Quecksilber oder auch Blei und ihre Verbindungen, zu dieser Zeit intensiv erforscht.[13] Zudem war eine Erklärung über die Unbedenklichkeit der Hafffische, wie sie von verschiedenen offiziellen Untersuchern wie Otto Lentz und Louis Lewin[14] abgegeben wurde, erwünscht: Sie schützte das ohnehin angeschlagene Fischereigewerbe, von dem so viele Haffanwohner abhängig waren. Außerdem schob sie anderen haltlosen Spekulationen über die Krankheitsursache einen vorläufigen Riegel vor. Die kommunistische Partei Ostpreußens hatte beispielsweise die Theorie aufgebracht, dass im Rahmen einer heimlichen Aufrüstung chemische Kampfgase ins Haff gelangt seien und die Krankheit verursacht hätten.[15] Diese wie andere Beschuldigungen entbehrten zwar jeglicher wissenschaftlichen Grundlage, schürten aber Ängste und Unruhe in der Bevölkerung.

Unter dem Druck der öffentlichen Meinung mussten folgerichtig die Zellulosefabriken schärferen Abwasserregelungen zustimmen. Obwohl es weiterhin Fälle von Haffkrankheit gab, ging ihre Häufigkeit in den folgenden Jahren spürbar zurück: Nachdem 1926 nur noch vereinzelte Erkrankungen aufgetreten waren, flaute das große öffentliche und fachliche Interesse ab. Zwar wurde weiter an ihren Ursachen und Mechanismen geforscht; mangels neuer Fälle fehlten allerdings bald Untersuchungsproben. Die wissenschaftlich belastbare Aufklärung der Krankheit stand weiter aus.[16]

Das Medienecho, welches wegen der Rätselhaftigkeit und der Vereinnahmung der Haffkrankheit für unterschiedliche politische Zwecke derartig stark ausgefallen war, verlor sich in den Jahren nach 1925. Auch die gesundheitspolitischen Zugeständnisse der Industrie wurden Stück für Stück wieder rückgängig gemacht: Bis 1928 konnten die Zellstofffabriken wieder alle arsenhaltigen Industriewässer und -schlämme ins Haff leiten, sehr zum Schaden der dort ansässigen Fischer.[17]

Revision der Haffkrankheit

Die Wissenschaftler der Königsberger Universität und andere, die sich bereits mit der Haffkrankheit befasst hatten, versuchten unterdessen, die aufgelaufenen Patientendaten, Messwerte aus dem Wasser und epidemiologischen Überlegungen in Einklang zu bringen. Nach nochmaliger Revision aller Befunde wurde nämlich immer häufiger darauf hingewiesen, dass einige Grundannahmen aus dem Jahr 1924 falsch gewesen waren. Insbesondere die Verursachung durch Arsen wurde zunehmend in Frage gestellt. Die Kinderärztin Selma Meyer (1881–1958), als erste Frau in diesem Fach habilitiert,[18] hatte bereits Ende 1924 darauf hingewiesen, dass es sich bei den auffälligen Urinbefunden nicht, wie zunächst angenommen, um eine Hämoglobinurie handeln musste, dass also nicht Bestandteile von zerfallenden Blutzellen ursächlich für den Nierenschaden waren. Sie nahm vielmehr an, dass die rötlich-dunklen Pigmente im Urin Haffkranker Muskelproteine, sogenanntes Myoglobin, sein könnten, und zog den Vergleich zu einer bei Pferden

vorkommenden Erkrankung ähnlicher Ausprägung.[19] Dies passte auch
zu den von allen Haffkranken beschriebenen Muskelschmerzen und
Lähmungen: Ihre Muskeln wurden offenbar von dem unbekannten Gift
angegriffen, setzten Proteine in großen Mengen frei – ein Phänomen,
das heute als Rhabdomyolyse bekannt ist – und dieses Myoglobin
führte zu dem auftretenden Nierenschaden. Arsenverbindungen waren
zwar bekannt für ihre Eigenschaft, Hämolysen hervorzurufen – für
Muskelschädigung waren sie aber nicht bekannt.

Die Fischer und ihre Aale

Unter diesen deutlich veränderten Grundannahmen rückten wieder
die Hafffische, vor allem Aale, ins Zentrum des Interesses. Auch die
Mitarbeiter des Haff-Laboratoriums in Pillau favorisierten in ihrem
Abschlussbericht für das Jahr 1926 bereits die Annahme, dass es sich
um eine spezielle Form der Fischvergiftung handele. Sie hatten nämlich weder in Proben der Haffluft Arsen gefunden noch hatte sich eine
giftige, gasförmige Arsenverbindung im Wasser oder Schlamm auffin-
den lassen. Der Arsengehalt des Haffwassers war ähnlich wie in ver-
gleichbaren Gewässern.[20] Die Forschergruppe des Haff-Laboratoriums
berichtete, sie sei »auf Grund von epidemiologischen Beobachtungen
zu der Annahme gelangt, daß dem Genuß von im Haff gefangenen
Aalen (in Ausnahmen möglicherweise auch von anderen Fischen) für
die Entstehung der Haffkrankheit eine entscheidende Bedeutung zuzu-
schreiben ist«.[21] Die Fischer und ihre Familien aßen tatsächlich häufig
große Mengen Aal, da dies das billigste und massenhaft vorhandene
Lebensmittel war. In manchen Familien gab es mehrmals täglich Fisch
zu essen, sodass die Angaben von Betroffenen, sie hätten am Tage vor
dem Ausbruch der Krankheit mehr als ein Kilogramm Aal zu sich genommen, durchaus glaubhaft erscheinen.[22] Bei solchen Mengen konnte
man sich gut vorstellen, dass sich ein giftiger Stoff aus dem Fischfleisch
bei den Betroffenen anhäufte.

Zunächst hatten dem jedoch Angaben einiger Fischer entgegenge-
standen, dass sie vor Ausbruch der Krankheit gar keinen Fisch gegessen
hätten. Diese Aussagen wurden von den Mitarbeitern des Haff-Laboratoriums rundheraus als unwahr zurückgewiesen. Tatsächlich würden
die Fischer solches nur behaupten, da der Aal »für alle die wesentliche
Grundlage der Existenz« sei, »an deren guten Ruf ihnen alles gelegen

sein muss«.[23] Tatsächlich scheinen die meisten Fischer sich nicht nur hauptsächlich vom Aal ernährt, sondern ihn auch in größerem Umfang verkauft und gegen andere Lebensmittel getauscht zu haben: Pressenachrichten, dass der Aal vergiftet sei, kamen somit einem Entzug ihrer Existenzgrundlage gleich. Verpesteter Aal blieb jedoch der heißeste Kandidat als Verursacher der Haffkrankheit, als diese 1932 und 1933 wieder häufiger auftrat.

Die Haffkrankheit zieht weitere Kreise – bis in die Weltliteratur?

Dieser zweite Ausbruch der Haffkrankheit betraf etwa 250 Personen und fiel in politisch turbulente Zeiten. Daher nahm die Reichsöffentlichkeit, anders als die betroffenen Haffanwohner und die mit der Erkrankung befassten Wissenschaftler, von den Vorgängen in Ostpreußen kaum Notiz. Nach der Machtergreifung der Nationalsozialisten wurde die Berichterstattung über diese negativen Vorkommnisse schließlich völlig unterbunden.[24] Der dritte Ausbruch, der 1939/1940 stattfand und nur noch circa 160 Haffanwohner einbezog, wurde daher nicht mehr medial begleitet, da der Ausbruch des Zweiten Weltkrieges alle anderen Nachrichten überlagerte.

Die Angst vor vergifteten Fischen aber, vor allem Aalen, schien in der Region des Frischen Haffs mittlerweile tief verwurzelt zu sein. Möglicherweise fand sie sogar Eingang in die Weltliteratur, wie eine Episode aus dem 1959 erschienenen Roman *Die Blechtrommel* des Literaturnobelpreisträgers Günter Grass (1927–2015) nahe legt: Der kleinwüchsige Erzähler Oskar Matzerath berichtet von einem Ausflug am Karfreitag, den er als Kind mit seinen Eltern und Jan Bronski, deren intimem Freund, an die Mole in Neufahrwasser nahe Danzig unternimmt. Es handelt sich zwar streng genommen nicht um das Haff, aber dieses war nah, und auch im Danziger Raum hatte es Fälle der Haffkrankheit gegeben. Hier beobachten sie, wie ein Mann mit einem Pferdekopf Aale fischt: Die Aale verbeißen sich in dem Pferdekopf und werden dann mit diesem an Land gezogen, wo sie sich in einem Sack mit Salz totlaufen. Während Oskars Mutter Agnes sich angesichts der grausigen Szene mit dem triefenden Pferdekopf, in dem sich die Aale winden, übergibt, ist sein Vater fasziniert und kauft dem Fischer vier Aale ab, um sie abends zuzubereiten.

Zwei Wochen später beginnt Agnes Fisch zu essen wie unter Zwang. Den ganzen Tag stopft sie Sprotten, Flundern und immer wieder Aal in sich hinein, bis sie schließlich, im dritten Monat schwanger, nach tagelangem schrecklichem Erbrechen an einer Fischvergiftung stirbt. Vor dem offenen Sarg steht Oskar und denkt: »[G]leich wird es ihr den Kopf hochreißen, sie wird sich noch einmal übergeben müssen, sie hat noch etwas im Leib, das herauswill: [...] ein Stückchen Aal meine ich, einige weißgrünliche Fasern Aalfleisch, [...] Aal aus dem Haupte des Rosses entsprungen ...«[25]

Die Parallelen sind offenkundig: Der geographische und zeitliche Rahmen (Oskar Matzerath wird im Jahre 1924 geboren), die Aale, der Ekel vor ihnen und schließlich die rätselhaft bleibende Vergiftung und der Tod durch sie erinnern an die Haffkrankheit, als würde sie als Folie unter der Erzählung liegen. Günter Grass' Detailrealismus speiste sich häufig aus von ihm selbst erlebten Episoden.[26] Möglicherweise nahm der Autor während seiner Zeit in Danzig Berichte über die Haffkrankheit auf, oder es vermittelte sich ihm zumindest die Angst der Leute vor den vergifteten Fischen, die er später als Motiv in seinem Buch verarbeitete. Bekannt ist außerdem, dass er zu Recherchezwecken 1958 nach Danzig zurückkehrte und dort alte Zeitungen durchstöberte.[27] Dabei mag ihm die Haffkrankheit, die ja ein großes mediales Echo hervorrief, noch einmal ins Bewusstsein gelangt sein.

Das ungelöste Rätsel

Denn obwohl die Krankheit nach 1940 am Haff nicht wieder auftrat, geriet sie erst nach und nach in Vergessenheit. Medizinische und umwelthygienische Lehrbücher rekurrierten auf die Geschehnisse noch bis in die 1950er Jahre und nannten die Krankheit als Beispiel für eine Umweltkatastrophe durch Industrieabwässer, obwohl dieser Zusammenhang nie bewiesen werden konnte.[28] Tatsächlich traten nach dem Zweiten Weltkrieg in Finnland und in der Sowjetunion noch vereinzelte ähnliche Epidemien geringeren Ausmaßes auf, die keinen Zusammenhang mit Industrieabwässern erkennen ließen. Zwar hatten hier die Betroffenen ebenfalls Fisch konsumiert, doch dieser stammte aus Gewässern, in die keinerlei Abwässer eingeleitet wurden.

In den letzten 30 Jahren wurde weltweit noch von etwa 80 möglichen Fällen der Haffkrankheit berichtet.[29] Obwohl auch diese Fälle wissenschaftlich ausgewertet wurden, blieb es nur bei einer Teillösung des Rätsels um die Krankheit. Die aktuelle Erklärung lautet, dass bestimmte Fische auf Grund einer unbekannten schädlichen Einwirkung für eine gewisse Zeit giftig werden. Das möglicherweise aus Algen stammende Gift wird beim Kochen nicht zerstört und reichert sich vor allem in fettigen Gewebeteilen der Fische an. Es führt beim Menschen zu einer Zerstörung von Muskelzellen und in der Folge zu Nierenschäden. Trotz moderner biochemischer Methoden bleiben die chemische Struktur dieses vermuteten Fischgiftes und damit die Physiologie der Haffkrankheit bis heute rätselhaft.

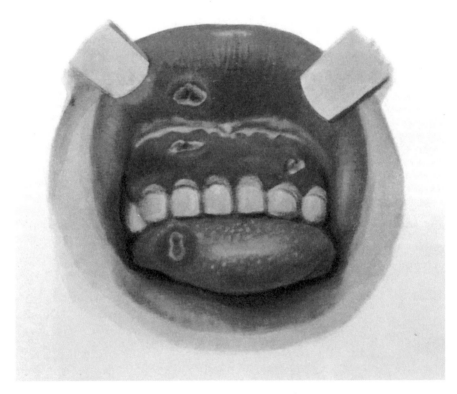

Stomatitis mercurialis mit geröteter und geschwollener Schleimhaut, dicker Zunge und einzelnen kleinen Geschwüren.

Mercurielle Stomatitis

Synonyme: Mercurielle Stomatitis, Mercurielle Entzündung des Munds, Angina faucium mercurialis, Mercurialangina, Quecksilberangina, Quecksilbervergiftung mit Schleimhautläsionen, gewerblicher Mercurialismus mit Schleimhautläsionen.

Magdalena war froh gewesen, endlich eine Anstellung in der Spiegelwerkstatt gefunden zu haben. Ihre Aufgabe war es, die Glasplatten, die Spiegel werden sollten, zu reinigen und außerdem die Arbeitsräume von Quecksilberresten zu reinigen. Das war alles in allem einfach zu merken, viel konnte man nicht falsch machen. Am kompliziertesten waren noch die Bekleidungsregeln und die Anweisungen, wie oft man sich Hände und Gesicht zu waschen hatte und den Mund mit einer Lösung spülen musste.

Tags drauf beobachtete sie einen der anderen Arbeiter. Nachdem er seine Arbeit beendet hatte, legte er seinen Arbeitskittel ab. Doch als er dann ein Glas Wasser trinken wollte, passierte etwas Seltsames: Seine Hand, die er nach dem Glas ausstreckte, begann immer stärker zu zittern, sodass er das Glas kaum zu fassen bekam. Dann wollte er es zum Mund führen, doch sein Arm zuckte wild, und er schlug sich das Glas gegen die Zähne und verschüttete das Wasser. Dabei sah er um sich wie ein kleines Kind, das bei etwas nicht beobachtet werden wollte – ein erwachsener, starker Mann!

Magdalena kicherte und stieß das Mädchen neben sich an. Doch die lachte nicht, sondern stand auf, spuckte ihre Mundspülung vor Magdalena auf den Boden und verzog sich ans andere Ende des Raumes. Auch ihre Hände schienen zu zittern.

»Komische Leute«, dachte Magdalena. Und sie hatte noch nicht die komischsten von ihnen kennengelernt. Je mehr sie sich umsah, desto seltsamere Gestalten fielen ihr auf. Blass und ausgemergelt waren sie alle, mit besonders schlechten, schwarzen Zähnen, schließlich dieses Zittern. Und manche waren zweifelsfrei nicht ganz richtig im Kopf.

Trübsinnig, schmerzgeplagt, redefaul, vergesslich, aufbrausend und einfach komisch.

Drei Wochen später klagte Magdalena plötzlich über Zahnschmerzen, Halsschmerzen, Kopfschmerzen – der ganze Mund tat ihr weh, und die Zunge fühlte sich dick und komisch an und schmeckte nach Metall. Besonders störend fand sie, dass sie ständig Speichel im Mund hatte, den sie ausspucken musste. Dabei sollte gerade in dieser Woche ein Arzt kommen, um die Arbeiterinnen und Arbeiter zu untersuchen.

»Seit wann arbeiten Sie denn hier?« fragte der Arzt, nachdem er sich ihren Mund angesehen hatte, den sie ihm widerstrebend öffnete.

»Seit drei Wochen«, murmelte Magdalena.

»Das ist noch nicht lang«, sagte der Arzt streng. »Ich warne Sie. Sie sollten sich besser vorsehen. Besser den Mund spülen, besser die Hände waschen und niemals in Arbeitskleidung nach Hause gehen. Sie tragen doch sonst das Quecksilber überall mit sich – und vergiften sich immer weiter! Halten Sie sich daran, sonst werden Sie schon bald mehr Probleme bekommen als dieses bisschen Mundentzündung!«

Bei der mercuriellen Entzündung des Mundes handelt es sich um eine Schädigung der Mundschleimhaut durch chronische Einwirkung von Quecksilberdämpfen. Der Einsatz von Quecksilber in verschiedenen Gewerben, vor allem in der Spiegelherstellung, führte dazu, dass viele Arbeiter mit Vergiftungserscheinungen erkrankten. Zu Schäden an der Mundschleimhaut kam es vor allem, wenn größere Mengen flüssigen oder staubförmigen Quecksilbers über längere Zeit eingeatmet wurden. Das Krankheitsbild und sein Auslöser waren im Prinzip bekannt, seit Menschen Quecksilber verarbeiteten. Wirkungsvoll bekämpft wurde es aber erst am Ende des 19. und Anfang des 20. Jahrhunderts, als die Quecksilberverarbeitung deutlich eingeschränkt und mit rigiden Sicherheitsbestimmungen reglementiert wurde.

Spiegel – die Schönheit der einen, das Grauen der anderen

Zu Beginn des 16. Jahrhunderts wurden in Venedig erstmals Zinnamalgamspiegel hergestellt. Bald blühte die Spiegelproduktion auf der berühmten Glasbläserinsel Murano und wurde in ganz Europa eifersüchtig bewundert: Die Spiegel waren größer, heller und eleganter als alles, was man bis dahin gekannt hatte und avancierten schnell zum Prestigeobjekt. Das Geheimnis ihrer Herstellung wurde daher von den Venezianern streng gehütet. Es gelangte erst um die Mitte des 17. Jahrhunderts nach Frankreich, wo in Paris große Glashütten und Spiegelmanufakturen entstanden. In Deutschland gab es seit dem 18. Jahrhundert in Nürnberg, Fürth und Erlangen größere Spiegelfabriken.[1] Die meisten Menschen waren dort in den 1880er Jahren beschäftigt.[2]

Zusammen mit dem Wissen um die Spiegelherstellung wurde auch ein Krankheitsbild exportiert, welches schon bald als einschlägige Berufskrankheit der Spiegelhersteller galt: die Quecksilbervergiftung. Doch Quecksilber wurde nicht nur für Spiegel gebraucht. Das bemerkenswerte, bei Raumtemperatur flüssige Metall kam ebenso in der Tierhaarverarbeitung – vor allem für Hüte – in der Medizin, der Metallverarbeitung und bei der Herstellung physikalischer und elektrischer Instrumente und Apparate zur Anwendung. Auch in Quecksilberminen zeigten viele Arbeiter Vergiftungssymptome.

Gesundheitsschädliche Quecksilberdämpfe

Generell kann Quecksilber über die Haut, die Schleimhäute und Wunden aufgenommen und in praktisch allen Organen gespeichert werden. Es verteilt sich im Blut und wird dann über Urin, Stuhl, Schweiß und Speichel ausgeschieden – so gelangt es im menschlichen Körper überall hin. Das klinische Bild einer Quecksilbervergiftung variiert aber stark, je nachdem, in welcher Art und Menge und über welchen Zeitraum das Gift aufgenommen wurde. Zu dieser Erkenntnis war der Heidelberger Arzt und Professor der Medizin Adolf Kußmaul (1822–1902) bereits Mitte des 19. Jahrhunderts gekommen. Er hatte Arbeiter der Spiegelbelegereien in Erlangen und Fürth untersucht und dabei festgestellt:

> Nicht die Form, in welcher das Quecksilber vor seiner Einverleibung sich befindet, mag jene Verschiedenheit [der Symptome, Anm. d. Verf.] bestimmen, sondern die Menge des Mercurs, welche in gegebener Zeit resorbiert wird, sowie wahrscheinlich der Ort, wo die Resorption stattfindet.[3]

Kurz gesagt zeigten sich unterschiedliche Symptome, je nachdem, ob das Quecksilber geschluckt, als Salbe über die Haut verabreicht oder als Staub beziehungsweise Dampf eingeatmet wurde. Auch ob kurzzeitig große oder über längere Zeit kleinere Mengen aufgenommen wurden, spielte eine Rolle. Bei beruflicher Exposition wurde Quecksilber jedoch nie nur auf einem Weg inkorporiert, und auf Grund seiner Tendenz, sich stark im Körper zu verteilen, sah man in diesen Fällen eine Vielzahl unterschiedlicher Beschwerden. Der österreichische Gewerbearzt Ludwig Teleky (1872–1957),[4] der Anfang des 20. Jahrhunderts ein Standardwerk über die berufliche Quecksilbervergiftung verfasste, spezifizierte Kußmauls These weiter, indem er feststellte, dass Mundentzündungen vor allem bei dauerhafter Aufnahme größerer Mengen von Quecksilber entstünden.[5]

Eine elende Mundfäule

Bei der Aufnahme des Quecksilbers über die Atemluft und als Staub begannen die Beschwerden häufig mit einem Anschwellen der Speicheldrüsen, begleitet von Schmerzen und Brennen im Mundraum, starkem Durstgefühl und Appetitlosigkeit. Die Schleimhäute und das Zahnfleisch sowie die Zunge wurden dick und schmerzhaft, sie bluteten leicht. Manchmal zeigte sich ein dunkler Saum am Zahnfleisch, und die Zähne hinterließen Abdrücke auf der geschwollenen Zunge, die schmierig belegt war.

Ein Kardinalsymptom war das besonders eindrückliche Speichellaufen: »Nachdem diese Symptome einige Tage bestanden haben, erfolgte eine allmälig zunehmende Vermehrung der Speichelabsonderung, die zu ganz enormen Quantitäten steigen kann«, beschrieb fast staunend ein junger Mediziner 1869, »man hat berechnet, dass unter diesen Verhältnissen innerhalb 24 Stunden 2–16 Pfund Speichel entleert werden können« – also bis zu acht Liter!

Was dies für die Betroffenen bedeutete, schilderte der junge Doktor ebenfalls: »Der Speichel ist scharf und übelriechend und fliesst fortwährend aus der Mundhöhle ab, so dass die Patienten einen äussert unglücklichen und kläglichen Anblick gewähren. Dabei fehlt natürlich Ruhe und Schlaf«.[5] Tag und Nacht durch den unablässig fließenden Speichel gequält, der auch nicht heruntergeschluckt werden konnte, da er Erbrechen und Magenkrämpfe auslöste, konnten die Betroffenen kaum etwas zu sich nehmen. Die geschwollenen Lippen, Zahnfleisch, Gaumen und die Mandeln entzündeten sich im Folgenden häufig. War der Zahnstatus schon vorher schlecht gewesen, waren die Auswirkungen der Quecksilberdämpfe umso fataler: Die Zähne lockerten sich in dem geschwollenen Zahnfleisch, es zeigten sich schmierige graue Beläge, und die Zähne konnten herausfallen, ähnlich wie bei Noma (→ Noma). Im Folgenden entstanden offene Geschwüre im ganzen Mundraum. Durch diese Wunden konnte das Quecksilber dann in noch größerer Menge in die Blutbahn gelangen, sich im Körper verteilen und auch den Kieferknochen befallen.

Bestand die Quecksilberexposition fort, wurde der allgemeine Zustand der Patienten immer schlechter. Sie magerten ab und ihr Gesicht bekam ein blässlich-fahles Aussehen mit bläulichen Augenringen und eingefallenen Augen. Schließlich konnten Magen-Darm-Trakt, Lunge, Nieren und vor allem das Nervensystem geschädigt werden. Manchmal trat die Mundentzündung in ein chronisches Stadium ein, bei welchem die Schleimhäute gerötet, entzündet und voller kleiner Geschwüre waren.[7] Bei Frauen führte die Quecksilbervergiftung zu häufigen Fehlgeburten, wurden die Kinder geboren, waren sie oft kränklich. Auch konnten die Arbeiterinnen und Arbeiter bei fortgesetzter Exposition Nervenstörungen entwickeln.

Eine besondere Form des Zitterns war ein erstes Zeichen der Nervenstörung, das sich zu zuckenden Bewegungen am ganzen Körper steigern konnte, sodass das Gehen und die leichtesten Tätigkeiten unmöglich wurden. Ebenso kam es häufig zu einer Wesensveränderungen der Arbeiter, dem sogenannten Erethismus, einer Schüchternheit und fahrigen Reizbarkeit, die einige Ärzte an Neurasthenie denken ließ (→ Neurasthenie). Es folgten mitunter besondere Erregungszustände, Lähmungen, Sensibilitätsstörungen und Depressionen bis hin zu völliger Idiotie, Blindheit, Taubheit, Unfähigkeit zu gehen und zu sprechen. Der Tod konnte durch die giftbedingten Nervenstörungen ebenso wie durch Auszehrung oder eine Infektion der Geschwüre im Mund eintreten.

Der gefährliche Beruf der Spiegelbeleger

Die Technik der Spiegelherstellung war im Grundsatz von den Anfängen im Venedig des 16. Jahrhunderts bis zum Ende des 19. Jahrhunderts die gleiche geblieben. Ein Zinnamalgamspiegel wurde gefertigt, indem dünne, großflächige Glasplatten mit einem Gemisch aus Zinn und Quecksilber beschichtet wurden. Beide Substanzen reagierten zu einer Amalgam-Schicht, die aus einer festen Metalllage und einem weiterhin flüssigen Quecksilberfilm auf der Rückseite des Glases bestand.[8] Die

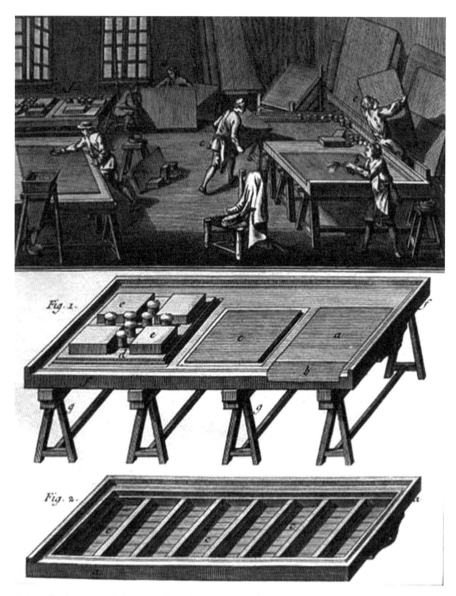

Spiegelbeleger und ihre Werktische in einer französischen Manufaktur,
Kupferstich um 1770.

angewandte Technik der Spiegelherstellung beschrieb der französische Mediziner Philibert Patissier (1791–1863) 1820 so:

> Man breitet auf einem großen Steintisch [...] gewalzte Zinnblätter aus; diese bedeckt man mit einer Schicht Quecksilber von einigen Zentimeter Stärke. Man schiebt das Glas, das man verspiegeln möchte, über dieses Quecksilberbad und lässt das überflüssige Quecksilber ablaufen [...].
>
> Mehrere Schritte dieses Prozesses tragen dazu bei, die Gesundheit der Arbeiter zu schädigen. [...] Der Quecksilberstaub erhebt sich in die Luft, wenn man die Reste der Verzinnung, die in der ganzen Werkstatt verstreut liegen, aufkehrt, und verteilt sich wegen seiner extremen Leichtigkeit schnell überall hin. Das Quecksilber, das auf die Verzinnungstische gestreut wird, dringt in jede Rille ein und verdampft bei sehr niedrigen Temperaturen.[9]

Die Luft in einer solchen Spiegelwerkstatt war also geschwängert mit Quecksilber- und Amalgamstäuben, außerdem verdampfte das überall eingedrungene elementare Quecksilber ständig, vor allem bei sommerlich warmen Temperaturen. Ein Untersucher schätzte Anfang des 20. Jahrhunderts, dass ein Arbeiter am Spiegelbelegtisch bei achtstündiger Arbeit etwa 4,5 mg Quecksilberdampf einatme und dazu noch mehr als 2 mg Quecksilber in Staubform aufnehme[10] – Mengen, die tausendfach über den heute als gefährlich erachteten Dosen liegen. Alle dort arbeitenden Menschen waren ständig einer hohen Quecksilberkonzentration ausgesetzt, doch bestimmte Arbeiten wie das Abfegen der Arbeitstische galten als besonders schädlich. An den Kleidern, an Haut und Haaren hafteten jederzeit erhebliche Mengen des Werkstoffes, wurden nach Hause getragen und konnten so noch länger wirken und in den Körper eindringen.

Kein exklusives Elend der Spiegelhersteller

Jedoch waren die Arbeiter der Spiegelmanufakturen nicht die Einzigen, die an Mundentzündungen durch Quecksilber zu leiden hatten. Neben den mit Quecksilber arbeitenden Branchen der voranschreitenden neuzeitlichen Industrialisierung gab es noch eine weitere Gruppe, die es typischerweise traf: die Syphiliskranken.

Quecksilber galt bis ins 19. Jahrhundert nämlich als eins der wirksamsten Mittel gegen die Syphilis, die sehr häufig war. Die Erkrankten, die sowohl die mitunter tödlichen, jedenfalls aber sehr schmerzhaften

und unangenehmen Symptome dieser Seuche fürchteten als auch berechtigte Angst vor den gesellschaftlichen Auswirkungen der Diagnose
der »Lustseuche« hatten, griffen nach jedem Strohhalm. Sie unterzogen
sich, zum Teil mehrmals, der extrem belastenden und kaum sicheren
Erfolg versprechenden Quecksilberkur. Die Nebenwirkungen solcher
Therapien standen den Syphilissymptomen in ihrer Schmerzhaftigkeit
kaum nach.[11] Die Mengen des giftigen Metalls, die äußerlich angewandt, geschluckt oder inhaliert wurden, waren beträchtlich. Zu besonders vielen Mundentzündungen kam es bei den Einreibungen mit
quecksilberhaltigen Salben.[12] Mitunter genügten sie, um nicht nur bei
den Erkrankten, sondern auch bei deren Angehörigen, die lediglich die
Salben auftrugen, Vergiftungserscheinungen hervorzurufen. So berichtet
ein französischer Arzt, dass die Ehefrau eines Patienten mit massivem
Speichelfluss und Ulzerationen der Mundschleimhaut erkrankte, obwohl
sie lediglich ihren Mann zur Quecksilberanwendung begleitet hatte.[13]

Therapie und Prophylaxe der mercuriellen Mundentzündung

Während aber die Syphilispatienten die Auswirkungen der Quecksilber-
anwendungen ertragen mussten, um vielleicht irgendwann von ihrer
Krankheit geheilt zu werden, lagen die Dinge bei den gewerblich durch
Quecksilber Geschädigten anders. Tatsächlich war die Therapie – und
das war auch bekannt – sehr einfach. Die Quecksilberexposition musste sofort gestoppt werden, dann heilten die Entzündungen innerhalb
von Wochen ab und hinterließen nur Narben. Weiche Kost, Ruhe und
Aufenthalt in guter Luft unterstützten diesen Heilungsprozess. Nur
die schwerwiegenden Nervenschädigungen durch Quecksilber waren
mitunter irreversibel.

Doch so scheinbar einfach diese Zusammenhänge auch waren, so
schwierig stellte sich die Lage der betroffenen Arbeiter dar: Auf ihren
Lohn angewiesen, hatten sie wenig Interesse daran, sich von der Arbeit
freistellen zu lassen oder eine andere Beschäftigung zu suchen. Die
Fabrikbesitzer auf der anderen Seite versuchten, die Sicherheitsmaßnahmen so wenig kostspielig wie möglich zu gestalten. Sie ließen ihre
Belegschaft zwar regelmäßig von Ärzten begutachten, deren Ratschläge
wurden aber oft genug nicht umgesetzt. Adolf Kußmaul, der Verfasser
einer Monographie über die Quecksilbervergiftung, nahm um 1860 an
einer ärztlichen Visite in der berühmten Spiegelstadt Fürth teil:

Zu sanitätspolizeilichen Zwecken genügt es, den Mund der Arbeiter zu besichtigen, und über die Sicherheit ihrer Hand und Zunge sich zu unterrichten. [...] Die Mehrzahl derjenigen, welche sich längere Zeit mit Quecksilber beschäftigen, aber nicht alle, zittern bei der Untersuchung [...]. Werden die Weiber darüber zur Rede gesetzt, so ertönt fast ausnahmslos die Antwort: die Visitation mache sie so erschrocken. [...] Übler Geruch aus dem Munde, belegte Zunge mit Zahneindrücken an den Rändern, rothes, angeschwollenes Zahnfleisch, etwas vermehrtes Speicheln findet sich häufig auch schon bei solchen, die erst kurze Zeit mit Quecksilber handthieren.[14]

Die Arbeiter versuchten offenbar regelmäßig, obwohl sich die Folgen ihrer Arbeit mit Quecksilber bald und unerbittlich einstellten, ihre Symptome zu verbergen und herunterzuspielen, um weiter arbeitsfähig zu bleiben. Zudem veränderten längere Quecksilberexpositionen das Wesen der Menschen: Sie wurden scheu, hassten es, beobachtet zu werden, und gerieten ungewöhnlich leicht in Wut. Auch diese ganz besondere Auswirkung des Quecksilbers erschwerte Prophylaxe und Therapie.

Dennoch hatte es schon im 18. Jahrhundert Maßnahmen gegen die Erkrankung gegeben. Geschwefelte Tücher, die das Quecksilber binden sollten, wurden in den Arbeitsstätten aufgehängt. Der französische Arzt Philibert forderte, dass die Arbeiter schützende Musselin-Kittel tragen und regelmäßig Milch zu trinken erhalten sollten, zudem seien die Werkstätten gut zu lüften.[15]

Arbeitsschutz und quecksilberärmere Techniken

Dies waren bereits die theoretischen Grundzüge eines Arbeitsschutzes, der wirksam gewesen wäre, hätte man ihn konsequent umgesetzt.[16] 200 Jahre später empfahl ein Arzt in einer mit Quecksilber arbeitenden Fabrik zu prophylaktischen Zwecken im Wesentlichen das Gleiche,[17] auch wenn sich die Arbeitsverhältnisse in der Zwischenzeit stark gewandelt hatten.

1889 traten ein preußischer und ein gleichlautender bayrischer Erlass in Kraft, die erstmals verbindliche Sicherheitsvorschriften für die Spiegelindustrie enthielten. Diese lösten die vorher innerbetrieblich geregelten (und recht inkonsequent gehandhabten) Sicherheitsmaßnahmen ab. Darin wurden vor allem die ausreichende Ventilation und die strikte Trennung von Aufenthalts- und Quecksilber-Arbeitsräumen geregelt

sowie die Säuberung dieser Räume und die Beendung der Arbeit, wenn
die Raumtemperatur 25 Grad Celsius überschritt. Obergrenzen für die
Arbeitszeit in Quecksilber-Räumen, eine angemessene Arbeitskleidung
sowie regelmäßige ärztliche Untersuchungen wurden festgeschrieben.
Den Arbeitern wurde einmal in der Woche ein Vollbad zugesichert –
nach Wunsch warm oder kalt.[18]

Zudem waren andere Verfahren zur Verspiegelung von Glas, etwa
mit Silbernitratlösungen, seit der Mitte des 19. Jahrhunderts bekannt
und sogar billiger als die Quecksilberverspiegelung.[19]

Diese Veränderungen waren für die Spiegelmanufakturen gravierend:
Die Anzahl der in Fürth beschäftigten Arbeiter ging innerhalb von sechs
Jahren auf ein Drittel zurück, und die Krankentage durch Merkuria-
lismus, die vorher über 5.000 pro Jahr betragen hatten, kamen 1891
auf null.[20] Doch die Quecksilber verarbeitende Spiegelindustrie war
schon im späten 19. Jahrhundert kaum noch konkurrenzfähig. 1912
konstatierte der Gewerbehygieniker Ludwig Teleky, dass die Queck-
silberbelegereien in Deutschland »so gut wie ausgestorben« seien.[21]

Nach wie vor konnten sich allerdings Angestellte in chemischen
Industriebetrieben, Bergleute in Quecksilberminen und medizinisch-
technisches Personal vergiften.[22] In allen Quecksilber verarbeitenden
Betrieben waren nunmehr allerdings medizinische Untersuchungen
verpflichtend und bei Symptomen einer Vergiftung wurde der betroffene Arbeiter sofort von den Arbeiten mit Quecksilber entfernt. Sollte
er dennoch eine längerfristige Schädigung davontragen, erhielt er eine
ambulante oder stationäre Behandlung sowie möglicherweise eine Kur.
Zudem war sein Leiden als Berufskrankheit entschädigungspflichtig.
Das Vollbild einer Quecksilber-Stomatitis wurde äußerst selten.[22]

Quecksilber heute

Die Stomatitis mercurialis, Auswirkung einer ungeschützten, lang an-
dauernden Exposition gegenüber Quecksilberdämpfen und -stäuben,
kommt heute nicht mehr vor. Zwar wird Quecksilber nach wie vor
eingesetzt, jedoch ist der Umgang mit dem gefährlichen Arbeitsstoff
stark reglementiert.[23] Trotzdem treten weiterhin vor allem im Industrie-
bereich Quecksilbervergiftungen auf, nämlich als akute Vergiftung nach
einmaliger hochdosierter Aufnahme sowie als Vergiftung mit den schon
in kleinen Dosen schädlichen organischen Quecksilberverbindungen.

Quecksilber bleibt also ein Problem. Die Weltgesundheitsorganisation begegnete diesem 2013 mit dem Minamata-Abkommen – benannt nach dem japanischen Ort Minamata, in dem es in den 1950er Jahren zu der größten Quecksilber-Massenvergiftung der Bevölkerung kam. Unkontrollierte Müllverbrennung und Einleitung von stark quecksilberbelasteten Abwässern ins Meer waren die Ursache gewesen. Doch erst 60 Jahre nach Minamata fand sich die Mehrheit der WHO-Länder bereit, einen Aktionsplan für die weitgehende Eliminierung von Quecksilber aus der Lebenswelt der Menschen und der Industrie in Angriff zu nehmen. Das Minamata-Abkommen sieht vor, dass Quecksilber in naher Zukunft nicht mehr abgebaut, sondern nur noch durch Recycling aufbereitet werden darf. Es soll nicht mehr gehandelt und aus allen Anwendungen, für die Alternativen zur Verfügung stehen, verdrängt werden. Denn auch die Umweltbelastungen durch das Schwermetall gilt es zu vermeiden. Die Mercurielle Stomatitis als besonders schreckliche und gleichzeitig sehr einfach vermeidbare Auswirkung der Arbeit mit Quecksilber gehört schon seit einigen Jahrzehnten zu den verschwundenen Krankheiten – die anderen Formen der Quecksilbervergiftung könnten nun in absehbarer Zeit folgen.

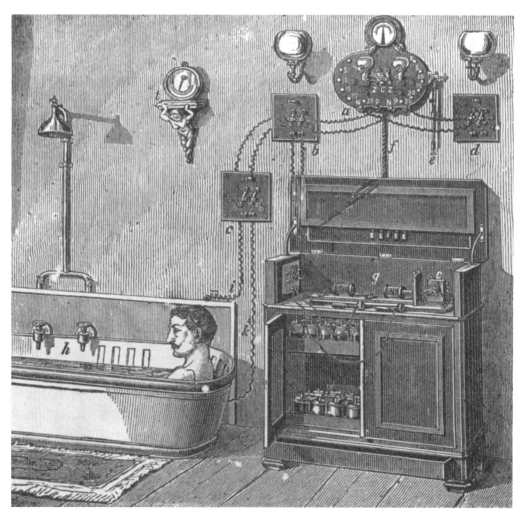

Elektrisches Wasserbad, 1888 (Ausschnitt). Dem Patienten konnten mit der Apparatur rechts im Bild elektrische Ströme appliziert werden.

Neurasthenie

Synonyme: Neurasthenia, American Nervousness, reizbare Schwäche, Mal du siècle, Psychasthenie.

Wieder und wieder presst es mir die Brust zusammen. Hilfe! Ich bekomme keine Luft mehr! Währenddessen schallt in meinem Kopf eine tiefe Glocke so laut, dass es mir fast den Schädel zersprengt. Der Boden schwankt. Dann kommen die Weinkrämpfe und schütteln mich lange. In meinem ganzen Körper pocht es. Ich stürze in einen Abgrund! Hilfe! Wenn ich wieder zu mir komme, geht es mir elend. Diese Anfälle plagen mich täglich, manchmal mehrmals!

Doch auch sonst geht es mir gar nicht gut. Ich kann nicht schlafen, ich kann aber auch nicht richtig wach sein. Was kann ich eigentlich? Alles zu beschreiben, was mit mir nicht stimmt, ist schrecklich kompliziert. Die Krankheit ist überall in meinem armen Körper. Nervös, übererregt, der Doktor sagt: neurasthenisch! Schuld an allem sei nicht irgendein Mangel, sei nicht der Liebeskummer, der mich schüttelt und sei nicht dieses Leben, das mir bisher alles Schöne, nämlich: alle Hoffnung auf Liebe, auf einen Mann, auf Kinder, kurzum, auf ein bisschen ruhiges Glück, versagt hat. Nein, es seien die Nerven. Sie würden alle ganz falsch und schräg feuern und alles in Unordnung bringen. Nicht das kleinste bisschen bin ich mehr zu leisten im Stande, wegen der Nerven. Diese Nerven, sagt der Doktor, müssen jetzt gestärkt werden und sich beruhigen, etwa bei einer Kur.

So bin ich in ein Stahlbad gefahren. Hier lerne ich, wie ich meine Nerven wieder ins Lot bringe. Ich nehme vielerlei Bäder mit eisenhaltigem Wasser, auch einige elektrische Anwendungen und versuche es mit leichter Gymnastik und Schonkost. Die anderen Kranken hier sind nicht gerade ein Gewinn, all diese vom Leben enttäuschten Frauen, die sich um die Aufmerksamkeit der Ärzte reißen, also wirklich mit allen Mitteln! Beschämend ist das! Ich halte mich so gut es geht von ihnen fern.

*Spaß macht die Kur wirklich nicht. Man stirbt vor Langeweile. Aber
genau das soll ja helfen gegen diese kaputten Nerven!*[1]

Die Neurasthenie war ein Krankheitsbild mit vielgestaltiger, psychischer und körperlicher Symptomatik, das im Zeitraum zwischen 1880 und 1940 in Nordamerika und Europa häufig diagnostiziert wurde. Die Nervenbahnen des menschlichen Körpers galten als Sitz des pathologischen Geschehens. Da sich aber kaum organische Befunde an den Nerven feststellen ließen, sprach man von einer funktionellen Erkrankung. Die Neurasthenie galt zudem als Zivilisationskrankheit, da sie eng mit dem in dieser Zeit alle Lebensbereiche umfassenden Modernisierungsschub und der Technisierung der Welt in Zusammenhang gebracht wurde. Auch wies man unerfüllten Wünschen, unterdrückten oder im Gegenteil zu stark ausgelebten sexuellen Phantasien sowie den Anforderungen einer immer komplexer erscheinenden Umwelt eine wichtige Rolle bei der Entwicklung der Erkrankung zu. Obschon die Diagnose Neurasthenie niemals aus dem offiziellen Diagnosekatalog der heutigen Medizin entfernt wurde, wird sie seit einem Menschenalter kaum mehr vergeben. Sie gilt als verschwunden.

Die Entdeckung einer neuen Krankheit

1881 schrieb der damals 42-jährige amerikanische Nervenarzt George Miller Beard (1839–1883) ein Buch,[2] in dem er einen neuen Namen für ein bereits bekanntes, aber bisher noch nicht abschließend beschriebenes Krankheitsbild prägte: Neurasthenie.[3] Seine umfangreichen Beschreibungen der Neurasthenie, die er bei seinen Patienten und auch bei sich selbst studiert hatte, zeichnen das Bild einer durch vielerlei körperliche und geistige Missempfindungen definierten Erkrankung: »Die Neurasthenie verschont kein Organ und keine Function des Körpers; vom Scheitel bis zur Zehe ist keine Fiber vor ihren Anfällen sicher«, heißt es in der in Deutschland 1883 erschienenen Übersetzung.[4]

Der Anspruch, als Erstbeschreiber einer neuen medizinischen Entität hervorzutreten, ist in Beards Werk deutlich spürbar. Doch nicht nur das: auch die Therapie wurde von ihm sofort mitgeliefert. Diese bestand unter anderem in der Elektrisierung des Patienten mit unterschiedlichen elektrischen Apparaten, die er in Kooperation mit dem wohl berühmtesten Erfinder Amerikas konstruiert hatte, mit Thomas A. Edison (1847–1931). Neben dem Ruhm, der dem Entdecker einer neuen Krankheit winkte, war beiläufig mit heilender Elektrizität viel Geld zu machen.

Insbesondere in Deutschland fiel Beards Arbeit auf fruchtbaren Boden und wurde ausführlich rezipiert. In den 1880er Jahren explodierte die deutschsprachige Literatur zur Neurasthenie und auch zur Elektrotherapie. Die Nerven waren Objekt umfangreicher Forschungsbemühungen – irgendwie geheimnisvoll und gleichzeitig erfolgversprechend für das Verständnis und die Therapie einer Vielzahl menschlicher Leiden. »Das Nervensystem«, schrieb Wilhelm Erb (1840–1921), einer der führenden Neurologen Deutschlands 1893,

> ist es allein, das die Einheit des thierischen und menschlichen Organismus begründet und alle seine Lebensvorgänge vermittelt [...]; alle Höhen der geistigen Entwicklung, alle Fortschritte der Cultur, alle künstlerischen und ethischen Gestaltungen, alle Tiefen der Leidenschaft, wie alle Höhen genialen Geistesfluges, welche die Menschheit erreicht hat und je erreichen wird, haben in einer gesunden und kraftvollen Beschaffenheit des Nervensystems ihre unerlässliche Vorbedingung.[5]

Die elektrischen Eigenschaften des Körpers

Insbesondere die jüngst entdeckten elektrischen Eigenschaften der Nerven faszinierten Ärzte und medizinische Laien gleichermaßen. Ströme, Impulse, Blitze, die durch den Körper fuhren und die Nervenbahnen erzittern ließen, waren erregende Vorstellungen, die durch vielerlei Beispiele aus der zunehmend technisierten Lebenswelt der Menschen im ausgehenden 19. Jahrhundert inspiriert waren. Telegraf, Fernsprecher und neue, schnellere und massentaugliche Fortbewegungsmittel stellten da nur die einschlägigen Beispiele dar.

Natürlich waren derartig leistungsstarke und gleichzeitig feine elektrische Leitungen, wie sie der menschliche Körper offenbar aufwies, auch störanfällig. Die Leistungsfähigkeit des Menschen und seines Nervensystems war keineswegs unbegrenzt und wurde in einem Zeitalter tiefgreifender Veränderungen besonders beansprucht. Man empfand das Leben als immer lauter, schneller, komplizierter und leistungsorientierter, und als Folge davon sahen Ärzte wie Wilhelm Erb die Nervenerkrankungen stark zunehmen, ja, sie sahen die Nervosität geradezu bei ihren Zeitgenossen um sich greifen. Ausgedrückt wurde das durch die Hast und die Unruhe in den Bewegungen und bei der Arbeit, die Empfindlichkeit gegen Sinneseindrücke, die Schreckhaftigkeit, grössere Reizbarkeit und Ärgerlichkeit, die geringere Resistenz gegen die kleinen Unbequemlichkeiten des Lebens, [...] die wechselvolle Stimmung, die Unruhe des Schlafs, das »Angegriffensein« nach jeder etwas anstrengenden Leistung, die Erregbarkeit des Herzens und des Gefässsystems und dergleichen mehr.[6]

Der Übergang von noch normaler Nervosität zu echter, krankhafter Neurasthenie war fließend und vor allem durch die Frage definiert, ob die betreffende Person noch in der Lage war, den normalen Geschäften ihres Lebens nachzugehen und die gesellschaftlichen Umgangsformen aufrechtzuerhalten.

Im vielfachen Spannungsfeld – die mannigfachen Auslöser der Neurasthenie

Wilhelm Erb hatte früh darauf hingewiesen, dass für die Neurasthenie bisher kein organisches Korrelat gefunden werden konnte und sie mithin zu den funktionellen Nervenbeschwerden zählte. Dafür beschrieb er umso vielfältigere Auslöser dieser neuen, aber schon in den 1880er Jahren überaus häufigen Erkrankung: jede Art von körperlicher Überanstrengung wie etwa lange Bergtouren oder Fahrradausflüge, aber auch alle Arten von sexuellen Eskapaden; zu intensive, dauerhafte oder vielfältige Sinneseindrücke; geistige Hochleistungen, vor allem unter Zeitdruck ausgeführt, wie er sie bereits in Schulen und Universitäten, dann auch im späteren Berufsleben der »Kopfarbeiter« am Werk sah; alle angespannten Gemütslagen, ob es sich nun um Zukunftsängste, Aufregung in der Familie, gekränkte Eitelkeit oder übersteigerte Erwartungen handelte; Drogen und Genussmittel aller Art; schließlich schwere organische Krankheiten, ungesunde Ernährung und schlechte Luft, körperliche Erschütterungen, Unfälle und Traumata.[7] Alle diese Faktoren, wenn sie auf ein familiär vorbelastetes und zur Nervosität neigendes Individuum wirkten, konnten schließlich ein behandlungsbedürftiges neurasthenisches Krankheitsbild auslösen.

Dabei waren es vor allem die Spannungen zwischen den eigenen Wünschen und der Angst vor ihrer Erfüllung, die den Neurastheniker immer tiefer in seine Krisen führten. In allen Lebensbereichen konnte der Ursprung der Beschwerden liegen. Ob einer sich sexuelle Erfüllung wünschte, aber Angst davor hatte, sich eine Geschlechtskrankheit zuzuziehen, oder ob jemand gern ein ungebundenes, modernes Leben haben wollte, aber sich vor den gesellschaftlichen Konsequenzen fürchtete – das Ergebnis war ein Spannungszustand, in dem Begierde und gleichzeitig Angst eine schreckliche Nervosität hervorriefen.[8]

Neurasthenie – ein bunter Strauß verschiedenster Beschwerden

Der Körper schlug dann zurück und wehrte sich gegen Lebensbedingungen, mit denen er nicht umgehen konnte. Da jedes Organ betroffen sein konnte, war die Palette der von den Patienten geschilderten Beschwerden sehr breit. Ausdruck einer Neurasthenie konnten neben vielem anderen sein: Erschöpfung, Rückenschmerzen, Impotenz, Verstopfung, Ohrgeräusche, Wutausbrüche, Bauchschmerzen, Menstruationsbeschwerden, Alkoholsucht, Heuschnupfen, Herzklopfen, Karies, Hauttrockenheit und alle Arten von Ängsten.

Manche Mediziner machten sich die Mühe, die verschiedenen Beschwerden, die bei der Neurasthenie auftreten konnten, grob dem Gehirn, dem Rückenmark, dem vegetativen Nervensystem beziehungsweise den peripheren Nerven zuzuordnen. Andere unterschieden eine sexuelle von einer psychischen und einer Darm-Neurasthenie. Alle waren sich aber darüber einig, dass die Symptome sehr vielfältig sein konnten.[9] Sie umfassten Zustände der Energie- und Antriebslosigkeit, der Furcht, aber auch des gesteigerten Antriebs sowie zwanghafte Verhaltensmuster, Denkschwächen und psychotische Symptome; Schmerzzustände, insbesondere Rücken- und Leibschmerzen sowie Kopfschmerzen; Muskelschwäche, Zittern, Schwindel, Herzklopfen und Gefühlsstörungen; Verdauungsbeschwerden; und selbstverständlich Störungen des Sexuallebens.

Diesem Bereich der Neurasthenie wurde sowohl von Ärzten als auch von Patienten viel Aufmerksamkeit geschenkt. Eine »falsche« Sexualpraktik sollte Neurasthenie hervorrufen, es konnte sich aber auch umgekehrt verhalten, dass die Krankheit erst an anderer Stelle ausbrach und sich dann negativ auf die Geschlechtsorgane auswirkte.

Als besonders schädlich für das nervlich sensible Individuum galt der zur Empfängnisverhütung praktizierte Coitus interruptus. Unwillentliche Samenabgänge konnten das erste Symptom der Neurasthenie darstellen, zu Impotenz führen und schließlich die Nerven ganz zerrütten. Andererseits wurde vor allem von der Onanie behauptet, ganze

Generationen von jungen Menschen neurasthenisch gemacht zu haben. Hier standen die Ärzte häufig vor einem Dilemma: Wenige Patienten gaben derartig tabuisierte Praktiken direkt zu. So riet ein naturheilkundlich tätiger Arzt seinem Leser:

> Die Zeichen, welche man gewöhnlich zum Erkennen eines Onanisten anführt, sind ganz unsichere […]: eine bleiche, ins Gelbliche oder graue spielende Gesichtsfarbe, Blässe der Lippen, bläuliche oder grüne Ringe um die eingesunkenen, nichtssagenden Augen, schlaffe Augenlider, welke Gesichtsmuskeln, Mattigkeit und Schlaffheit des ganzen Körpers, Warzen am Zeige- und Mittelfinger.[10]

Derartig demaskiert konnte sich der neurasthenische Onanist nur schleunigst in geeignete Behandlung geben, bevor die Lebenskraft ihn ganz verließ.

Doch von welchem Punkt auch immer die neurasthenischen Beschwerden nun ihren Ausgang nahmen, sie konnten sich über die feinen Nervengeflechte im ganzen Körper verbreiten. Die Krankheit führte dazu, dass die Betroffenen ihrer Arbeit und ihren familiären Verpflichtungen nicht mehr oder nur unter großen Mühen nachkommen konnten. Sie fielen aus der Rolle, waren in Gesellschaften peinlich und unbeherrscht und blamierten ihre Angehörigen. Das Gefühl, ständig zu versagen, verstärkte die Leiden der Betroffenen noch.

Die Diagnose einer Neurasthenie konnte dann mitunter den Patienten erheblich entlasten. Man war das Opfer der eigenen Nerven, deren Schwäche und Überspanntheit als Ursache des eigenen Versagens identifiziert wurde. Zudem galt ein Neurastheniker nicht ausschließlich als schwach und leistungsunfähig, er war gleichzeitig auch mit besonders feinen Nerven ausgestattet, die ihm eine »überdurchschnittliche Partizipation am modernen Leben« ermöglichten, wenn nicht gar aufdrängten.[11]

Was hilft gegen die Nervenschwäche?

Die geeignetste Behandlung hatte schon der Erstbeschreiber Beard in der Elektrotherapie gesehen: Von außen durch medizinische Apparate applizierte Ströme sollten die erschlafften Nerven wieder in Spannung versetzten. Er selbst wurde zu einem glühenden Anhänger der Elektrotherapie, die auch in Deutschland von verschiedenen Ärzten angewandt wurde.

Verschiedene solcher Apparate kamen bald auf den Markt. Dabei wurden nicht nur Kopf und Gliedmaßen elektrisiert, es gab auch spezielle Sonden für den Mastdarm, die Geschlechtsorgane und sogar die Harnröhre. Impotenz und sexuelle Unsicherheit konnten laut der Anwender damit behandelt werden. »Es handelt sich somit darum, dem Patienten [mit im Mastdarm oder in der Harnröhre liegenden elektrischen Sonden] außergewöhnliche Erektionen zu verschaffen«, erklärte ein Elektrotherapeut. Dadurch sei »dem Patienten klar zu machen, daß er nicht impotent sei«.[12]

Doch nicht alle Therapeuten sahen in den elektrischen Anwendungen den Königsweg zur Beherrschung der Neurasthenie. Auch sportliche Betätigung stand hoch im Kurs, wenn auch hierbei der Grad zwischen ausgleichender, kräftigender Aktivität und schädlicher Überanstrengung schmal war. Des Weiteren riet man zur Badetherapie. Sitzbäder, Halbbäder, warme und kalte Abklatschungen und Abspritzungen sowie Einschlagungen in feuchte Tücher wurden praktiziert, und insbesondere die Kombination mit der Elektrotherapie, das »elektrische Bad«, versprach Heilung. Bei verfahrenen Fällen von Neurasthenie versuchte man auch durch Reisen eine Besserung zu erzielen, wenn auch das Reiseziel mit Bedacht gewählt werden musste. Die längere Trennung vom gewohnten Umfeld mit völliger Kontaktsperre wurde von einigen Therapeuten als das beste Mittel in besonders schweren Neurastheniefällen gesehen.[13]

In der Folge schossen Nervenheilanstalten und Heilbäder wie Pilze aus dem Boden, war doch mit der Neurasthenie auch gutes Geld zu verdienen. Die Patienten der Kuranstalten waren jedoch keine einfache Klientel, wie ein behandelnder Arzt schilderte. Seine Patienten klappten »bei jeder geringfügigen Empfindung, Schwäche und Reizbarkeit wie ein Waschlappen« zusammen, sie lägen ihm ständig mit »wiederholten Klagen und Jammern in den Ohren«, das Ganze sei »eine furchtbare Geduldsprobe«. Mürbe, wenn nicht gar überreizt, riet dieser Arzt seinen Patienten:

Niemand kann dir diesen Kampf gegen deine Nervosität abnehmen; auch dein Arzt nicht. Verschone also deinen Arzt mit überflüssigen und allzu häufigen Klagen über Kleinigkeiten und bedenke, daß auch er ein Mensch ist, der Nerven hat.[14]

Gefolgt wurde dieser Ausbruch des entnervten Nervenarztes von einer wahren Flut an Lebensregeln und Anweisungen für den häuslichen

Gebrauch, die dazu angetan waren, einem jedes Fünkchen Spaß im
Leben aus gesundheitlichen Gründen zu verleiden. Da konnte man
schon nervös werden!

Erholung versus Abhärtung

Bei einer Erkrankung, die so sehr mit der fehlenden Balance zwischen
Aktivität und Erholung begründet wurde, erschien es selbstverständlich, dem gesunden, ausreichenden Schlaf eine zentrale Rolle im Ge-
sundungsprozess zuzuweisen. Und natürlich fiel dem Neurastheniker
nichts schwerer als eben das Schlafen. Nach geltender Lehre war das
Schlafbedürfnis bei Neurasthenikern erhöht – doch je mehr sie schlafen
sollten, desto weniger konnten die Patienten es offenbar. Schlafmittel wie
Sulfonal (→ Sulfonal-Vergiftung), die zur gleichen Zeit in den Handel
kamen, boten hier einen häufig gewählten Ausweg, wenn sie das zu
Grunde liegende Leiden auch nicht zu heilen vermochten.

Doch bedurfte der Neurastheniker mehr als andere Menschen der
Ruhe? Oder musste gerade er sich abhärten und seine Nerven wieder
auf Kurs bringen? Sollte er sich ablenken oder im Gegenteil ganz auf
Zerstreuung verzichten?

Die Ratgeberliteratur zur Neurasthenie ist voll von Anweisungen,
was für den Erkrankten ein gesundes Maß an Aktivität sein könne
und von welchen Tätigkeiten ganz Abstand genommen werden solle.
Ein Badearzt aus Ilmenau etwa empfahl leichte, kreative Zerstreuung:

> Es eignen sich zu diesem Zwecke Botanisieren, Fischefangen, Zeichnen,
> Malen, Brennen, Holzschnitzerei, Leder- und Papparbeiten, Modellieren,
> Photographieren u.s.w; ferner das Anlegen von Sammlungen aller Art
> […]. Arbeiten im Garten […] sind ebenfalls nicht zu verachten. […]
> Holzsägen, Holzspalten, Graben, ganz geistlose Arbeiten, sind für ge-
> bildete Neurastheniker meiner Erfahrung nach durchaus ungeeignet. [15]

Standen zunächst die Pflege und Erholung der Erkrankten bei der Behandlung der Neurasthenie im Vordergrund, mischten sich um 1900
schärfere Töne in den Diskurs. Nun forderte man eher Abhärtung,
Willensstärkung und Selbstbeherrschung. Der Wehrdienst galt nun als
geeignete Methode, um »verweichlichte«, »schlappe« Jünglinge von
ihrer Neurasthenie zu kurieren. Besser als Badeurlaube und leichte
Zerstreuung sei »Gewöhnung«, zum Beispiel an körperliche Arbeit,

und »Ausbildung des Charakters«.[16] Die allgemeine Militarisierung der wilhelminischen Gesellschaft führte zu einer »Wende zur Härte« in allen Lebensbereichen.[17] Wer konnte Charakterformung und Härte besser verwirklichen als die Armee!

Zwischen »Verfeinerung« und »Degeneration«

Obwohl die Neurasthenie eine Krankheit war, an der viele litten, war sie zunächst nicht ausschließlich negativ konnotiert. Tatsächlich beschleicht einen sowohl bei der Lektüre der einschlägigen Fachbücher als auch bei Aussagen vieler Betroffener das Gefühl, dass sie diese Erkrankung auch pflegten und leidenschaftlich auslebten. Schon George Miller Beard hatte die Verfeinerung der »Kulturvölker« als notwendige Bedingung der Neurasthenie beschrieben: Nur ein sensibler, den Reizen seiner Umwelt und den vielfachen Belastungen und Genüssen der modernen Welt empfänglicher Mensch könne ein Neurastheniker werden. Jedoch litten keinesfalls nur feinsinnige Literaten und Künstler an der Krankheit, sondern auch und gerade Fabrikarbeiter, kleine Büroangestellte, Telefonistinnen und Eisenbahnpersonal – die Ärzte übrigens nicht zu vergessen. Nachdem die Neurasthenie zunächst nur in den oberen Schichten häufig gewesen und mit geistiger Anstrengung assoziiert war,[18] stellte ihre Verbreitung auch im Arbeitermilieu bald einen medizinischen Allgemeinplatz dar. Ähnlich wie bei der Chlorose (→ Chlorose) sah man bei der Neurasthenie aber in den unteren Schichten andere Auslöser am Werk als bei den besser Gestellten.[19] Doch blieb der Neurasthenie zunächst ein Rest von etwas Edlem: Man litt eben an der eigenen Empfindsamkeit in aufreibenden, modernen Zeiten.

Doch eine Generation nach Beard, der das Lob der amerikanischen Empfindsamkeit gesungen hatte, erhoben sich Stimmen, die die Neurasthenie keinesfalls als Ausdruck eines Prozesses der Höherentwicklung ansahen.[20] Eine erbliche Komponente der Neurasthenie wurde von denen hervorgehoben, die im Gegenteil einen Verfall konstatierten: Nervenkranke Eltern zeugten noch stärker nervenkranke Kinder, und man konnte leicht extrapolieren, wohin dies führen würde. Starke Nerven seien das, was ein Volk und jeder Einzelne benötige. Ohne sie würde man früher oder später anderen, nervenstärkeren Völkern unterliegen. Die Angst vor der Degeneration ließ den Neurastheniker von einem gesellschaftlich akzeptierten, zu schonenden und besonders sensiblen Individuum sukzessive zu einer unerwünschten Belastung der voranstrebenden Gesellschaft werden. In dem Maße, in welchem mit sozialdarwinistischem Säbelrasseln die Äußerung neurasthenischer Beschwerden tabuisiert und die Kranken zu faulen Drückebergern gestempelt wurden, begann die Krankheit zu schwinden.

Die Neurasthenie verschwindet

In der Vorstellung, die eigenen schwachen Nerven durch ein Abenteuer ein wenig auf Vordermann bringen zu können, stürzte sich 1914 eine Generation junger Männer bereitwillig ins »Stahlbad« des Ersten Weltkrieges. Der überwiegende Teil von ihnen kehrte jedoch – wenn überhaupt – keinesfalls gestärkt, sondern versehrt an Körper und Geist aus den Schlachten zurück.

Konfrontiert mit einer großen Zahl von traumatisierten Veteranen verlor die Neurasthenie, die so sehr auf die feinen Nuancen des körperlichen und seelischen Lebens ausgerichtet war, an Aktualität für die diagnostizierenden Ärzte. Schließlich konnten sie nicht jeden Kriegsverletzten und zerrütteten Heimkehrer erst einmal für mehrere Monate in die Badekur schicken, dafür hatten sie keine Zeit und das Land keine Ressourcen. Statt variabler auslösender Faktoren, vielschichtiger Krankheitszeichen und multimodaler, langwieriger Therapieansätze verlangte die Nachkriegsmedizin nach klaren, einfachen und anwendbaren Konzepten.

Insbesondere hinsichtlich psychischer Leiden tendierte man nun dazu, die Ursachen eher bei den Kranken selbst zu suchen als in ihrem Umfeld. Nicht ein Leiden an den schwierigen Zeiten führte zur Krankheit, sondern vielmehr die eigene Unzulänglichkeit, Schwäche oder Degeneration. Der psychisch Kranke geriet in die Position dessen, der sein Leiden selbst verschuldet und daher kein Mitleid zu erwarten hatte. Nicht seine sensiblen, durch eine rastlose Welt beanspruchten Nerven waren nunmehr in den Augen der Zeitgenossen der Kern des Problems, sondern sein schwacher Geist und seine minderwertige Psyche. Die letztlich milde und bisweilen positiv konnotierte Diagnose der Neurasthenie hatte ausgedient.[21]

Inzwischen hatte die seit dem Ende des 19. Jahrhunderts durch den Arzt Sigmund Freud (1856–1939) entwickelte Psychoanalyse zunehmend an Einfluss gewonnen. Insbesondere der Anteil der Neurastheniker, die an sexuellen Störungen litten und dereinst im elektrischen Bad behandelt worden war, wurde nun als Neurotiker klassifiziert und landete auf der Couch des Psychoanalytikers. Bei ihnen wurden für das Entstehen ihrer Leiden intrapsychische Konflikte verantwortlich gemacht und keine nervenaufreibende Umwelt.

Bis heute gibt es Länder, in denen die Diagnose Neurasthenie weiterhin vergeben wird. Auch in Deutschland findet man sie noch im Katalog der psychischen Erkrankungen, wenn auch fast vergessen. Die allermeisten Symptome der Neurasthenie sind in anderen Entitäten aufgegangen, etwa in psychosomatischen, funktionellen und psychiatrischen Krankheitsbildern, oder sie haben als »Stressreaktionen« keinen wirklichen Krankheitswert mehr. Die Neurasthenie, die um 1900 jedem praktischen Arzt als umschriebenes Krankheitsbild klar vor Augen stand und von ihm sogleich als solche erkannt werden konnte, ist heute passé, wenn auch andere Konzepte zum Teil ihren Platz einnahmen. Haben wir uns an die modernen Zeiten gewöhnt oder einfach nur keinen Sinn mehr für eine wenig fassbare und so therapieintensive Krankheit? Die gleichzeitig kulturell wie medizinisch begründete Neurasthenie der Generationen um 1900 ist jedenfalls verschwunden.

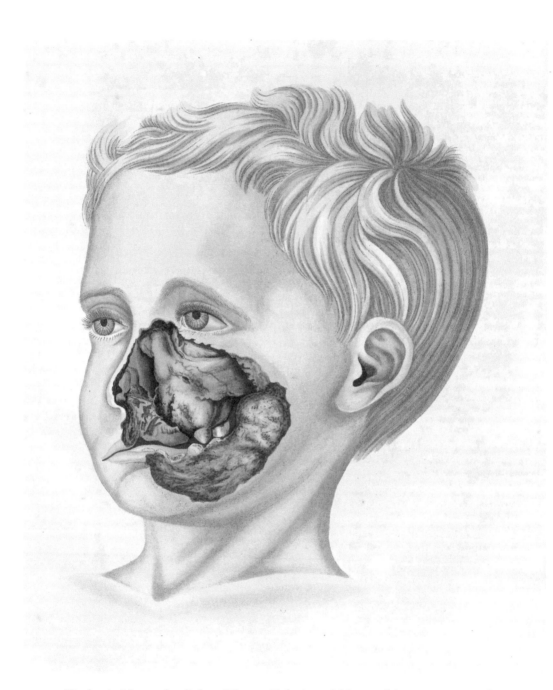

Kind mit Noma der linken Wange. Kolorierte Lithographie von 1836 nach Zeichnung des Arztes Robert Froriep.

Noma

Synonyme: Nekrotisierend-ulzeröse Stomatitis, Gangräna scorbutica, brandiges Mundgeschwür, Cancrum oris, Wangenbrand, Wasserkrebs, Wasser-Cancer.

Das Jahr 1900 war für den Flussschiffer Menzel und seine Familie kein gutes gewesen. Fehlende Kundschaft und Missernten hatten ihnen zu schaffen gemacht, dann war auch noch der Kahn, der ihre Lebensgrundlage darstellte, bei einem schlimmen Hochwasser zerstört worden. Die achtköpfige Familie hungerte. Eigentlich gab es kaum noch etwas zu essen außer Kartoffeln. Die ältesten beiden Kinder hatte man in Dienst zu wohlhabenden Familien geben müssen, doch jetzt reichte es auch nicht mehr für die drei Kleineren und das neugeborene Baby. Während des Hochwassers hatten alle an Brechdurchfall gelitten. Dann hatte es den dreijährigen Paul mit Masern erwischt, von denen er sich lange nicht erholte. Als das ausgestanden war, sah das Kind aus wie ein kleines Gespenst, dürr und blass wie ein Laken. Es wollte nicht trinken und essen, der Mund tat ihm weh. Das Fieber stieg immer weiter. Eine düsterrote Schwellung an der linken Wange, erst innen, dann auch außen, machte dem Kleinen zu schaffen. Am fünften Tag brach das Geschwür auf. Wie ein Krebs fraß sich die Wunde in die Wange. Durch das Loch konnte man die Zähne im entzündeten Kiefer sehen! Frau Menzel verbot ihren anderen Kindern, den Paul anzuschauen. Sie schloss ihn in die Kammer ein, doch am Abend war das Geschwür weiter gewachsen, es stank scheußlich und ein Zahn war schon herausgebrochen. Die Mutter beschloss, Paul nun doch zu einem Arzt zu bringen. In ein Tuch gewickelt, trug sie ihr Kind den weiten Weg bis zum Krankenhaus. Der junge Assistenzarzt, der das Kind sah, rief jedoch sogleich seinen erfahrenen Kollegen herbei. »Ein besonders schwerer Fall von Noma«, erklärten die Ärzte der Mutter. Sie untersuchten das apathische Kind, dabei fielen zwei weitere Zähne heraus. Paul blieb im Krankenhaus, die Mutter musste nach Hause, den ganzen weiten Weg. Als sie am nächsten

Tag ihr Kind besuchen wollte, durfte sie nicht zu ihm, weil es gerade operiert wurde. Tags drauf war Paul gestorben.

Bei Noma handelt es sich um eine schwere ulzerierende Entzündung im Bereich von Mund und Gesicht. Sie ist in Europa fast ganz aus dem Fokus der modernen Medizin verschwunden. Bereits im ausgehenden 19. Jahrhundert wurde von einer Abnahme der Vorfälle berichtet, im 20. Jahrhundert kam es nur noch zu vereinzelten Fällen. Auf Grund des drastischen klinischen Bildes beschäftigten jedoch auch diese wenigen Fälle die medizinische Fachwelt nicht unerheblich.

Der schreckliche Wangenbrand

Der Begriff Noma leitet sich vom griechischen Wort für »abfressen« her und bezeichnet ein um sich fressendes Geschwür. Die seltene Erkrankung betraf hauptsächlich, wenn auch nicht ausschließlich, Kinder im Alter zwischen zwei und sieben Jahren. Es handelte sich um eine schwerwiegende, bakteriell mitverursachte Entzündung der Mundschleimhaut, die rasant voranschritt und unbehandelt zu ausgedehnten Nekrosen der Gesichtsknochen und -weichteile führte.

Zunächst erschien eine dunkelrote, harte Schwellung der Schleimhaut an der Wangeninnenseite, häufig mit Zahnfleischbluten und Mundgeruch. Wenig später schwoll die betroffene Gesichtshälfte an, Eiter entleerte sich, Fieber und starke Schmerzen traten auf. Im nächsten Stadium der Erkrankung kam es zum Absterben von Gewebe an der Wange und im Mund, der Nekrose, erkennbar an einer schwarzen, deutlich demarkierten Zone. Die Entzündungsreaktion des umgebenden Gewebes war dabei gering. Das Endstadium schließlich war gekennzeichnet durch massive nekrotische Substanzverluste aller umliegenden Gewebe, mit Sepsis, Osteomyelitis und Lungenentzündung und endete unbehandelt meistens tödlich. Überlebte ein Patient Noma, blieben ausgedehnte Gesichtsdefekte und Narben zurück, die Nahrungsaufnahme, Sprechen, Atmen und die Akzeptanz in der Gesellschaft für den Rest des Lebens beeinträchtigten.

Auffällig ist, dass niemals gesunde, wohlgenährte Kinder und Erwachsene betroffen waren, sondern sich die Erkrankung offenbar nur auf dem Boden einer geschwächten Abwehrlage und gleichzeitiger mangelhafter Ernährung und Hygiene entwickeln konnte. Das betraf vor allem Kinder, die vorher an schweren Infektionserkrankungen wie vor allem Masern, Mumps, Scharlach, Diphterie, Typhus und Cholera gelitten hatten und deren Zahnstatus schlecht war beziehungsweise die gerade zahnten. Mangelernährung und allgemeine Armut galten als notwendige Wegbereiter einer Nomaerkrankung. Auch feuchte Wohnungen oder das Leben in sumpfigen und wassernahen Gebieten wurden beschuldigt, Noma zu begünstigen, weswegen auch die Begriffe »Wasserkrebs« oder »Wasserbrand« geläufig waren.[1]

Dass Noma also eine Erkrankung armer Menschen und ihrer Kinder war, die in miserablen sozialen Verhältnissen lebten, war den Autoren schon während des 19. Jahrhunderts klar. Gezielte Forschungen über dieses insgesamt eher seltene Krankheitsbild setzten aber erst Ende des 19. Jahrhunderts ein.

Noma als therapeutische Herausforderung

Als ab 1880 Bakterien als Krankheitserreger charakterisiert wurden, forschte man auch nach dem Noma-Erreger. Immer wieder wurden bestimmte Bakterien wie Diphteriebakterien, Spirochäten, fusiforme Bazillen und auch Pilze aus den Noma-Wunden isoliert, jedoch konnte *der* Noma-Erreger – übrigens bis heute – nicht gefunden werden. Zudem wurde keine Übertragbarkeit dieser Krankheit zwischen Menschen beobachtet. Heute geht man davon aus, dass verschiedene Bakterien, darunter Fusobakterien, Borrelien, Pseudomonaden und Enterokokken, die Krankheit auslösen können, wobei eine durch Mangelernährung, andere Infektionserkrankungen und weitere immunschwächende Faktoren hervorgerufene, sehr schlechte Abwehrlage bestehen muss.

Bevor Antibiotika in der Medizin eingeführt wurden, konnte nur versucht werden, dem schnell und unbarmherzig voranschreitenden Geschwür irgendwie Einhalt zu gebieten. Dazu kamen zunächst desinfizierende Lösungen wie Carbol zum Einsatz. In der ersten Hälfte des 20. Jahrhunderts wurden dann auch die ersten antimikrobiellen Therapien, etwa Neosalvarsan oder Antidiphterieserum, eingesetzt. Große Erfolge konnten damit allerdings nicht erzielt werden.

Immer wieder wurde daher die rechtzeitige Behandlung durch Diathermie, das heißt Ausbrennen des Geschwürs, empfohlen. Auch ätzende Lösungen wie Chlorzink oder Salpetersäure kamen zur Anwendung, sowie mehr oder weniger radikale Operationen. Der Diathermie wurde meist der Vorrang gegeben, da sie zu weniger Blutungen und Gewebeverlusten führte.[2] Zwar standen diese Therapieversuche der Krankheit selbst in ihrem Potential, das Gesicht des Patienten zu zerstören, kaum nach; jedoch waren sie mitunter die letzte Möglichkeit, das Leben des Erkrankten zu retten.

Wurde Noma überlebt, blieben häufig schwere Narben und klaffende Wunden zurück, die die Funktionen des Mundes, der Nase und der Augen beeinträchtigen konnten. Diese Defekte wurden um 1900 bereits in weiteren Operationen angegangen und etwa mit Hautlappenplastiken gedeckt. Die Ergebnisse waren häufig zwar funktionell ausreichend, ästhetisch aber sehr entstellend.[3]

In dieser Zeit beobachtete man allerdings bereits einen deutlichen Rückgang der Noma-Inzidenz. Dieser wurde im Wesentlichen auf die verbesserte Gesundheitspflege bei Kindern, den Rückgang der prädisponierenden Kinderkrankheiten sowie das »ganz andere hygienische Fühlen und Denken« der Bevölkerung zurückgeführt.[4]

Dennoch kam es in Hungerperioden, wie etwa während und nach den beiden Weltkriegen sowie in Konzentrations- und Gefangenenlagern immer wieder zu einzelnen Nomafällen. Seit Mitte des 20. Jahrhunderts kann Noma in Europa als verschwunden gelten.

Das Gesicht der Armut – Noma in Afrika

Jedoch handelt es sich mitnichten um eine ausgestorbene Krankheit.[5] Immer noch erkranken im Jahr etwa 100.000 Menschen an Noma, etwa 80 Prozent von ihnen sterben. Die höchsten Fallzahlen werden aus den Subsahara-Regionen berichtet, auch hier sind die meisten Opfer Kleinkinder. Die hohe Sterblichkeit ist auch deshalb so erschreckend, da in den ersten beiden Krankheitsphasen durch Verbesserung der Ernährung, Mundspülung und Antibiotikatherapie die Heilungschancen günstig sind. Selbst im dritten Stadium kann das Fortschreiten noch durch Noternährung und Antibiotika verhindert werden. Jedoch ist der Zugang zu medizinischer Versorgung häufig durch geographische und finanzielle Faktoren sowie fehlende Gesundheitsstrukturen erschwert. Im Endstadium sind die bleibenden Schäden kaum mehr zu vermeiden.

Die genaue Ätiologie von Noma bleibt trotz moderner Forschungsmethoden im Dunkeln. Neben den bereits erwähnten unspezifischen

Erregern sind weitere Risikofaktoren, wie etwa enger räumlicher Kontakt zu Haustieren,[6] ermittelt worden. Oft geht der Noma eine nekrotisierend-ulzerierende Zahnfleischentzündung voran. Der genaue Mechanismus und der Zusammenhang zwischen den verschiedenen mikrobiellen, nutritiven und sozialen Faktoren bleiben aber weiterhin unklar.

Die Unbekanntheit von Noma in der westlichen Welt, deutlich etwa durch fehlende WHO-Statistiken, hat aber noch einen weiteren Grund: Der schnelle Verlauf dieser Krankheit und die hohe Sterblichkeit führen dazu, dass viele Patienten gar nicht erst von Ärzten behandelt werden. Die Patienten, die Noma überlebt haben, werden auf Grund ihres zerstörten Gesichts und ihrer damit einhergehenden Behinderungen aus Scham von den Familien versteckt, ähnlich wie dies mit Leprapatienten häufig geschieht (→ Aussatz). So können plastisch-korrigierende Operationen, auch wenn sie von einigen Hilfsorganisationen gezielt angeboten werden,[7] von den Betroffenen nicht wahrgenommen werden.[8]

So konnte Noma, wiewohl noch immer ein relevantes Problem der Ärmsten, aus dem Blickfeld der modernen Medizin fast vollständig verschwinden, sehr zum Schrecken der Betroffenen.

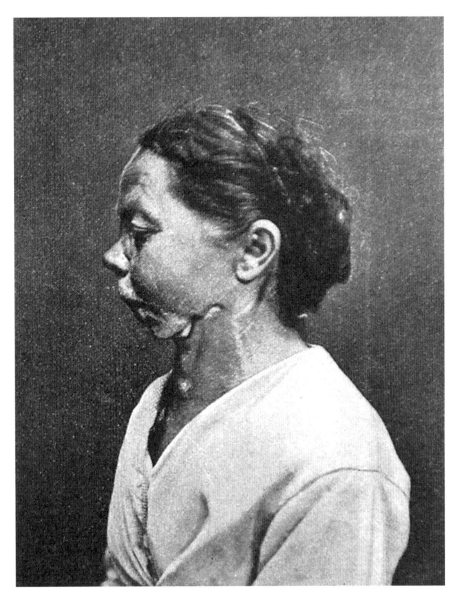

43-jährige Arbeiterin einer Zündholzfabrik nach Totalamputation des Unterkiefers auf Grund einer Phosphornekrose. Fotografie aus einer medizinischen
Abhandlung von 1893.

Phosphornekrose

Synonyme: Kieferknochenkrankheit bei Arbeitern der Zündholzfabrik, Phosphorismus.

Irma hatte sich noch nie länger im Spiegel angeschaut. Man kennt doch das eigene Gesicht! Aber jetzt stand sie im Berner Spital barfüßig und im Nachthemd am Waschbecken und konnte den Blick nicht von ihrem enstellten Spiegelbild abwenden.

Endlich konnte sie nach ihrer Operation aufstehen, sie wollte sich waschen, den Mund und diesen schrecklichen Geschmack nach altem Blut mit frischem Wasser ausspülen, doch dann hatte sie ihr Gesicht gesehen. Blaurot verschwollen von der Operation, mit einer damals noch frischen Naht, und das Kinn war weg, alles schien schief und verbogen. Sie wollte den Mund öffnen. Es ging aber nicht, nur wenn sie die Finger zur Hilfe nahm und die Unterlippe herunterzog. Der Unterkiefer war weg, ebenso die untere Zahnreihe. Da war nur rote, entzündete Schleimhaut, aus der die Nahtfäden hervorschauten, und nichts sonst.

Irma konnte nicht glauben, dass gerade sie dieses Unglück ereilen musste. So viele Jahre hatte sie in der Zündholzfabrik zu Hause in Frutigen gearbeitet, wenige waren so lange da wie sie! Mit vierzehn, zu der Zeit war sie noch ab und zu zur Schule gegangen, da hatte sie angefangen, hatte Zündhölzchen in Tüten verpackt. Sie mochte die Arbeit, auch wenn man sich an den Phosphor- und Schwefelgestank in der Fabrik natürlich gewöhnen musste. Aber es war warm, die Arbeit war nicht schwer und man konnte auch im Winter etwas verdienen. Und irgendwann waren ihr die vertrauten Bewegungen gänzlich in Fleisch und Blut übergegangen: Rahmen aufschrauben, Hölzchen zusammennehmen, gleich ausrichten und in die Schachtel füllen, das war das Natürlichste von der Welt.

Aber letzten Herbst wurde alles anders. Einige Zähne im Unterkiefer machten immer mehr Probleme, sie eiterten und schmerzten die ganze Zeit, auch waren ihre Wangen dauernd geschwollen. Die Schmerzen wurden unerträglich. Eines Tages hatte sich gar ein Stück Knochen gelöst. Schließlich schickte man sie ins Spital.

Dort wurde ihr der Unterkiefer vollständig entfernt. Er sei ganz und gar tot gewesen. Und jetzt stand sie da und blickte in ihre eigenen aufgerissenen Augen und in dieses abgeschnittene Gesicht.

Später versuchten die Ärzte sie davon zu überzeugen, eine Prothese zu tragen. So ein scheußliches Ding, es drückte ganz schrecklich und besser sprechen konnte sie damit auch nicht! Außerdem konnte sie sich eine eigene Prothese sowieso nicht leisten. Dann musste sie eben das Brot einweichen und die Kartoffeln zerquetschen.

Bei der Entlassungsvisite sagten die Ärzte, es sei ein günstiger Verlauf gewesen und sie könne doch zufrieden sein, dass sie wieder einigermaßen sprechen und essen könne. Das sei ein Ergebnis, mit dem sich leben ließe. Irma aber dachte an den Moment, wenn sie nach Hause in ihr Dorf käme, alle sie mit diesem schiefen Gesicht sehen und ihr undeutliches Nuscheln hören würden, und sie senkte den Kopf, damit niemand ihre Tränen sah.

Die Phosphornekrose war eine Berufskrankheit des 19. Jahrhunderts, welche durch den anhaltenden Kontakt mit giftigem, weißem Phosphor ausgelöst wurde. Es erkrankten vorwiegend Arbeiter in der Zündholz-industrie sowie Familien, die Zündhölzer in Heimarbeit herstellten. Der hochgiftige weiße Phosphor wurde bis ins 20. Jahrhundert hinein in großen Mengen verarbeitet und schädigte vor allem die Kieferknochen und die Zähne.

Leuchtend weißer Phosphor

Weißer oder gelber Phosphor zeichnet sich unter anderem durch seine leichte Entzündbarkeit aus. Diese Eigenschaft nutzend, kam man Anfang der 1830er Jahre auf die Idee, Hölzchen mit Phosphorüberzug herzu-stellen, die zum Feuermachen verwendet werden konnten. Dazu wurde weißer Phosphor mit anderen, nicht brennbaren Materialien zu einer Masse vermischt und als Brandbeschleuniger auf vorher geschwefelten Hölzchen aufgebracht.

Obwohl sich bald die Brandunfälle durch Phosphorhölzchen häuf-ten, gab es zehn Jahre später bereits große Zündholzfabriken in vielen europäischen Städten mit Tausenden von Beschäftigten.[1] Die Nachfrage nach dieser günstigen Massenware stieg bald stark an, denn mit den Phosphorhölzchen ließen sich das mühevolle Feuerschlagen einerseits und die Anschaffung einer kostspieligen Zündmaschine andererseits umgehen.[2] Die Zündhölzchen erleichterten also die tägliche Arbeit des Feueranzündens und waren überaus bequem zu handhaben: auf Grund ihres Gehalts an weißem Phosphor konnte man sie auf jeder Oberfläche, also etwa an Wänden, Öfen oder der eigenen Schuhsohle, anstreichen. So fanden sich Phosphor-Zündhölzchen bald nicht nur in jedem europäischen Haushalt, sie wurden auch in großem Stil in die ganze Welt exportiert. Um den nach 1830 sprunghaft ansteigenden Bedarf zu decken, wurden verschiedene voll- oder teilautomatisierte Herstellungsverfahren entwickelt. Kleinere und größere Fabriken entstanden. Bald produzierte man etwa in Wien, Berlin und Lyon Zündhölzer in Massen, für den Verbrauch im eigenen Land sowie für den Export.

Fabriken als Ort der Krankheit

Im Jahr 1843 wurde der medizinischen Fachöffentlichkeit dann erstmals von einer neuartigen Erkrankung berichtet, welche immer häufiger auftrat und bei der es zum Absterben der Kieferknochen kam.[3] Bereits wenig später war der Zusammenhang mit der Zündholzherstellung beziehungsweise dem Kontakt mit weißem Phosphor gewiss.

Die Erforschung der Erkrankung begann dann parallel in den Krankenhäusern und in den Fabriken. Ein Fabrikant schilderte in den 1860er Jahren seine Eindrücke während eines Besuchs einer Zündholzfabrik so: »Bei dem Eintreten in dieselbe bemerkt man sogleich einen knoblauchartigen Geruch und die mit einem mehr oder weniger starken weißen Nebel beladene Luft reizt augenblicklich zum Husten.«[4] Die Fabriken seien derartig stark mit Phosphordämpfen belastet gewesen, dass die Wände und Arbeitsgegenstände phosphoreszierten und »die Arbeiter oft solche Mengen an Phosphordämpfen einathmeten, daß im Dunkeln ihr Athem leuchtend wurde«.[5] Allerdings handelte es sich bei den beschriebenen Belastungen durch den beißenden Phosphordampf lediglich um die Vorstufe des eigentlichen Problems. Nach einigen Jahren der massiven Phosphorexposition entwickelte sich die Kiefererkrankung. Besonders gefährdet waren die Arbeiter, die an der Herstellung der

phosphorhaltigen Brennpasten, dem Eintunken der Hölzchen in diese
Paste sowie mit dem Verpacken der Hölzchen in Schachteln beteiligt
waren. Sie zeigten die schwersten Formen der Phosphorvergiftung.

Die Symptome der Phosphorvergiftung

Meist begann die Erkrankung mit einer Reizung der Atmungsorgane
und mit Zahnschmerzen. Viele der Arbeiter litten unter chronischer
Bronchitis durch die Atemwegsreizung, zudem unter Kopfschmerzen,
Blässe, Kraft- und Appetitlosigkeit, Magenschmerzen und Erbrechen –
wobei auch das Erbrochene häufig phosphorartig leuchtete. Die zunächst leichten Zahnschmerzen verstärkten sich über die Jahre. Es kam
zu Schwellungen des Kinns und der Wangen. Zähne wurden wackelig
und fielen mitunter aus. Beginnend an mit Karies vorbelasteten Zähnen
griff die Entzündung auf das Zahnfleisch über, und es bildeten sich offene, eiternde Wunden, welche kaum oder gar nicht heilten. Schließlich
griff die Erkrankung auf den knöchernen Kiefer über, und es entstand
die Phosphornekrose.

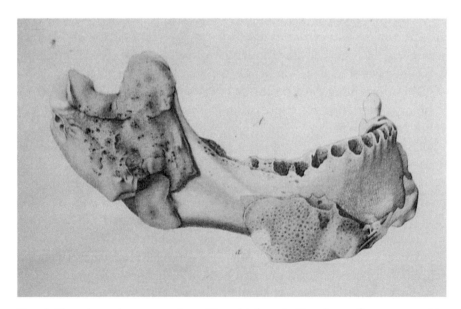

Durch Phosphornekrose zerstörter Unterkiefer mit Knochenauflagerungen. Abbildung von 1847.

Insbesondere wenn die Betroffenen weiter mit Phosphor arbeiteten, aber zum Teil auch, wenn die Tätigkeit bereits aufgegeben worden war, schritt die Nekrose des Kiefers unerbittlich fort. Das betreffende Knochenstück starb langsam ab, löste sich und wurde schließlich zusammen mit Massen von Eiter und abgestorbenem Gewebe abgestoßen.[6] In diesem fortgeschrittenen Stadium konnten sich als Komplikationen eine Lungen- oder Gehirnhautentzündung und BlutvergiftungKu einstellen. In einigen Fällen kam es zur Erblindung, da sich die Augen entzündeten. So schilderte ein mit der regelmäßigen Visitation von Arbeitern in der Zündholzfabrikation betrauter Arzt:

> In den schwersten Fällen beobachtet man ein vollständiges Absterben des ganzen Unterkiefers, [...]. In solchen späteren, allerdings meistentheils arg vernachlässigten Fällen kann der Tod nur als ein Erlöser von unsäglichen Qualen betrachtet werden.[7]

Die am schwersten wiegenden Folgen hatte die Phosphorbelastung für Frauen und Kinder, die besonders häufig ihren Lebensunterhalt in der körperlich ansonsten nicht sehr anstrengenden Zündholzproduktion verdienten. Neben den schon früh auftretenden Kiefernekrosen bei Jugendlichen kam es bei betroffenen Frauen häufig zu Fehlgeburten, bei Kindern konnten Minderwuchs und sogar Lähmungen des ganzen Körpers eintreten. Ein Kritiker der gängigen Praxis der Zündholzfabrikation schilderte die Auswirkungen der Phosphorvergiftung bei Kindern:

> ...dieselben klagen dann häufig über Gliederschmerzen, können sich oft nur mit Mühe weiter bewegen, ja es sind mir Fälle bekannt, wie in diesem frühen Alter schon eine vollständige Lähmung eintrat. Solche armen Wesen [...] sind dazu verdammt, ihr freudloses Leben gar rasch in einem Berufe zu beschließen, zu dem sie von den Eltern, des kärglichen Verdienstes wegen, schon in der zartesten Jugend gezwungen wurden.[8]

Doch nicht nur in Fabriken wurde mit weißem Phosphor gearbeitet, sondern auch in besonders armen Gegenden fertigten ganze Familien Zündhölzer im Heimbetrieb.

Ein »wahres Pandaemonium« – Zündholzfabrikation zu Hause

Getrieben von der materiellen Not hatten sich ganze Ortschaften der Zündholzproduktion verschrieben. Man fand sie vornehmlich in armen, abgelegenen und holzreichen Gegenden, etwa im Böhmerwald, im Frutigtal im Schweizer Kanton Bern sowie im thüringischen Neustadt am Rennsteig. Dort hing angeblich ganzjährig eine knoblauchartig nach Phosphor und Schwefel stinkende Wolke über der Ortschaft, die jedem anzeigte, womit sich die Bevölkerung ihr karges Auskommen verdiente.

In den Häusern wurden in unmittelbarer Nähe zu Kochgelegenheit und Schlafstätte Brennpasten zubereitet, die Hölzchen eingetunkt, verpackt und gelagert, wobei die ganze Familie, von den Eltern bis zum kleinsten Kind, beteiligt war. Ein Augenzeuge der Verhältnisse in Neustadt am Rennsteig beschrieb 1888 das Bild, das sich beim Betreten einer solchen Heimwerkstatt eröffnete: Die scharfen Gase von Schwefel und Phosphor hätten, vermischt mit dem Geruch der Speisen, welche direkt neben den Chemikalien gekocht wurden, die Räume verpestet. Diese seien gerade im Winter kaum gelüftet worden, da die Zündhölzer trocknen sollten. Das ganze Haus sei phosphorbeschmutzt gewesen, sodass selbst die herumkrabbelnden Säuglinge bereits große Mengen an Phosphor aufnahmen.[9]

Während in den Fabriken bald zumindest in der Theorie gewisse Hygienemaßregeln in Kraft traten, entzog sich die Heimarbeit jeglicher Aufsicht und Reglementierung. Es kam nicht nur zu den beschriebenen gesundheitlichen Folgen, sondern auch zu Bränden und Explosionen durch zufällig entzündete Hölzchen. Außerdem konnten sich Kinder leicht an nicht sachgerecht gelagerten Zündhölzern vergiften.

Die Phosphorvergiftung – ein Problem ohne Ausweg?

Kaum war der Zusammenhang zwischen der Kiefernekrose und Phosphorexposition klar, wurden Stimmen laut, die einen besseren Schutz der Arbeiter in den Fabriken forderten. Bereits in den 1840er Jahren wurden die ersten Verordnungen erlassen, die die größten Missstände in den Zündholzfabriken beseitigen sollten.[10] Ähnlich wie bei der gewerblichen Quecksilbervergiftung (→ Mercurielle Stomatitis) gehörten hierzu eine gute Belüftung der Arbeitsräume sowie strikte Trennung der Arbeitssäle und der Aufenthalts-, Schlaf- und Kantinenräume. Die Arbeiter sollten sich bei den Tätigkeiten mit dem höchsten Risiko häufiger abwechseln, sodass sich jeder nur wenige Stunden den Phosphordämpfen aussetzte. Zeitweise wurde auch Terpentinöl zur Prophylaxe genutzt, das den Phosphor neutralisieren sollte. Große terpentingefüllte Schalen standen in den Fabriken, auch trugen die Arbeiter offene, terpentingefüllte Flaschen um den Hals. Es ist allerdings anzumerken, dass es sich bei Terpentin um eine äußerst reizende Substanz handelt, deren Schutzwirkung gegenüber einer Phosphoraufnahme in der Folge auch kaum bewiesen werden konnte. Auch regelmäßige ärztliche Untersuchungen wurden eingeführt, durch die nur Arbeiter mit tadellosem Gebiss zu den Tätigkeiten mit dem höchsten Risiko zugelassen wurden.

Hätte man die angeordneten Schutzmaßnahmen tatsächlich befolgt, wäre das Auftreten der Phosphornekrose wahrscheinlich in den meisten, wenn auch nicht allen Fällen, verhindert worden.[11] Die Umsetzung der Maßnahmen konnte allenfalls von der zuständigen Gewerbeaufsicht immer wieder angemahnt werden, da sie nur über geringe Mittel verfügte, ihre Forderungen auch durchzusetzen. Fabrikärzte waren von den Fabrikanten abhängig, auch sie hatten daher wenig Handlungsspielraum.[12]

Wurden die Sicherheitsbestimmungen schon in den Fabriken häufig nur unvollständig befolgt, so stellte sich die Umsetzung solcher Vorschriften in der Heimproduktion als völlig utopisch dar. Räumliche Trennung von Arbeits- und Schlafbereich war von vornherein nicht möglich, und die wirtschaftliche Not zwang die Menschen, die billigsten und gleichzeitig gefährlichsten Herstellungsmethoden zu nutzen. Man griff daher zu anderen Prophylaktika. Ein Arzt berichtete aus Thüringen, dass die Arbeiter dort glaubten, »der Schnaps beuge der Phosphorkrankheit vor, oder vermindere sie, und sie wollen sich damit retten vor dem unangenehmen Gefühle im Kehlkopf, das sie zum Husten reizt«.[13] Von einer Schutzwirkung des Alkohols gegenüber weißem Phosphor ist allerdings nichts wissenschaftlich Belastbares bekannt. Zu der chronischen Phosphorvergiftung kam in diesen Fällen also noch der Alkoholismus gesundheitsschädigend hinzu.

Der Gang zum Chirurgen

Wenn die Arbeitsschutzmaßnahmen unzureichend waren oder gar nicht erst umgesetzt wurden, kam es weiterhin und zwischen 1840 und 1900 mit konstanter Häufigkeit bei den Arbeiterinnen und Arbeitern zum Vollbild der Phosphornekrose. Der Chirurg Theodor Kocher (→ Endemischer Kretinismus) etwa, der im Inselspital in Bern arbeitete, musste immer wieder Patienten mit Phosphornekrose des Kiefers behandeln. Seine Patienten stammten vor allem aus dem Frutigtal im Kanton

Bern, einer Gegend, die stark durch die Zündholzindustrie geprägt war. Insgesamt trug Kocher 55 Fälle zusammen, von denen etwa ein Dutzend den Folgen der Kiefernekrose erlag.

Er konstatierte aber befriedigt, dass die meisten Fälle zu den »verhältnismäßig leichten gerechnet werden«. Hier war es nur notwendig, die befallenen Zähne und Zahnfächer chirurgisch zu sanieren, der Kieferknochen konnte gerettet werden. In schwereren Fällen jedoch musste der gesamte Ober- und Unterkiefer entfernt werden. Blieb die Erkrankung lange unbehandelt, konnte unter Umständen auch dieser Eingriff zu spät kommen. Kocher sah verschiedentlich bereits die Knochen der Schädelbasis betroffen. Die nachfolgende eitrige Hirnhautentzündung war dann in der Vorantibiotika-Ära unvermeidbar und führte zum Tod des Patienten.[14]

Wenn Teile oder der ganze Kiefer entfernt wurden, gab es hinterher immerhin die Möglichkeit einer prothetischen Versorgung. Mit einer Prothese konnte der Patient wieder beißen und klarer sprechen und auch ästhetisch war das Ergebnis besser. Die Kosten der Prothesenanfertigung überstiegen jedoch meist die Möglichkeiten der Patienten, und sie blieb nur Wenigen vorbehalten.

Alternativen zum weißen Phosphor

Schon 1844 war in Schweden ein Verfahren zur Zündholzherstellung ohne weißen Phosphor entwickelt worden.[15] Die sogenannten Sicherheitszündhölzer oder Schwedenhölzchen funktionierten mit rotem Phosphor, welcher in der Verarbeitung kaum giftig war. Allerdings ließen sie sich nicht mehr überall entzünden, da der rote Phosphor auf einer speziell präparierten Oberfläche, etwa auf der Schachtel, aufgebracht war. Die Verbraucher bevorzugten aber angeblich aus Bequemlichkeit und wegen des niedrigeren Preises weiterhin die Phosphorhölzchen, die sich überall entzünden ließen.[16]

Doch auch die Verbraucher wurden spätestens um 1880 den Weißphosphorhölzchen gegenüber kritischer. Denn nicht nur die Herstellung dieser Hölzer war mit den beschriebenen Risiken behaftet – es war auch zu Selbstmorden mit Phosphorhölzchen gekommen, Kinder hatten sich durch Verschlucken vergiftet, und immer wieder las man über Explosionen und Brände. Die Schweiz hatte daher 1879 ein Einfuhr- und Verkaufsverbot von Weißphosphorhölzchen aufgelegt.

Das Schweizer Verarbeitungsverbot erbrachte jedoch geradezu den gegenteiligen Effekt: Anstatt die Phosphornekrose zu verhindern, traten mehr Fälle auf. Die Zündhölzer wurden nun »schwarz«, in Wohnungen, Scheunen und Kellern hergestellt. Von den immerhin mit einigen sanitären Einrichtungen sowie Ventilationsapparaturen zum Abführen der Dämpfe eingerichteten Fabrikräumen wurde die Produktion also einfach in völlig ungesicherte Räumlichkeiten verlegt. Die Nachfrage nach den billigen und selbstentzündenden Hölzchen blieb weiterhin hoch, Eigenproduktion von Phosphorhölzchen war damit immer noch lukrativ und für die Ärmsten der Armen eine gute Einnahmequelle. So musste in der Schweiz 1881 zurückgerudert werden. Die Fabrikproduktion wurde mit verschärften hygienischen Vorschriften wieder zugelassen. Selbst Ärzte wie Kocher, die auf Grund ihrer beruflichen Erfahrungen mit den übelsten Folgen der Kiefernekrose nicht genug vor dem weißen Phosphor warnen konnten, mussten zugeben, dass viele Menschen

> bei Wegfall dieser Beschäftigung und des bescheidenen damit verbundenen Einkommens wieder in Verhältnisse zurückfallen würde[n], unter denen viel größerer Schaden für die Gesundheit erwachsen müßte, als er durch die Phosphorindustrie hervorgerufen wird. [17]

So wurde weiterhin eine Reglementierung der Arbeit mit Weißphosphor dem vollständigen Verbot dieses gefährlichen Werkstoffes vorgezogen.

Weißphosphor als Gegenstand der Sozialgesetzgebung

Insbesondere aber hatte die Industrie ein Interesse daran, weiterhin Weißphosphorhölzchen absetzen und exportieren zu können. Die Nachfrage nach den billigen Hölzchen blieb international hoch, und die Umrüstung einer Fabrik auf die Produktion von Sicherheitshölzern war kostspielig. So setzte man lieber auf eine Verbesserung der Arbeitsschutzmaßnahmen. 1884 trat im Deutschen Reich nach einigen Abwägungen über das Für und Wider eines allgemeinen Weißphosphorverbotes ein Gesetz über die Arbeit mit Phosphor in Kraft. Darin wurde genau geregelt, welche baulichen Vorgaben erfüllt werden mussten, welche Personen mit Phosphor arbeiten durften und wie häufig ärztliche Untersuchungen stattfinden mussten. Erstmals wurden bei Zuwiderhandlung auch Geldstrafen erhoben. Die Heimarbeit mit Phosphor wurde formal verboten.[18]

Die Verschärfung der Vorgaben für die Phosphorzündholzfabriken führte auch dazu, dass Fabrikbesitzer Arbeitern in den Hochrisikozonen, der sogenannten »Giftbude[n]«, in welchen die Brennpasten gekocht und die Hölzchen getunkt wurden, mehr Lohn bezahlen mussten. Da durchaus nicht jeder, der hier arbeitete, an der Phosphornekrose erkrankte, gab es daher Anreize, gerade für junge Männer, die Tätigkeit als »Tunker« auszuführen. Der Mehrverdienst war nämlich sehr real, die drohende Phosphornekrose aber nur eine potentielle Gefährdung, die ein junger Mensch mit »widerstandsfähigem« Körper, wie viele glaubten, kaum zu fürchten hatte.[19]

Tatsächlich erkrankten immer nur einige Arbeiter eines Betriebes an der Phosphornekrose, sie war also verglichen mit anderen Gewerbekrankheiten eher selten. Ein Vertreter der Zündholzunternehmer staunte Ende des 19. Jahrhunderts, »dass immer wieder diese Frage [nach einem vollständigen Verbot des weißen Phosphors, Anm. d. Verf.] allenthalben in einer so absprechenden und die ganze Fabrication schädigenden Weise behandelt« würde, wo doch kaum mehr Vergiftungsfälle gesehen würden.[20] Da andere Gewerbekrankheiten häufiger seien, meinte der Zündholzunternehmer, solle man also von einem Verbot des weißen Phosphors absehen. In Wirklichkeit traten aber auch nach 1900 und trotz der verbesserten prophylaktischen Maßnahmen weiter Fälle von Phosphornekrose auf. Der Ruf nach einem vollständigen Verbot von Weißphosphorhölzchen wurde immer lauter.

Das Verschwinden der Phosphornekrose

Um 1900 war die Weißphosphor verarbeitende Zündholzindustrie eine im Abstieg begriffene Branche. Einfuhr und Verarbeitung von weißem Phosphor wurden in Deutschland und der Schweiz zunehmend der behördlichen Kontrolle unterstellt. 1905 fand eine Regierungskonferenz in Bern statt, auf der ein internationales Abkommen zum Verbot von weißem Phosphor ausgehandelt werden sollte. Dieses scheiterte zwar am Widerstand von Österreich, Großbritannien, Belgien und Schweden, die weiterhin Weißphosphorzündhölzer exportieren wollten; in Deutschland jedoch trat 1907 ein Verbot von Weißphosphorhölzchen in Kraft. Im selben Jahr kam es zu einem Abkommen zwischen sieben Länder, darunter Deutschland und der Schweiz, welches die Produktion von Zündhölzern mit weißem Phosphor verbot. Weitere Staaten sollten sich anschließen.[21] Die letzten Fälle von Phosphornekrose ereigneten sich in abgelegenen Landstrichen wie etwa dem österreichischen Böhmerwald, wo einige letzte schlecht kontrollierte Zündholzfabriken betrieben wurden.[22]

Die zweite Entwicklung, die die phosphorverarbeitende Industrie veränderte, war die Konstruktion des erste Zündholz-Vollautomaten, einer Maschine, die vom Zuschneiden der Hölzchen über das Schwefeln und Tunken bis zum Verpacken in Schächtelchen alle anfallenden Tätigkeiten ausführte. Dies war der Todesstoß für die Herstellung von Zündhölzchen in Heimarbeit oder in kleinsten Fabriken. Die Automaten-Hölzchen waren so preisgünstig, dass in Handarbeit hergestellte Streichhölzer nicht mehr mithalten konnten. Schwedische und amerikanische Produkte großer Zündholzunternehmer überschwemmten den Markt. Sowohl in Neustadt wie auch in Frutigen wurde zunächst versucht, einige der Arbeiter in modernere Fabriken zu übernehmen. Doch die Kluft zwischen den verfallenden Preisen auf Grund der Automaten-Ware und den strengen baulichen und organisatorischen Sicherheitsauflagen für die Arbeit mit Weißphosphor war nicht mehr zu überbrücken. In den 1920er Jahren gingen die letzten dieser alten Fabriken sowie die verbotenen Heimwerkstätten ein. Mit ihnen verschwand die Phosphornekrose.

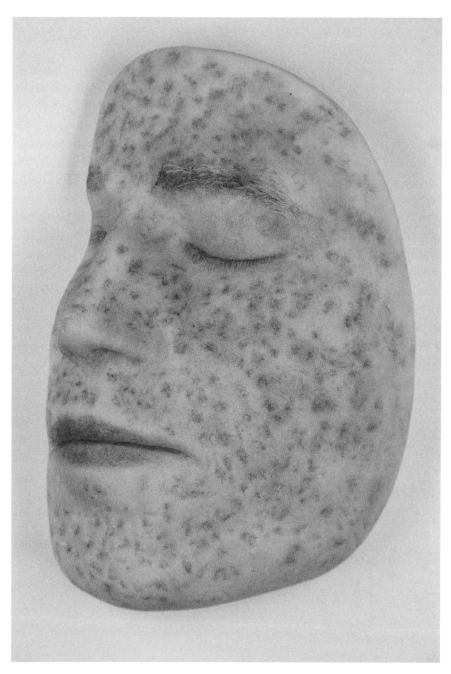

Patient mit echten Pocken im Stadium der Abheilung. Wachsmoulage, die vom
Gesicht eines Patienten abgeformt wurde, Anfang 20. Jahrhundert.

Pocken

Synonyme: Variola, Blattern, echte Pocken.

Historische Synonyme, bei denen es sich ebenfalls um Pocken handeln könnte: »ägyptisches Geschwür«, »sechste ägyptische Plage«, »antoninische Pest« sowie die »Seuche des Thukydides«.

Den 25. August 1730

In den letzten Wochen hatten wir die Pocken auf dem Hof. Alle Kinder waren krank, sowie unsere drei Mägde und ein Knecht. Die Kindermagd Stina ist dran gestorben. Gott sei Dank haben die Kinder überlebt, aber es war eine schreckliche Zeit. Wie soll man fünf unverständige Kinder davon abhalten, sich die mit Pusteln übersäten Gesichter zu zerkratzen? Wie sie alle pflegen?

Erst dachten wir, es wäre nur ein gewöhnliches Fieber. Vier Tage lagen sie alle zu Bett, dann ging es etwas besser. Doch am fünften Tag sah man dann die Blattern überall aufschießen, erst winzig, dann immer größer. Nach drei Tagen waren ihre Gesichter ganz voll davon, man konnte die Armen kaum mehr erkennen. Dicke, eitrige Krusten überall! Scheußlich war der Gestank im Krankenzimmer! Dass man schon allein genug zu schaffen hatte, all die Fliegen zu verjagen, die in hellen Scharen sich auf die Armen stürzen wollten. Und dann auch die Mägde alle krank. Als bei den Kindern endlich die Blattern heilen wollten, da ging's unseren Mägden erst richtig schlecht. Stina war schrecklich dran, und Katja kaum besser. Zum Schluss hätte nicht mal die eigene Mutter Stina noch wiedererkannt, so war sie von schwarzen Blattern entstellt.

Am frühen Morgen ist sie dann von uns gegangen. An ihrer Seite war nur unsere tapfere Köchin, die den Gestank und die Schmerzensschreie und den Anblick ertragen hat. Heut kommt das arme Kind unter die Erde, möge sie in Frieden ruhen. Katja liegt noch zu Bett. Die Kinder sind zum Glück schon wieder munterer, wenn auch noch gezeichnet. Wir müssen sehen, wie schlimm die Narben sind, die bleiben werden,

und uns freuen, dass keins der Kinder hat von uns gehen müssen, dem
Herrgott sei Dank!

Die Pocken waren eine hoch ansteckende, schwer und häufig tödlich
verlaufende Infektionserkrankung, die durch das Anfang des 20. Jahrhunderts entdeckte Variola- oder Pockenvirus verursacht wurde. Die
Krankheit ging mit zunächst knötchenförmigen, dann pustelartigen
Hauterscheinungen am ganzen Körper einher. Überlebte man die Pocken, blieben teilweise tiefe, entstellende Narben zurück, insbesondere
im Gesicht der Betroffenen. Seit 1980 gelten die Pocken als vollständig
ausgerottet und sind damit die bisher einzige Viruserkrankung, die durch
menschliche Interventionen weltweit zum Verschwinden gebracht wurde.

Eine biblische Plage

Berichte über pockenartige Erkrankungen sind beinah so alt wie die
schriftlichen Zeugnisse der Menschheit. So sollen die Schwären des
unglücklichen Hiob Pocken gewesen sein, ebenso wie die sechste der
zehn Plagen, mit denen die Ägypter nach dem Zeugnis des Alten Tes-
tamentes geschlagen wurden.[1] Auch bei der verheerenden Seuche, die
Athen während des Peloponnesischen Krieges befiel und das öffentliche
Leben des Stadtstaates innerhalb weniger Tage zum Zusammenbruch
brachte, könnte es sich um Pocken (eventuell in Kombination mit der
Pest oder anderen Erkrankungen) gehandelt haben.[2] Da sich aber die
antiken Krankheitsberichte nicht vollständig in moderne Nomenklatu-
ren übersetzen lassen, kann es hier nur bei Vermutungen bleiben. Der
erste Bericht, der wohl »echte« Pocken behandelt, stammte von dem
persischen Arzt und Philosophen Rhazes (Abu Bakr Muhammad ibn
Zakariya ar-Razi, um 865–925), der um die Wende zum 10. Jahrhundert Pocken und Masern voneinander abgrenzte.[3]
    Auch bei der Seuche, die die Eroberung der Neuen Welt durch die
Europäer begleitete, handelte es sich allem Anschein nach um Pocken:
In Nord- und Südamerika beschrieben die siegreichen Eroberer, wie
sehr die Ureinwohner nicht nur ihren Waffen, sondern auch ihren
Krankheiten unterlegen waren. So wird etwa der Sieg des kleinen,
wenn auch sehr brutalen, spanischen Haufens unter dem Konquistador
Hernán Cortés (1485–1547) gegen das Großreich der Azteken auf

von Europäern eingeschleppte Pocken zurückgeführt, die unter den indigenen Völkern der Neuen Welt verheerend wüteten. Auch in weiten Gebieten Nordamerikas erlagen deren Ureinwohner den Pocken. Ihr Immunsystem hatte den neuen Seuchen aus der Alten Welt nichts entgegenzusetzen.[4]

In allen historischen Epochen richteten die Pocken dann am meisten Schaden an, wenn sie auf völlig unvorbereitete Bevölkerungen trafen. Daher begünstigten Wanderungsbewegungen und intensivierter Austausch zwischen geographisch weit auseinanderliegenden Orten sowie Kriege jeweils das Auftreten großer Pockenepidemien. Wenn die Pocken hingegen in einer Gegend regelhaft vorkamen, erkrankten vor allem Kinder und Jugendliche. Sie überstanden die Erkrankung meist besser als Erwachsene und waren dann für den Rest ihres Lebens vor einer erneuten Ansteckung geschützt.[5]

Blattern und Pockennarben

Von den beiden bekannten Menschenpocken-Stämmen, *Variola maior* und *Variola minor*, war erstgenannter deutlich gefährlicher: Mindestens ein Viertel der Infizierten verstarb. Beide Stämme waren jedoch sehr ansteckend. Ungeschützte Individuen erkrankten bei Kontakt mit einem Pockenkranken mit einer Wahrscheinlichkeit von 90 Prozent, und zwar auch dann, wenn sie sich dem Kranken nur auf einige Meter genähert hatten. Das Virus übertrug sich durch kleinste Tröpfchen in der Luft, aber auch über berührte Gegenstände, wie etwa Kleidung und Bettzeug eines Erkrankten. Nach der Ansteckung dauerte es ein bis zwei Wochen, bis die Krankheit ausbrach.[6]

Schon am ersten Tag des Ausbruchs fühlte sich der Patient sehr krank, litt an hohem Fieber, Rücken- und Kopfschmerzen und manchmal an Bewusstseinstrübungen und konnte das Bett kaum mehr verlassen. Ein rötlicher Ausschlag zeigte sich. Die eigentlichen Pocken traten erst um den vierten Tag der Erkrankung auf: Während das Fieber sank und sich der Patient meist etwas besser fühlte, zeigten sich am ganzen Körper, vor allem aber an den lichtexponierten Stellen wie dem Gesicht, rote Knötchen, die sich in Bläschen mit klarer Flüssigkeit umwandelten. Nach etwa einer Woche stieg das Fieber erneut, und die Bläschen brachen auf, sie eiterten stark und bildeten die eigentlichen, zum Teil grau oder schwärzlich aussehenden Blattern. Im Gesicht, an den Lippen und

Augenlidern konnte der Befall besonders stark sein. Schlimmstenfalls verschwand das Gesicht unter einer eitrigen Kruste, der Gestank in der Kammer eines Pockenkranken wurde als unerträglich beschrieben.

Der Juckreiz war stark, das Kratzen verschlimmerte aber den Ausschlag nur und führte zur zusätzlichen Infektion der Haut mit Bakterien. Die zum Teil delirierenden Patienten waren häufig nicht mehr zu beruhigen, sie versuchten, davonzulaufen und sich das Gesicht weiter zu zerkratzen. Wurde die Hornhaut des Auges von den Ausschlägen stark in Mitleidenschaft gezogen, kam es zur Erblindung. Auch der Befall der Luftröhre und des Rachens mit Atemnot sowie der Ohren mit Schwerhörigkeit gehörten zu den Komplikationen. In dieser Phase verstarben die meisten Erkrankten. Besonders gefährlich waren die hämorrhagischen oder »schwarzen Blattern«, bei denen es zu Einblutungen in die Haut kam, sodass sie sich dunkel verfärbte – der tödliche Ausgang war dann so gut wie sicher.[7]

Wurden die Pocken überlebt, kam es ab dem zwölften Tag zur Schorfbildung, der die befallene Haut als dicke, graue Krusten bedeckte. Bei der Abheilung waren noch viele Monate lang bräunliche Hautflecken zu sehen. Waren die Pocken zuvor in besonderem Maße vereitert gewesen, so blieben tiefe Pockennarben, die so manches schöne Antlitz für immer entstellten.

Die Pocken – eine notwendige Kinderkrankheit?

Pockenviren gehören zu den ansteckendsten Erregern überhaupt. Es erstaunt daher zunächst, dass viele Autoren des Mittelalters die Pocken nicht zu den klassischen ansteckenden Krankheiten rechneten. So führte der persische Arzt Rhazes, in dessen Tradition die meisten mittelalterlichen Pocken-Traktate stehen, aus, dass

> diejenigen Konstitutionen mehr den Pocken ausgesetzt sind, die feucht, blässlich und fleischig sind; [...] diese werden oft von plötzlichem und anhaltendem Fieber bedroht, von Nasenbluten, Augenentzündungen und weißen und roten Pusteln und Bläschen; es sind diejenigen, die vor allem auf Süßes versessen sind, auf Datteln, Honig, Feigen und Weintrauben [...].[8]

Rhazes hielt die Pocken also nicht für eine ansteckende Seuche, sondern für eine bei bestimmten Menschen fast notwendig auftretende Erkrankung, die mit der Konstitution und den Lebensgewohnheiten

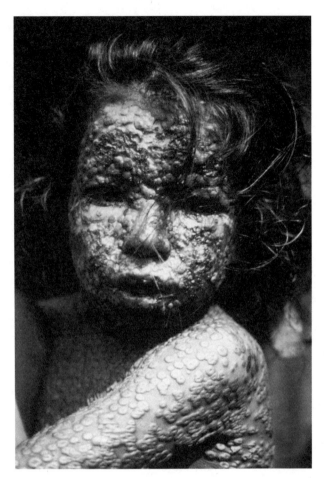

Eine der Letzten, die an der Major-Form der Pocken erkrankte: ein Mädchen aus Bangladesch, 1973.

zu tun hatte. Verständlicher wird dies, wenn man sich vor Augen führt, dass die Pocken in dieser Zeit endemisch in Europa und Asien vorkamen. Sie traten nicht als neue Seuche auf, sondern zirkulierten in der Bevölkerung. So verfügten die meisten Menschen über einen Immunschutz, da sie irgendwann in ihrem Leben schon einmal Pocken gehabt hatten. Sie galten als Kinderkrankheit, deren Durchleben geradezu notwendig und so naturgegeben war wie der Zahnwechsel. Das Durchmachen einschlägiger Kinderkrankheiten wurde gar als Voraussetzung erachtet, um vom Kind zum Erwachsenen zu reifen: Wies das Kind nach der Lehre von den vier Säften eine noch recht ungünstige, insbesondere zu feuchte Zusammensetzung der Säfte auf, konnten durch

Kinderkrankheiten wie Pocken diese im Übermaß vorhandene Feuchte
aus dem Körper entfernt werden. Sie wurden buchstäblich durch die
Haut ausgeschwitzt, warfen die bekannten Blasen auf und schließlich
entleerten sich die schlechten Säfte nach außen. Der kleine Patient ging
gestärkt und dem Erwachsensein einen Schritt näher aus der Krankheit
hervor, sofern er überlebte.

So erklärt es sich auch, dass kaum Maßnahmen zur Isolierung von
Kranken oder überhaupt zum Schutz von Gesunden ergriffen wurden.
Die Aufgabe von Ärzten oder anderen Heilkundigen bestand darin, die
Krankheitssymptome zu mildern und, wo es möglich war, die Entstel-
lung durch Pockennarben zu verhindern.

Auf der anderen Seite waren die Chancen des Einzelnen auf eine
glückliche und vorteilhafte Eheschließung durch schwere Pockennarben mitunter erheblich herabgesetzt. Im arabischen Raum praktizier-
ten ärztliche Laien daher wohl schon im Mittelalter Methoden, die
auf einen Schutz vor den Pocken abzielten. Sie entwickelten eine auf
Erfahrung, nicht auf theoretischem medizinischem Wissen beruhende
Technik, die Inokulation oder Variolation. Dabei wurden absichtlich
Menschenpocken auf eine gesunde Person übertragen durch Einritzen
der Haut und Kontamination der Wunde mit Pockensekret. So wurde
eine leichte Form der Erkrankung provoziert, die weniger entstellende
Narben hinterließ und weniger hohe Sterbezahlen aufwies. Dennoch
handelte es sich um eine bewusste Infektion mit einem gefährlichen
Erreger, an der viele Personen auch verstorben sein müssen.

Im 18. Jahrhundert erlangte diese Methode, die im Osmanischen
Reich von heilkundigen Frauen ausgeübt wurde, auch in Europa
Aufmerksamkeit. So ließ etwa die britische Schriftstellerin Mary W.
Montagu (1689–1762), deren Mann 1716 als Botschafter in Konstan-
tinopel residierte, ihre eigenen Kinder dort inokulieren. Sie selbst war
in England an Pocken erkrankt, ihr Bruder daran verstorben.[9] Bei ihrer
Rückkehr berichtete sie von ihren Erfahrungen mit dem osmanischen
Inokulationsverfahren, das sie bewunderte. Obwohl die Variolation
in England zunächst eher auf Ablehnung stieß – zu gering waren die
Anknüpfungspunkte an die damalige europäische Medizin –, fanden
sich schließlich doch vereinzelt Nachahmer. Insbesondere Adelige, deren
Erbfolge es zu sichern galt, ließen ihre Kinder inokulieren. Einige Ärzte
beschäftigten sich intensiver mit der Variolation und führten sie mit
zum Teil guten Erfolgen durch; und die ersten Wissenschaftler träumten
bereits von einer vollständigen Ausrottung der Pocken.

Die Impfung mit Kuhpocken

Als zentral für die Bekämpfung der Pocken, aber auch als überaus folgenreich für die gesamte Medizin, erwies sich die Entdeckung des englischen Landarztes Edward Jenner (1749–1823): Im letzten Jahrzehnt des 18. Jahrhunderts zeigte er, dass man eine wirksame Pockenschutzimpfung mit den ungefährlicheren Kuhpocken durchführen konnte. Auch seine Innovation ging, ähnlich wie die der Lady Montagu, von einer volkstümlichen und keinesfalls wissenschaftlichen Beobachtung aus. Die Bauern seiner Heimat glaubten nämlich, dass derjenige, der schon einmal Kuhpocken gehabt hatte, nicht mehr an Menschenpocken erkranken könne. Kuhpocken übertrugen sich insbesondere, wenn mit verletzten Händen gemolken oder Vieh versorgt wurde. Die Kuhpocken bildeten eine einzelne Blatter an der verletzten Hautstelle, wo sie eingedrungen waren, und heilten dann unter kurzzeitigem Fieber ohne weitere Beschwerden wieder ab.

Jenner ging dieser »Bauernweisheit« nach – und stellte zunächst fest, dass sich Kuhpocken durch Inokulation mit Material aus Kuhpockenblattern oder aus Lymphe infizierter Kälber übertragen ließen. Eine anschließend durchgeführte Inokulation mit Menschenpocken verlief dann völlig ohne Symptome, die Menschenpocken konnten offenbar nicht mehr übertragen werden.[10]

Nach sorgfältigen Studien und Versuchen publizierte Jenner 1798 seine Beobachtungen und nannte das neue Verfahren Vakzination nach dem lateinischen Wort für Kuh, *vacca*.[11] Diese erste und lange Zeit einzige Impfung war somit vor allem aus Beobachtungen und Versuchen hervorgegangen und funktionierte ohne ein Konzept von infektiösen Mikroorganismen oder gar von der Antikörperbildung, das die moderne physiologische Erklärung des Impfvorganges auszeichnet.

Pockenimpfung im großen Stil

Anders als ein Menschenleben zuvor, als Lady Montagu die Inokulation nach Großbritannien gebracht hatte, schlug die Entdeckung Jenners ein wie eine Bombe. Innerhalb kürzester Zeit waren seine Aufsätze in die anderen europäischen Sprachen übersetzt, und seine Methode wurde übernommen und weiterentwickelt. Innerhalb weniger Jahre erhielten zahlreiche Kinder und Jugendliche eine Vakzination. Kaum ein Jahr-

zehnt später starteten die ersten Expeditionen, die die Pockenschutzimpfung nach Übersee bringen sollten. An Bord der ersten Missionen
dieser Art befand sich eine Reihe von Waisenkindern, die nur zu dem
Zweck mitgeführt wurden, damit sie während der Überfahrt eines nach
dem anderen mit Kuhpocken infiziert werden konnten. So blieb der
Erreger lebendig und konnte am Ziel der Reise weitergegeben werden.[12]

Erstmals in der Geschichte der Menschheit kamen nun größere
Bevölkerungsgruppen durch Impfung in den Genuss einer wirksamen
spezifischen präventiven Gesundheitsmaßnahme. Die Pockenimpfung
revolutionierte das Gesundheitswesen auf mehreren Ebenen: Breite
Bevölkerungsschichten auf dem Lande, die bis zum Anfang des 19. Jahrhunderts kaum je einen akademisch ausgebildeten Arzt zu Gesicht
bekommen hatten, wurden nun in die gesundheitspolitischen Überlegungen einbezogen. Die Pockenimpfung, von einem breiten Bündnis aus
Ärzten, Verwaltungsangestellten, Lehrern und Geistlichen propagiert,
wurde teilweise mit den zentralen biographischen Ereignissen wie Taufe
und Konfirmation beziehungsweise Firmung gekoppelt. Es bestand von
Seiten der staatlichen Stellen ein großes Interesse an der Durchführung
dieser Impfung: Schätzungsweise jeder zehnte Todesfall in den immer
stärker nach wirtschaftlichen Belangen organisierten europäischen Gesellschaften musste den Pocken angelastet werden. So gewährleistete
deren Eindämmung eine gesündere und leistungsfähigere Bevölkerung
der zunehmend industrialisierten Länder. Erstmals griffen die europäischen Staaten breitenwirksam in die gesundheitlichen Belange und
damit in den individuellen Lebenslauf der Menschen ein. Eine deutliche
Impfempfehlung, deren Zuwiderhandlung von den verschiedenen Au-
toritäten einstimmig getadelt wurde, wich schließlich einer gesetzlichen
Impfpflicht, die 1874 etwa in Preußen eingeführt wurde.[13]

Gleichzeitig veränderte die Impfung auch das Verständnis und
Selbstbewusstsein der Ärzte. Es erfolgte eine Professionalisierung
und eine deutlichere Absetzung der studierten Ärzte, die ein derartig
potentes Präventivmittel in Händen hielten und seine Verteilung kon-
trollierten, von anderen Heilberufen wie Hebammen, Barbieren und
Heilpraktikern. Hatten die akademisch ausgebildeten Ärzte nämlich
zuvor die Behandlung der Landbevölkerung dem eher handwerklich
ausgerichteten Stand der Chirurgen sowie sonstigen Heilern überlassen,
gewannen sie nun durch ihre alleinige Impfkompetenz an Bedeutung. Die Bürger schließlich sahen sich erstmals konfrontiert mit
einer neuen Verantwortung für die eigene Gesundheit. Ein explizites,

aufgeklärtes und staatlich gelenktes Gesundheitsverhalten wurde von ihnen verlangt.[14]

Gefahrlose Impfung – sicherer Schutz?

Genauso alt wie die Impfung selber waren auch die Einwände gegen sie, insbesondere gegen eine staatlich verordnete Impfpflicht. Auch wenn die Impfung mit Kuhpocken im Gegensatz zu der Inokulation mit Menschenpocken viel weniger gefährlich war, kam es doch auch hier hin und wieder zu impfassoziierten Todesfällen. Auch war die Wirksamkeit anfangs längst nicht hundertprozentig. Zudem wurde im 19. Jahrhundert vermutet, dass die Pockenimpfung andere Erkrankungen begünstige, darunter Tuberkulose, Skrofulose (→ Skrofulose) und Syphilis. Betrachtet man die gängige Impfpraxis, so mögen die Einwände zum Teil berechtigt gewesen sein: Die Impfstationen befanden sich häufig angeschlossen an Waisenhäuser, da deren Bewohner als Impfstoffspender dienen mussten. Die Kuhpocken wurden nacheinander vom Arm eines Waisenkindes zum nächsten übertragen, sodass jederzeit frisches Kuhpockenmaterial zur Verfügung stand. Jedoch brachte dies auch die Gefahr mit sich, unbemerkt andere Krankheiten zu übertragen.

Außerdem sahen die Gegner der Impfpflicht in der Vakzination einen gefährlichen Eingriff in das Selbstbestimmungsrecht des Einzelnen. Seltene, aber dennoch regelmäßig erfassbare Fälle von Tod oder bleibenden Schäden und Behinderungen nach der Impfung führten in ein nicht leicht auflösbares Dilemma. War es gerechtfertigt, das Wohl vieler sicher Geimpfter über dasjenige der Impfgeschädigten zu stellen?

Trotz dieser und weiterer Einwände überwog in den Augen der staatlichen Stellen der Nutzen der Vakzination, vor allem bei Einhaltung hygienischer Impfstandards und Entwicklung verbesserter Impfstoffe.[15] Am Ende des 19. Jahrhunderts gab es in den europäischen Ländern kaum mehr Pockentote. Auch dies mag ein Faktor gewesen sein, der die Bevölkerungsexplosion am Ende des 19. Jahrhunderts bedingte. Doch von einer weltweiten Ausrottung der Pocken war man nach wie vor weit entfernt. In Ländern mit höheren Pockenzahlen und niedrigerer Impfquote konnte weiterhin eine Ansteckung erfolgen. Die Pocken waren unverändert überaus gefährlich, da kein spezifisches Heilmittel zur Verfügung stand, übrigens bis zum heutigen Tage nicht. Einmal infiziert, konnte man nur der Krankheit ihren Lauf lassen und versuchen, Komplikationen zu verhindern und Symptome zu lindern.

Weltweite Impfprogramme – bis in den letzten Winkel der Erde

Die völlige Ausrottung der Pocken schien somit zu Beginn des 20. Jahrhunderts nur für die Staaten der westlichen Welt mit gut funktionierenden öffentlichen Gesundheitssystemen in erreichbare Nähe zu rücken. Jederzeit konnten die Pocken allerdings aus weniger gut organisierten Ländern wieder zurückimportiert werden, in denen nach wie vor viele Millionen Menschen an Pocken verstarben. Wie aber sollte man die Schutzimpfung noch in die letzten Winkel der Erde, in Krisen- und Kriegsgebiete, unzugängliche Landstriche und Länder mit faktisch inexistentem Gesundheitswesen und ohne staatliche Kontrolle bringen? Die 1948 gegründete Weltgesundheitsorganisation (WHO) startete 1966 weltweit ein Programm zur Ausrottung der Pocken unter dem US-amerikanischen Mediziner Donald Henderson (1928–2016),[16] der mit Hilfe von Tausenden, vor Ort eingesetzten Helfern die Impfungen in den schwierigsten Gebieten vorantrieb. Die Impfungen waren vereinfacht worden, sodass sie von einem nicht vorgebildeten Helfer innerhalb weniger Stunden erlernt werden konnten. Zudem ermöglichte eine neu entwickelte gefriergetrocknete Vakzine den Einsatz unabhängig von aufwendigen Kühlverfahren: Das trockene Pulver war lange haltbar und konnte direkt vor der Anwendung aufgelöst werden. Aufklärungskarten mit Bildern forderten die Bevölkerung auf, Pockenfälle zu melden. Die einheimischen Helfer entwickelten große Kreativität und Engagement beim Schließen der Impflücken, galt es doch, auch noch das letzte Dorf in unzugänglichen Gegenden, verstreute Nomadenstämme und gefährliche Kriegsgebiete zu erreichen. 1973 gab es Pockenfälle nur noch in Ostafrika und auf dem indischen Subkontinent. 1977 erkrankte als letzter bekannter, auf natürliche Weise infizierter Patient der 22-jährige Somalier Ali Maow Maalin (1954–2013), der seine Infektion überlebte.[17]

Pocken im ewigen Eis

Da seit 1977 tatsächlich kein einziger Pockenfall weltweit mehr auftrat, wurde ab Mitte der 1970er Jahre die Impfempfehlung nach und nach aufgehoben. Heute sind nur noch Menschen mit einem Geburtsdatum vor 1980 geimpft, ihre meist am rechten Oberarm befindliche Impfnarbe erinnert an die Zeit, als die Welt noch nicht pockenfrei war. Kaum einer der heute praktizierenden Ärzte hat noch einen Pockenfall zu Gesicht bekommen.

Das Pockenvirus verschwand in den Forschungslaboren der modernen Welt. 1978 kam es jedoch in Birmingham noch einmal zu einem Ausbruch mit einem Todesfall auf Grund unzureichender Sicherheitsvorkehrungen in einem Labor. Daraufhin sollten nur noch zwei Referenzlabore weltweit, im amerikanischen Atlanta und im russischen Kolzowo, das Virus besitzen. In den meisten Industriestaaten werden zudem größere Mengen an Impfdosen für die Bevölkerung aufbewahrt. Auch die WHO hält Impfstoff vorrätig, der im Falle eines erneuten Ausbruchs aktiviert werden könnte, jedoch bei weitem nicht für das Gros der Weltbevölkerung ausreicht.

Die Pocken selbst haben ihre letzte Zustandsform erreicht: In zwei ultrasicher verschlossenen Behältern lagern sie tiefgefroren bei -70 Grad in den beiden hermetisch abgeriegelten Labors, um hoffentlich nie wieder hervorzukommen. Auf diese Weise sind sie für die Ewigkeit konserviert – ob sie doch noch vernichtet werden, um das Risiko eines erneuten Ausbruchs weiter zu minimieren, wurde noch nicht abschließend entschieden.

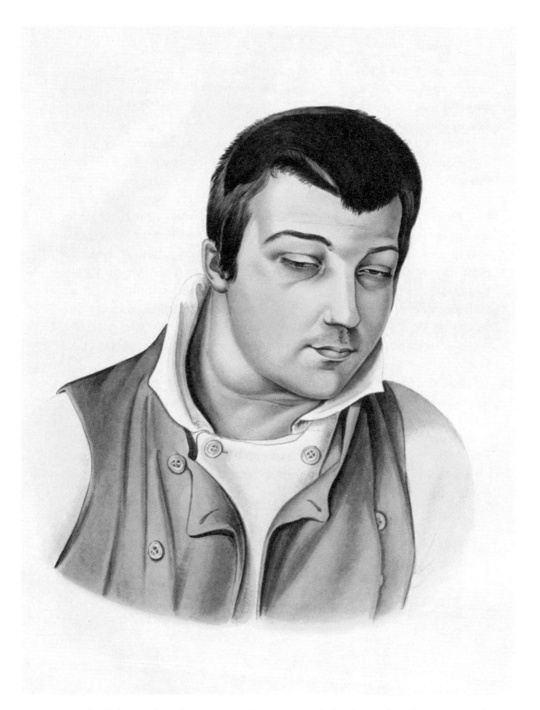

An Skrofulose erkrankter junger Mann mit erheblicher Schwellung am Hals und deutlich maladem Gesichtsausdruck. Gemälde von Carl Sandhaas, 1839.

Skrofulose

Synonyme: Skrophulose, Morbus scrophulosus, Vitium scrophulosum, Adenosis scrophulosa, Scrophulae, Scrofula, Scrofelsucht, Skrofelkrankheit, Drüsenkrankheit, Drüsenschärfe. Franz.: Écrouelles, mal des rois. Engl.: the scruels, King's-Evil.

Die Armensprechstunde war wie jede Woche der traurigste und gleichzeitig interessanteste Teil seiner Arbeit. In schier endlosen Scharen suchten die schwindsüchtigen, rachitischen, syphilitischen und abgemagerten Gestalten jeden Alters und Geschlechtes den Rat des jungen Arztes. Vor allem skrofulöse Kinder wurden ihm jede Woche zu Dutzenden vorgestellt, blasse kleine Wesen mit schrundiger Haut, aufgetriebenen Bäuchen, dünnen Ärmchen, laufenden Nasen, fiebernden Stirnen und schwellenden, eiternden Knoten am Hals. Manche dieser kleinen Patienten kamen häufiger, er sah sie aufwachsen, oder aber sie verstarben an plötzlichen Kinderkrankheiten oder ihrem allgemeinen schlechten Gesundheitszustand. Und so sehr er auch ihren Müttern ins Gewissen redete, viele von ihnen konnten einfach kein Geld aufbringen für die verschriebenen Mittel oder auch nur für eine bessere Ernährung mit mehr Milch und weniger von diesem klumpigen Mehlbrei, mit dem sie hierzulande die Mäuler ihrer Kleinsten so emsig stopften.

War das sinnlos deprimierend oder nicht eher eine Chance für ihn? Seit einiger Zeit sammelte er die vielen Fälle, protokollierte ihren Verlauf und plante eine große Abhandlung über die Skrofulose, diese Geißel der Kinder, zu verfassen. Es kam ihm so vor, als habe er an der Universität kaum je etwas über diese Krankheit gehört, und nun trat sie ihm so häufig und vielgestaltig entgegen. Etwas wirklich Nützliches wollte er schreiben, als Leitfaden für praktische Ärzte wie ihn selbst. Er bemühte sich, seine Patienten möglichst genau mit den neuen Techniken, die jetzt an den Universitäten gelehrt wurden, zu untersuchen. Er befühlte ihre Hälse und Bäuche, inspizierte Münder und Ohren und verwendete ein Hörrohr für Herz und Lungen, auch wenn die Mütter das komisch fanden. Alles, was ihm wichtig erschien, schrieb er am Ende des langen Arbeitstages in seine Notizbücher, er zeichnete Ausschläge und Geschwüre und legte zu einzelnen, ihm besonders interessant erscheinenden Patienten Krankenberichte mit Fortsetzungen an. In seinem Arbeitszimmer häuften sich Abhandlungen über Skrofulose. Die Heilungsaussichten waren zwar, vor allem in ärmlichen Familien, nicht sonderlich gut, aber bei Patienten, die sich die von ihm verschriebenen Mittel leisten konnten, hatte er durch strikte Diät und sorgfältige Therapie schon viel erreichen können. Befriedigt beendete er seine Aufzeichnungen für heute. Morgen ging der Kampf gegen die Skrofulose und all die anderen Armenkrankheiten weiter, und er brauchte ein paar Stündchen Schlaf.

Die Skrofulose war zu Beginn des 19. Jahrhunderts eine der am häufigsten diagnostizierten Kinderkrankheiten, aber auch bei Erwachsenen verbreitet. Man verstand unter der Skrofulose eine Systemerkrankung mit dem Kardinalsymptom der Lymphknotenschwellung am Hals. Häufig brachen diese Schwellungen auf, und es entstanden schwer heilende eitrige Geschwüre. Während diese Geschwüre heute als eine Form der Haut- und Lymphknotentuberkulose gesehen werden, gehörten im 19. Jahrhundert noch eine Reihe weiterer Symptome zum Komplex der Skrofulose, etwa Verdauungsbeschwerden, typisches Aussehen der betroffenen Kinder sowie eine Anfälligkeit für entzündliche Krankheiten.

Von der Königskrankheit zur Skrofulose

Der Begriff *scrofula* oder *Skrofel* bezeichnete in der mittelalterlichen Medizin eine Halsschwellung, die sich ähnlich dem Kropf (→ Kretinismus) vorne befinden konnte, aber auch seitlich am Hals oder sogar im Nacken. Da lange Zeit wegen der oft tödlichen Komplikationen nur ganz vereinzelt im Bereich des Halses operiert wurde, waren die anatomischen Kenntnisse recht unscharf. Daher kann die Skrofel aus heutiger Sicht weder einer anatomischen Struktur wie der Schilddrüse oder den Halslymphknoten noch einem wohldefinierten pathologischen Geschehen mit Gewissheit zugeordnet werden.

Ein Spezifikum war den Skrofeln jedoch zu eigen, und das war ihre Fähigkeit, durch wundertätiges Handauflegen geheilt zu werden. Insbesondere in Frankreich und England haben Königinnen und Könige seit dem 13. Jahrhundert »die Skrofeln berührt«: Die von Gott gegebene

Wunderkraft des rechtmäßigen Königs, übertragen in der Berührung, sollte die Skrofeln zum Verschwinden bringen.[1] Die Wunderheilung der Skrofeln durch Handauflegen ist über viele Jahrhunderte hinweg bis in die Neuzeit nachgewiesen.[2] Dabei wurde nicht nur der Kranke geheilt, umgekehrt wurde auch die durch Gott verliehene magische Macht der Könige immer wieder aufs Neue bewiesen. Blieb die Heilung aus, wurde zunächst eine Wiederholung der Berührung durch den König versucht. Wenn auch diese nicht die gewünschte Heilung zeigte, konnte es sich eben nicht um Skrofeln, die Königskrankheit, handeln.

Richard Wiseman (1621/1622–1676), Chirurg, glühender Royalist und Leibarzt des englischen Königs Charles II. (1630–1685), beschrieb die Königskrankheit 1676 als Erkrankung, die Chirurgen und andere Ärzte zwar behandeln, aber nur der rechtmäßige König heilen könne:

> Ich selbst habe viele hundert Male mit meinen eigenen Augen die Heilung allein durch die königliche Berührung gesehen, ohne alle Hilfe der Chirurgie; auch vieler solcher von ihnen [den Erkrankten, Anm. d. Verf.], die vorher die Bemühungen fähiger Chirurgen ausgeschöpft hatten, bevor sie hergekommen waren.[3]

Als einer der besten Chirurgen seiner Zeit vereinigen sich in seinen Beschreibungen des »Kings-Evil« ein aufgeklärter, forschender Blick auf die Krankheit und die anatomische Kenntnis eines gewissenhaften Chirurgen mit der magischen Vorstellung von ihrer Heilung durch das königliche Handauflegen.[4]

Eine Erkrankung der Lymphknoten

Spätestens mit der Französischen Revolution war jedoch Schluss mit dem Glauben an die Fähigkeit eines gesalbten Hauptes, die Skrofeln durch Handauflegen zu heilen. In aufgeklärten Zeiten musste ein anderer Blickwinkel auf das Krankheitsgeschehen gefunden werden. Auch wurde anatomisches Detailwissen unter Ärzten immer verbreiteter. So gelang es, als Ursache der Skrofeln eine Schwellung der Halslymphknoten zu beschreiben und sie vom Kropf, einer Vergrößerung der Schilddrüse, abzugrenzen. Zudem fiel auf, dass die Skrofeln häufig chronisch verliefen und die Krankheitserscheinungen mitnichten nur auf den Hals beschränkt waren. Konnten die Skrofeln nicht zur Heilung gebracht werden, kam es zu Symptomen an vielen anderen Organen wie der Haut, den Knochen, den Augen, der Lunge und den Lymphdrüsen überall im Körper.

Dass Lymphknoten und Lymphgefäße im gesamten Körper ein fei-
nes Netz bilden, war mittlerweile bekannt. Ab der zweiten Hälfte des
18. Jahrhunderts wurde eine Reihe von Abhandlungen veröffentlicht,
die unter dem Begriff des *vitium scrofulosum* oder der *Skrofelsucht*
ein den gesamten Körper ins Krankheitsgeschehen mit einbeziehendes
Leiden schilderte.[5] Als Ursache wurde eine »Skrofelschärfe« angenommen, die das Gleichgewicht im Körper störte und zunächst das Sekret
in den Halslymphdrüsen »stocken« ließ.[6] Diese spezifische, krankmachende Substanz, ein »stokender und verdikter Drüsensaft«, lagerte
sich mehr und mehr in den Geweben ab.[7] So erklärten manche sich
die Entstehung der harten Knoten am Hals, von denen die folgenden
Krankheitserscheinungen ihren Ausgang nahmen.

Das Krankheitsbild Skrofulose

Die Skrofulose entstand aus Sicht der Ärzte um 1800 bei betroffenen
Patienten oft bereits im Säuglings- oder Kleinkindalter. Zunächst wurde
eine Störung der Verdauung gesehen, die mit Verstopfung oder Durchfall
und schleimigen Stühlen einherging, in denen sich häufig Würmer fanden.
Die Ernährung des Kindes gestaltete sich schwierig. Als Symptom der
aus dem Gleichgewicht geratenen Stoffwechsellage traten Milchschorf,
Nasenlaufen, Rötungen der Augen und Krusten auf der Haut auf. Aus
der Sicht der Ärzte handelte es sich dabei um den Versuch des Körpers,
die »Skrofelschärfe« zu eliminieren. Manchmal gelang dies, dann heilte
die Skrofulose etwa im dritten Lebensjahr des Kindes aus.

Andernfalls wurde das Leiden chronisch oder kehrte im Schulalter
zurück. Es kam im zweiten Stadium zu den typischen Lymphknotenschwellungen am Hals, den Skrofeln, aber auch zu Reaktionen
von Lymphknoten an anderen Körperstellen, unter den Achseln oder
in den Leistenbeugen. In einem weiteren Versuch des Körpers, die
»Skrofelschärfe« zu eliminieren, konnten die Lymphdrüsen eitern und
aufbrechen, häufig von Fieber begleitet. Diese klassischen skrofulösen
Geschwüre bestätigten die Diagnose, die vom vorausschauenden und
mit dem Krankheitsbild vertrauten Arzt mitunter bereits Jahre im Voraus gestellt worden war. Die Geschwüre waren »kupferroth unterminirt
und ungleich, der Grund [...] uneben, mit weislichem Eiter bedeckt
[...]. Die Heilung solcher Geschwüre ist langwierig und sie hinterlassen
ungleiche, tiefe, häßliche Narben [...].«[8]

Weitere Symptome waren das Anschwellen der Oberlippe, vielgestaltige Ausschläge, chronischer Schnupfen und Bindehautentzündung
sowie Aphten im Mund und an anderen Schleimhäuten. Die chronische
Skrofulose konnte von »akuten Skrofeln« mit starkem Fieber und neu-
erlichem starken Anschwellen der Lymphdrüsen unterbrochen werden.
Jedoch war es auch in diesem Stadium möglich, durch medizinische
Therapie und die Selbstheilungskräfte des Erkrankten die Skrofulose
zu bremsen oder zu heilen.

Mit Befall der Knochen, Gelenke und Weichteilgewebe trat die
Skrofulose andernfalls in ihr drittes Stadium ein, in welchem es um die
Ernährung des Erkrankten immer schlechter bestellt war. Häufig sahen
Ärzte auch Patienten, die in ihrer Jugend zunächst an Skrofulose litten,
im Erwachsenenalter dann aber eine Lungentuberkulose entwickelten.
Auch weitere chronische Krankheiten sah man eng mit der Skrofulose
verknüpft, etwa die Rachitis, die Syphilis und den Typhus.

Der Tod trat entweder durch sogenanntes Zehrfieber, durch Beteiligung
des Gehirns, durch Lungenschwindsucht oder durch Wassersucht ein.

Der »Skrofelhabitus«

Auf der Suche nach der Ursache der Skrofulose fiel auf, dass die Skrofulose nicht ausnahmslos jeden befiel, wie etwa Pest oder Cholera.
Vielmehr erkrankten Kinder häufiger, wenn ihre Eltern ebenfalls Skrofulose, Tuberkulose oder Syphilis hatten oder wenn sie in besonders
ärmlichen Verhältnissen lebten.[9] Außerdem zeigten Individuen, die im
Verlauf ihrer Kindheit eine Skrofulose entwickeln sollten, bereits vorher
bestimmte Charakteristika, die dem versierten Arzt auffielen und ihn
bereits lange vor Ausbruch der eigentlichen Skrofulose in diese Richtung
orientierten. Die Gesamtheit dieser Charakteristika wurde als »Skrofelhabitus« bezeichnet und häufig in den medizinischen Abhandlungen
zur Skrofulose beschrieben.

In einem medizinischen Lexikon von 1843 wurden dann zwei
unterschiedliche Typen des Skrofelhabitus unterschieden: einerseits
der »torpide« Typus mit blond-rötlichen Haaren, bleicher Haut, eher
gedunsenem, dickem Körper- und Gesichtsbau und dünnen Armen und
Beinen; andererseits existierte der »irritable Skrofelhabitus« mit feiner,
eher dunkler Haut, dunklen, glatten Haaren und Augen, Schlankheit,
Lebhaftigkeit der Kinder und besonderer Intelligenz, der jedoch bereits

als etwas »eigenthümlich krankhaftes« angesehen wurde und auf eine
frühe Krankheit hindeutete.[10] Da jedoch auch Mischungen des torpiden
und des irritablen Skrofelhabitus vorkamen, musste der Verfasser des
Lexikon-Eintrages einräumen, dass man »nur in seltenen Fällen [...]
diese beiden verschiedenen Formen so charakteristisch ausgeprägt«
fände.[11] Merkmale des Skrofelhabitus konnte man also bei fast jedem
finden, doch waren sie alle erkrankt?

Die Skrofulose greift um sich

Zu Beginn des 19. Jahrhunderts vervielfachten sich die Fälle von Skrofulose ebenso wie die Publikationen über sie.[12] Der Arzt Christoph
Wilhelm Hufeland (1762–1836) konstatierte schon 1796:

> Wenn eine Krankheit sich so auffallend vermehrt, von so traurigem
> Einfluß auf die allgemeine Gesundheits-Constitution ist und so viel
> Hartnäckigkeit gegen die Kräfte der Heilkunst zeigt, als wir sie von
> der Skrofelkrankheit bemerken; so ist es, glaube ich, die Pflicht jedes
> menschenliebenden praktischen Arztes, dieselbe zum Hauptgegenstand
> seiner Untersuchungen zu machen [...].[13]

Doch gerade die vielgestaltigen Symptome der Skrofulose waren es,
die es so schwierig erscheinen ließen, den genauen Entstehungsme-
chanismen und damit den Möglichkeiten zur Krankheitsbekämpfung
auf die Spur zu kommen. Von einigen Autoren wurde die Skrofulose
als eine von den Eltern an die Kinder vererbte Krankheit beschrieben,
andere hielten sie für eine Infektionserkrankung, wieder andere für
eine Stoffwechselstörung oder ein durch falsche Lebensbedingungen
und soziale Missstände ausgelöstes Leiden. Ein medizinisches Lexikon
des ausgehenden 18. Jahrhunderts beschreibt die Skrofulose als »öfter
angeboren, zuweilen angeerbt, und oft auch von einer schlechten Lebensart armer Leute veranlast«.[14]

Christoph Wilhelm Hufeland erläuterte in seiner detaillierten Studie über die Skrofulose, dass eine »Schlaffheit und Reizfähigkeit« des
Körpers gewöhnlich bereits von den Eltern ererbt sei. Durch »Onanie
und venerische Ausschweifungen« einerseits, rohe und falsche Nahrung
andererseits würde der kindliche Körper weiter geschwächt. Geradezu
leidenschaftlich sprach sich Hufeland für das Stillen aus, welches die
einzige natürliche Art sei, ein Kind aufzuziehen, und gegen die uneheliche Zeugung, da seinen Erfahrungen zufolge jedes uneheliche Kind an

Skrofulose leide. Weiterhin schuldigte er schlechte, nämlich feuchtkalte, lichtlose Luft an, mitverursachend zu sein, außerdem zu häufigen Gebrauch von Medikamenten wie Opium, zu seltene Bewegung, zu rigide, unterdrückende und auf Abhärtung ausgerichtete Erziehung sowie Unreinlichkeit.[15] Sehr negativ war Hufelands Einstellung auch gegenüber der »zu frühen Anregung der Geisteskräfte«, und er schilderte:

> Da freut man sich gewöhnlich über das frühkluge und außerordentliche Kind, sucht diese glücklichen Anlagen (die meist schon Krankheit sind, und nach allen Kräften gehindert werden sollten) aufs möglichste zu befördern, und durch Aufmunterung, Geistesübung und Unterricht ein rechtes Monstrum von Gelehrsamkeit herauszubringen; und alles dies hat geradezu die Wirkung, daß jene Skrofelanlage, die vielleicht durch eine entgegengesetzte mehr körperlich-thätige Erziehung noch zu verbessern gewesen wäre, nun vollends bestätigt und entwickelt wird.[16]

Zum Ausbruch kam die Krankheit dann nach Hufelands Meinung durch plötzliche Wachstumsschübe, vor allem im Frühling, nach durchgemachten Kinderkrankheiten sowie nach einer Pockenschutzimpfung (→ Pocken). Ein schwaches Lymphsystem war dann nicht mehr in der Lage, die Skrofelschärfe aus dem Körper zu eliminieren, der krankmachende Stoff sammelte sich an, ließ die Knoten am Hals entstehen und schädigte die Organe.

Behandlung der Skrofulose

Die Behandlung eines derartig chronischen und den ganzen Körper betreffenden Leidens stellte sich naturgemäß komplex dar. Es kam praktisch das gesamte Repertoire an spezifischen und allgemeinen Heilmitteln zur Anwendung, die fein gegeneinander abgewogen werden mussten. Arzt und Patient brauchten vor allem eins: Geduld. Neben Tinkturen, Aufgüssen, Pillen, Klistieren, Salben, Bädern, kräftigenden Maßnahmen und chirurgischen Eingriffen wurde auch eine besondere Diät empfohlen.

Der guten Ernährung und dem gesunden Umfeld kam eine zentrale Bedeutung zu, in den frühen Stadien war die Skrofulose allein durch das Befolgen dieser Maßgaben gut zu beeinflussen. Die Kinder sollten keinesfalls mit »Mehlspeisen vollgepfropft und überfüttert« werden, sondern auch etwas Milch, Fleisch und Eier, am besten Eigelb mit Zucker und Zimt gewürzt, erhalten. Bier, Wein und Kaffee konnten gegeben werden, aber kein schwarzer Tee! Zu Bewegung an der frischen Luft wurde dringend geraten, auch Abreibungen der Haut mit Öl wurden empfohlen, außerdem Badeanwendungen und Aufenthalt in gesunder Land- oder Meeresluft.[17]

Oftmals fehlten den Patienten allerdings einfach die finanziellen Möglichkeiten, eine bessere Ernährung oder gar häufige Arzneimittel-anwendungen oder Kuren zu bezahlen. So klagte ein Wiener Arzt 1828 über den Unwillen der Patienten, »die strenge Diät, welche vorgeschrie-ben werden muß«, sowie »die genau geregelte Lebensweise« und den »lang und beharrlich fortgesetzten Arzeneigebrauch« zu beachten.[18]

Als Arzneimittel kamen zunächst Brechmittel und Laxantien zum Einsatz, etwa Calomel (Quecksilberchlorid) oder Rhabarber-Sirup. Diese sollten vor allem die »Skrofelschärfe« aus dem Körper entfernen. Eine weitere Gruppe von Arzneimitteln diente der allgemeinen Kräfti-gung des Organismus, etwa Kaffee aus gerösteten Eicheln, Chinarinde, Eisenpräparate und verschiedene Gewürze, im Frühling vor allem frisch gepresste Kräutersäfte. Es wurde auch versucht, die Skrofelschärfe durch die Haut abzuleiten, etwa durch Schröpf-Anwendungen, dem Anlegen von künstlichen Geschwüren (Fontanellen) und dem Durchbohren der Ohrläppchen und Tragen von Ohrringen. Spezifisch gegen Skrofulose wurden Jod- und Goldtinkturen sowie Nussbaumblattsud eingesetzt. In der Behandlung von skrofulösen Hautausschlägen, Drüsenschwel-lungen, Augenentzündungen, Ohrenlaufen, Schleimhautreizungen und Gelenkbeschwerden kamen noch eine Vielzahl weiterer lokaler Mittel zur Anwendung. »Skrofelstoff-Ablagerungen« im Gehirn und »skrofu-löse Schwindsucht« waren kaum mehr therapierbar und endeten meist mit dem Tod des Patienten.[19]

Die Skrofulose im Zeitalter der pathologischen Anatomie und der Bakteriologie

War die Skrofulose zu Beginn des 19. Jahrhunderts als vielgestaltiges komplexes Krankheitsbild jedem Arzt vertraut gewesen, so regten sich bald Zweifel darüber, ob nicht zu viele körperliche Erscheinungen des frühen Kindesalters zu etwas zusammengefasst worden waren, das in Wirklichkeit unterschiedlichen Krankheitsentitäten zugerechnet werden müsse. 1847 spottete der Physiologe Jakob Henle (1809–1885), die Skrofelsucht sei der Popanz, dem so ziemlich Alles in die Schuhe geschoben wurde, was Kindern unter 14 Jahren, ohne augenfälligen und genügenden äusseren Grund, Pathologisches begegnete. Wo liegt, wenn man die bisherigen Beschreibungen durchgeht, das Specifische, wodurch doch zuletzt der Begriff der besonderen Krankheit gegen andere und gegen den allgemeinen Begriff der Krankheit und Kränklichkeit abgegrenzt werden muß?[20]

Und tatsächlich konnte der behandelnde Arzt bei seinen kleinen Patienten von den Neugeborenenkoliken über den Milchschorf, die Infekte und Fieber des Kleinkindalters, die Verstopfungen und Hautausschläge, die Lymphknotenschwellungen und Gelenkschmerzen beinah jedes Symptom unter dem Etikett der Skrofulose oder zumindest einer skrofulösen Veranlagung vereinigen.

Bei Sektionen von Patienten, die an einer Skrofulose gelitten hatten, zeigten sich zwar veränderte Lymphknoten, doch diese ähnelten ununterscheidbar solchen Lymphknoten, die man entweder bei Tuberkulose- oder bei Syphilispatienten sah. Während praktische Ärzte weiterhin mit verschiedenen Mitteln und Diäten die Leiden ihrer kleinen Patienten zu lindern versuchten, wurde in manchen universitären Kreisen die Skrofulose zum medizinischen Irrtum erklärt.

Ein nochmaliger Sinneswandel setzte erst ein, als Bakterien als Krankheitserreger identifiziert wurden. Der Mikrobiologe Robert Koch hatte 1882 einen historischen Vortrag über den Tuberkel-Bazillus und die durch ihn hervorgerufene Tuberkulose gehalten – im Folgenden konnten die vielen verschiedenen Organmanifestationen der Tuberkulose als einer Krankheitsentität zugehörig beschrieben werden. Auch in den skrofulösen Lymphknoten wurden nun immer häufiger Tuberkel-Bazillen festgestellt.

Schlagartig war die Skrofulose rehabilitiert, und zwar als vor allem das lymphatische System sowie die Haut betreffende Spielart der Tuberkulose, die vor allem in der Kindheit häufig war. Im ausgehenden 19. Jahrhundert war die Tuberkulose insbesondere in den städtischen Ballungsgebieten die häufigste chronische Infektion bei Kindern,[21] und einige von ihnen entwickelten wiederum die skrofulöse Form mit Lymphknotenvereiterung, Knochenveränderungen, Haut- und Schleimhautbeteiligungen. Die Krankheit konnte nun präziser definiert und von anderen Erkrankungen wie der Syphilis und der Rachitis deutlich getrennt werden. Die früher so mannigfach beschriebenen zahlreichen Auslöser der Skrofulose – Vererbung durch die Eltern, schlechte Ernährung, Armut, ungesunde Luft und ausschweifendes Sexualverhalten – spielten noch allenfalls als Wegbereiter der Krankheit eine Rolle.[22] Es wurde allerdings weiterhin angenommen, dass insbesondere vorgeschädigte Kinder mit einem schwachen lymphatischen System besonders häufig an der skrofulösen Form der Tuberkulose erkrankten. In einem Lehrbuch der Kinderheilkunde wurde aber angemerkt, dass die skrofulösen Erscheinungen, »so abschreckend sie aussehen, selten gefährlich« seien.[23]

Die Skrofulose verschwindet

Es sollte allerdings noch bis nach dem Zweiten Weltkrieg dauern, bis wirksame Medikamente gegen die Tuberkelbazillen gefunden wurden. Vorerst musste man sich darauf beschränken, die Erkrankten durch bessere Ernährung und Kuren in ihrer Selbstheilung zu unterstützen sowie die Ansteckung zu minimieren. Gerade die auf viel zu engem Raum zusammenlebende arme Stadtbevölkerung war der Tuberkulose völlig ausgeliefert, genügte doch bereits eine an offener Lungentuberkulose leidende Person, um alle im näheren Umfeld Lebenden anzustecken. Daher konnte zur Therapie der Skrofulose nur empfohlen werden, die Kinder für mehrere Monate aus ihren Familien und ihrem ungesunden Milieu herauszunehmen und etwa am Meer oder in den Bergen zu behandeln sowie die hustenden Bazillen-Überträger aus dem Umfeld zu entfernen.

Ein weiterer Verdacht bestätigte sich um 1900 immer weiter: Auch Kuhmilch, die als gesunde Kinderernährung propagiert wurde, war häufig mit lebenden Tuberkelbazillen belastet und führte offenbar zur Übertragung der Krankheit. Die in Berlin lebende Mikrobiologin Lydia Rabinowitsch-Kempner (1871–1935) wies etwa nach, dass Milch und Butter der großen Milchauslieferer Berlins zu großen Teilen mit ansteckungsfähigen Tuberkelbazillen verseucht waren. Ihr entschiedenes Engagement gegen belastete Erzeugnisse führte dazu, dass Rohmilch besser kontrolliert und zunehmend pasteurisiert wurde, um durch diese Prozedur lebende Erreger abzutöten.[24]

Der Kampf gegen die Tuberkulose war durchaus erfolgreich. Die Erkrankung konnte trotz fehlender antituberkulöser Medikamente zwischen 1900 und 1950 auf ein Zehntel der vorherigen Erkrankungszahlen vermindert werden. Die Skrofulose als eine auf den Lymphknotenbefall fokussierte Spielart der Tuberkulose wurde sehr selten. Ganz fallen gelassen wurde das deutlich umfassendere ältere Krankheitsbild der Skrofulose als zentrale Allgemeinerkrankung des Kindesalters. Milchschorf, Verdauungsbeschwerden, Lymphknotenschwellungen und Hautausschläge wurden nun zunehmend im Zusammenhang mit immunologischen, bakteriellen oder viralen Erkrankungen gesehen.

Heute wird der Begriff Skrofulose kaum noch verwendet, allenfalls noch als Synonym zum »Skrofuloderm«, einer Hautinfektion mit Tuberkel-Bazillen. Dieses heute äußerst seltene Krankheitsbild umfasst aber nur noch einen winzigen Teilbereich dessen, was die Skrofulose einmal war. Somit verschwand innerhalb von 150 Jahren eine Krankheit, an der vormals jedes zweite Kind gelitten haben soll, beinah restlos.

Tatsächlich ist anzunehmen, dass im 19. Jahrhundert ein größerer Teil der Bevölkerung an latenter oder manifester Tuberkulose litt und dass daher der Anteil der Kinder, die sich schon früh infizierten, hoch war. Gleichzeitig waren aber sicherlich nicht alle zum Skrofulose-Komplex gehörenden Symptome als Ausprägungen einer Tuberkuloseinfektion im heutigen Sinne zu sehen. Es drängt sich der Eindruck auf, dass Skrofulose gleichzeitig auch als eine Art von »Verlegenheitsdiagnose« Verwendung fand, unter der man verschiedene häufige Erscheinungen im Kindesalter subsumierte.

Gleichzeitig schärfte das Krankheitsbild der Skrofulose aber offenbar auch den Blick der Mediziner für die häufigen gesundheitlichen Probleme heranwachsender Kinder. Und so sehr die Theorie der Skrofulose mit einer sich im Körper ablagernden »Skrofelschärfe« der heutigen Medizin fremd ist, so sehr motivierte sie Ärzte zu Beginn des 19. Jahrhunderts, nach den kleinen Frühsymptomen, den Ursachen, den ersten Anfängen und den vielfältigen Manifestationsformen dieser Krankheit bei ihren jungen Patienten Ausschau zu halten und sie zu behandeln. Die Skrofulose, das geht aus den Beschreibungen dieser Ärzte hervor, war eine therapeutische Herausforderung, da sie zwar nicht akut bedrohlich, aber hartnäckig war und vielerlei Verbesserungen der Lebensumstände in den Familien erforderte. Das ärztliche Verständnis von den Entwicklungsstadien des Kindes und ihren besonderen Erfordernissen ist durch die Erforschung der Skrofulose sicherlich stark beeinflusst worden.

Dies ebnete den Weg zu einer spezialisierten Kindermedizin. Ärzte wie Christoph Wilhelm Hufeland argumentierten in ihren Therapieentscheidungen immer wieder mit der Verträglichkeit von Maßnahmen in bestimmten Lebensaltern, beschäftigten sich intensiv mit geeigneter und dem Bedarf von Kindern angepasster Ernährung und setzten sich für eine Verbesserung kindlicher Lebensbedingungen aus medizinischer Indikation ein.

Die Skrofulose ist heute nur noch von historischem Interesse – die aus ihrem Studium gewonnen Sichtweisen und Kenntnisse waren aber fruchtbar für eine entstehende Kindermedizin moderner Prägung.

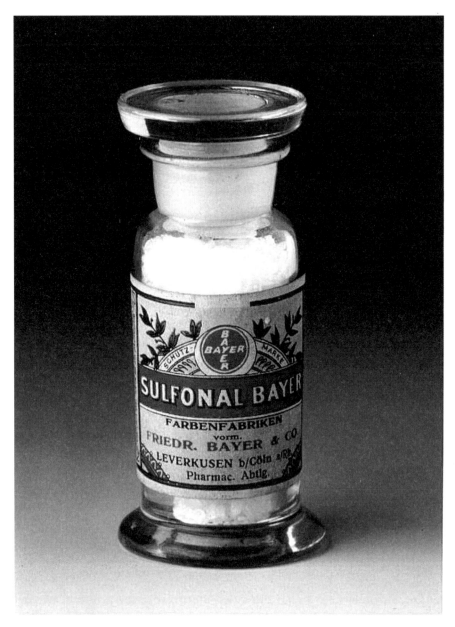

Glasflasche mit Sulfonal-Pulver, etwa 1912, aus dem Archiv der Firma Bayer.

Sulfonal-Vergiftung

Synonyme: Sulfonal-Intoxikation[1], Hämatoporphyria acuta toxica durch Sulfonal.

Manchmal konnten einem Träume den ganzen Tag über nachhängen. Wer wusste das besser als er? Sigmund Freud ließ sich an seinem Schreibtisch nieder. Sinnend zündete er seine Pfeife an. Der Traum der heutigen Nacht hatte ihm eine Patientin ins Gedächtnis gerufen, die schon seit einigen Jahren tot war. Es war eine junge Frau mit dem Namen Mathilde gewesen. Die Tatsache, dass sie denselben Namen trug wie seine älteste Tochter, hatte ihn seltsam berührt – damals wie heute.

Relativ zu Anfang seiner Karriere war es gewesen, dass er Mathilde behandelt hatte, eine eigentlich lebhafte, intelligente und nicht unattraktive Frau, zudem eine hervorragende Pianistin, die aber mit 27 Jahren noch unverheiratet war. Ihre Eltern hatten sie zu ihm gebracht. Sie kamen mit den Gemütsschwankungen ihrer erwachsenen Tochter nicht mehr zurecht und suchten den Rat eines Nervenarztes. Mit ihren ständigen Gefühlsausbrüchen und ihrer übermäßigen Reizbarkeit konnte sie sich kaum mehr in der Öffentlichkeit sehen lassen, ja, die Familie fürchtete, ihretwegen bloßgestellt zu werden. Auch im Haus war ein friedliches Zusammenleben fast nicht mehr möglich.

Jedenfalls hatte er ihr damals ein Schlafmittel ordiniert, Sulfonal, das 1889 als das beste neue Medikament am Markt galt. Zunächst schien es auch durchaus die erwünschte Wirkung zu haben, doch plötzlich ließ ihn die Familie rufen, da es Mathilde augenscheinlich sehr schlecht ging.

Er hatte die junge Frau mit stärksten Bauchkrämpfen vorgefunden und deren Ursache zunächst in einem Harnverhalt vermutet. So hatte er sofort mit einem Katheter versucht, den Harn zu entleeren, was auch gelang. Doch welch ein Schreck, als sich statt klarem Urin eine rotbraune, fast schwarze Flüssigkeit entleerte und die Beine seiner Patientin fortschreitende Lähmungen aufwiesen?

*Er hatte noch einen erfahreneren Kollegen hinzugezogen, doch zwei
Tage später war die junge Frau verstorben. Erst im Jahr darauf war ein
Artikel erschienen, der mehrere Fälle von Sulfonalvergiftungen schilderte – wie Mathilde waren die Patienten unter stärksten Bauchkrämpfen
verstorben, und ihr Harn hatte sich rot oder schwärzlich verfärbt.*

*Freud schauderte. Der alte Fall arbeitete wohl noch in ihm. War
es seine Schuld gewesen, dass Mathilde so jung hatte sterben müssen?
Natürlich – er hatte ihr das Sulfonal verschrieben, aber zu diesem
Zeitpunkt war von dessen Nebenwirkungen noch nichts bekannt
gewesen. Hätte er vielleicht allererste Anzeichen von Komplikationen
erkennen und das Medikament absetzten können, hätte das Mathildes
Leben gerettet? Freud wusste es nicht. Aber der Traum erschien ihm
bedeutungsvoll, sodass er sich nun der Aufgabe widmete, ihn in allen
Einzelheiten ins Gedächtnis zurückzurufen. Für sein neues Werk, die
Traumdeutung, war er ein wichtiger Baustein.[2]*

Die chronische Vergiftung mit dem Schlafmittel Sulfonal war zwar
nicht häufig, aber an der Schwelle zum 20. Jahrhundert eine berüchtigte
Krankheit. Das Medikament, welches wegen seiner angeblich neben-
wirkungsarmen und angenehmen Anwendungseigenschaften gepriesen
wurde, setzte sich nicht nur schnell in Psychiatrie und Hausgebrauch
durch – es wurde geradezu zur Modedroge einer Zeit, die Schlaflosigkeit
und Übererregtheit für eines ihrer Hauptübel hielt. Da aber nur ein
kleinerer Teil der Patienten die negativen Seiten des Sulfonals zu spü-
ren bekam, wurde diesen lange Zeit kaum Rechnung getragen: Immer
wieder kam es zu Todesfällen.

Ein neues Schlafmittel

In den 1880er Jahren wurde an medizinischen Hochschulen, in neu
gegründeten chemischen Instituten und in der gerade entstehenden
Pharmaindustrie ein neuer pharmakologischer Ansatz verfolgt: Arzneimittel sollten aus anorganischen Substanzen synthetisiert und nicht
mehr nur aus Naturstoffen extrahiert werden. Unter der Vorstellung,
dass es eine klare Beziehung zwischen chemischer Struktur und
pharmakologischer Wirkung geben müsse, brauchte man nicht mehr
Wurzeln und Blätter auszukochen – ebenso vielversprechend konnten

Substanzen sein, die etwa bei der Farbenherstellung oder anderen chemischen Prozessen in großer Menge anfielen und physiologische Wirkungen zeigten.[3] Innerhalb weniger Jahre expandierte ein interdisziplinärer, stark anwendungsbezogener Wissenschaftsbereich, der diese Substanzen entwickelte, Tierversuchen unterzog und sodann in die klinische Praxis einführte.

Einer der wichtigsten Protagonisten dieser neuen chemisch-physiologisch geprägten Richtung war der Chemiker Eugen Baumann (1846–1896). An der Freiburger Universität arbeitete er an einem besseren Verständnis von Stoffwechselprozessen im Körper und der Anwendbarkeit neuer Medikamente. Im Zuge seiner Forschungen zu im Körper vorkommenden Schwefelverbindungen stieß er schließlich auf die Substanzgruppe der Sulfone und damit auf eine Klasse von Verbindungen, die im Tierversuch deutliche Wirkung zeigten – als Hypnotika. Baumann arbeitete eng mit seinem ärztlichen Kollegen Alfred Kast (1856–1903) zusammen, der die neuen, möglicherweise als Arzneimittel in Frage kommenden Stoffe in seiner Klinik an Patienten testete. Er äußerte sich 1888 in seinem ersten Artikel über Sulfonal erfreut:

> Wir glaubten aus den bis jetzt angeführten Versuchen schliessen zu sollen, dass unser Mittel in den von uns verwendeten Dosen [...] beim Gesunden einen gewissen Grad von Erschlaffung und Ruhe herbeiführt, welche geeignet ist, das spontane Schlafbedürfniss [...] zu steigern und zu unterhalten. Dieser Annahme entsprach denn auch das Ergebniss unserer Versuche bei Fällen krankhafter Schlaflosigkeit.[4]

Die Versuche ermutigten Alfred Kast und eine Reihe von anderen Ärzten, das Medikament weiter klinisch zu erforschen.

So testete unter anderen der Psychiater Heinrich Cramer (1831–1893) in seiner Marburger Heilanstalt das neue Medikament – mit großem Erfolg. Seine Patienten waren deutlich besser führbar, und er sah seltener die Notwendigkeit, sie durch Zwangsmaßnahmen zu fixieren.[5] Auch in Berlin[6] sowie am Allerheiligenhospital in Breslau wurden 1888 umfangreiche Versuchsreihen durchgeführt, bei der verschieden hohe Dosen des Sulfonals miteinander sowie mit Morphin und unwirksamen Placebo-Medikamenten verglichen wurden.[7]

Eine Droge setzt sich durch

Im selben Jahr brachte der Pharmakonzern Bayer das aus Baumanns und Kasts Forschungen hervorgegangene Medikament auf den Markt. Es verbreitete sich innerhalb weniger Jahre in der gesamten westlichen Welt und erfreute sich einer immer weiter wachsenden Beliebtheit.[8] Das Sulfonal galt als nebenwirkungsarm und schien Hoffnung insbesondere für zwei große Gruppen von Patienten zu bieten, und zwar für die psychiatrischen und die nervösen.

Die Psychiatrie des späten 19. Jahrhunderts wurde maßgeblich durch eine Bewegung geprägt, das »No restraint«: Manische, psychotische und andere in ihren Affekten und Handlungen unberechenbare Patienten sollten nicht mehr wie bis dahin üblich fixiert und mit Zwangsjacken gefesselt werden, sondern sich in den Anstalten freier bewegen dürfen. Der Wunsch nach Verzicht auf physische Zwangsmaßnahmen erzeugte einen Bedarf an potenten Medikamenten, mit denen Patienten ruhig gestellt werden konnten. Sulfonal weckte hier große Hoffnungen.

Auch im ambulanten Bereich erfreute sich das neue Medikament bald großer Beliebtheit: War doch der gestörte Schlaf ein Hauptklagepunkt vieler Neurastheniker und Nervöser, die unter mannigfaltigen Beschwerden litten und deren Nerven gleichzeitig schwach und ständig überreizt waren (→ Neurasthenie). Diesen häufig weiblichen Patientinnen, die in der Gesellschaft des ausgehenden 19. Jahrhunderts durch Unangepasstheit, Gereiztheit oder sexuellen und sozialen Selbstbestimmungsdrang auffielen, wurde zunehmend Sulfonal sowie dessen Nachfolgeprodukte verabreicht. Ärzte und Patientinnen zeigten sich zufrieden mit dem neuen Medikament. Es konnte ohne gravierende Nebenwirkungen hoch dosiert werden und schmeckte nur leicht bitter. Zudem löste es sich nur in Alkohol oder warmer Milch, nicht aber in kaltem Wasser – die Einnahme konnte recht angenehm gestaltet werden. Sulfonal wurde zur Modedroge des Fin de Siècle.

Sulfonal – sanft und ungefährlich?

Sulfonal verdrängte als beliebtestes Schlaf- und Beruhigungsmittel innerhalb kurzer Zeit die älteren Medikamente Chloral und Morphium. Chloral hatte als negativen Effekt vor allem eine Schwächung des Herzens zur Folge; Morphium hingegen erzeugte eine starke Abhängigkeit, von der bald viele Patienten betroffen waren und die wiederum neue gesellschaftliche Probleme mit sich brachte. Sulfonal hingegen war noch unbelastet, konnte flexibel aufdosiert werden und schien gut zu wirken. Es zeigte im Gegensatz zu den anderen bis zu diesem Zeitpunkt bekannten Schlafmitteln keine Gewöhnungs- oder Abhängigkeitseffekte.[9] Psychiatrischen Patienten konnte es wegen des geringen Geschmacks unbemerkt in die Nahrung gemischt werden.[10] Erstmals verfügte man nach Angabe des Herstellers somit über

> ein Schlafmittel [...], welches einerseits zuverlässig wirkt, andererseits von den unberechenbaren Gefahren frei ist, welche die Betäubungsmittel nach Art der Opiate oder des Chlorals für das Nervensystem und vor Allem für die Kreislauforgane mit sich bringen.[11]

Dem niederschwelligen Einsatz des Sulfonals war damit der Weg bereitet. Dass auf Grund der langsamen Aufnahme und Ausscheidung des Mittels aus dem Körper die Schlafwirkung nicht sofort eintrat und häufig noch am nächsten Tag anhielt, war zwar nicht erwünscht, schien aber gerade bei Psychiatriepatienten doch in Kauf genommen worden zu sein.

Bei starker Überdosierung des Mittels – in selbstmörderischer Absicht oder durch den Arzt – kam es freilich zu Vergiftungserscheinungen mit Übelkeit, Erbrechen, Durchfällen und neurologischen Auffälligkeiten. Diese Erscheinungen waren aber unspezifisch und zeigten sich bei vielen verschiedenen Vergiftungen. Ihr Auftreten in Fällen sehr hochdosierter Sulfonaleinnahme empfand man als normal auf dem Weg zur richtigen Dosisfindung eines neuen Medikamentes. Die Symptome verschwanden in aller Regel, wenn das Sulfonal abgesetzt wurde.[12]

Doch schon ganz zu Anfang der Sulfonal-Ära gab es vereinzelte Berichte über Patienten, die unter einer Medikation mit Sulfonal verstarben, obwohl das Medikament abgesetzt wurde, und zwar unter Präsentation seltsamer Symptome, nämlich mit massiven Bauchkrämpfen, blutigen Stühlen, Lähmungen und Krampfanfällen. Insbesondere zeigten sie aber eine dunkle, schwarz-rötliche Verfärbung des Urins. Nieren und Nervenzellen wiesen irreversible Veränderungen auf und weit über die Hälfte der Patienten, bei denen einmal verfärbter Urin während der Sulfonal-Einnahme auffiel, überlebte nicht.[13]

Dunkelroter Urin

Heute wissen wir, dass es sich um eine sogenannte akute toxische Porphyrie handelte. Sulfonal war das erste in einer ganzen Reihe von Medikamenten, die diese Erkrankung auszulösen im Stande sind.[14] Bei der Porphyrie ist die Synthese des roten Blutfarbstoffes gestört. Es existieren mehrere unterschiedliche meist erblich bedingte Varianten. Die durch verschiedene Enzyme in den unreifen roten Blutkörperchen stattfindende Synthese wird an einer für die unterschiedlichen Porphyrie-Formen jeweils spezifischen Stelle unterbrochen. Unfertige Porphyrin-Moleküle werden daher in großer Menge angehäuft und nicht mehr weiter verarbeitet. Diese unfertigen Moleküle haben schädigende Wirkungen in unterschiedlichen Organen, wie etwa den Nieren, der Haut, dem Darm, der Leber oder in den Blutzellen. Im Falle der toxischen Porphyrie durch Sulfonal hatten die betroffenen Patienten normalerweise keine Beschwerden und ihre Veranlagung war unbekannt. Sulfonal, insbesondere über längere Zeit verabreicht, verursachte eine erhöhte Blutfarbstoffsynthese und damit auch die Entstehung größerer Mengen der defekten Porphyrin-Moleküle. Die Porphyrie kam zum Ausbruch, und die unfertigen Porphyrine überschwemmten den Körper. Ihr Auftreten im Urin verfärbte diesen dunkelrot oder schwarz.

Heute wissen wir, dass nicht nur Sulfonal, sondern auch andere Medikamente in der Lage sind, diese verhängnisvolle Erkrankung auszulösen. Wenn das jeweilige Medikament nicht sofort abgesetzt wird, schwebt der betroffene Patient in akuter Lebensgefahr.

Um 1900 hingegen waren die zu Grunde liegenden biochemischen Pathomechanismen unklar, und den wenigsten Ärzten waren vergleichbare Fälle während ihrer Tätigkeit begegnet. Die seltenen Porphyrien waren zu diesem Zeitpunkt noch kaum in der medizinischen Fachwelt diskutiert worden: Die erste Warnung vor der doch nicht ganz so unschädlichen Medikation mit Sulfonal fand sich 1890 in der Wiener Klinischen Wochenschrift durch einen Wiener Nervenarzt, der vier Patientinnen durch eine akute Porphyrie verloren hatte.[15] 1891 folgte die erste Darstellung über Harnuntersuchungen bei Patienten mit akuter Porphyrie nach Sulfonalgebrauch.[16]

In den folgenden Jahren mehrten sich die Fallberichte, und es handelte sich fast ausschließlich um Frauen, die an der akuten Sulfonal-Vergiftung verstarben.[17] Denn zum ganz überwiegenden Teil waren sie es, denen das neue Schlafmittel verschrieben wurde.

Doch auch wenn die Sulfonal-Vergiftung unter Medizinern bald hinlänglich bekannt war, wurde auch weiterhin inflationär Sulfonal sowie dessen Varianten Trional und Tetronal verschrieben. In den folgenden Jahrzehnten galten diese Medikamente als unverzichtbare Schlafmittel. Wie viele Sulfonalpatienten und vor allem -patientinnen in dieser Zeit an akuter toxischer Porphyrie verstarben, ist unbekannt, da nur einzelne Patientenberichte in die Fachöffentlichkeit gelangten. Eine dänische Arbeit kam allerdings bereits 1891 zu dem Ergebnis, dass 5–10 Prozent der regelmäßig mit Sulfonal behandelten Frauen eine Porphyrie entwickelten.[18] Selbst wenn diese Zahl zu hoch gegriffen sein sollte, handelte es sich keinesfalls um eine unerkannte, seltene Nebenwirkung.

Ein Medikament verschwindet

Schlafmittel waren keine Medikamente, die punktuell zur Behandlung akuter Erkrankungen angewandt wurden. Vielmehr brachte es der besondere Charakter der Beschwerden, gegen die sie eingesetzt wurden, mit sich, dass Patienten sie zum Teil über Monate und Jahre hinweg regelmäßig einnahmen. Dadurch waren Patienten und ihre Ärzte auf einmal mit Problemen einer chronischen Medikamenteneinnahme konfrontiert, wie es sie vorher nur selten gegeben hatte. Sulfonal etwa reicherte sich durch seine chemischen Eigenschaften allmählich im Körper an. Die Fachwelt reagierte zunächst nur mit einer Einschränkung der empfohlenen Höchstdosis. »Um die genannten unangenehmen Folgen des Sulfonalgebrauchs möglichst zu vermeiden«, empfahl ein pharmakologisches Lehrbuch 1909, täglich »die Gabe von durchschnittlich 2 g für Männer und 1 g für Frauen [...] nicht zu übersteigen und bei längerem Gebrauch Pausen von ein bis mehreren Tagen in der Darreichung eintreten zu lassen.« Bei derartiger Anwendung sei »das Sulfonal ein ungefährliches Mittel«.[19]

Dass es sich dabei um eine Fehleinschätzung handelte, wurde in den folgenden Jahren immer deutlicher. Bei langfristiger, regelmäßiger Einnahme konnte der Körper bei der Ausscheidung des Sulfonals nicht mehr Schritt halten. »Die Ursache der Vergiftung ist daher wahrscheinlich in einer Anhäufung im Körper zu suchen«, wurde in einem Pharmakologielehrbuch um 1920 konstatiert: »Daraus ist die Lehre zu ziehen, daß man Sulfonal täglich nicht länger als ca. 1 Woche

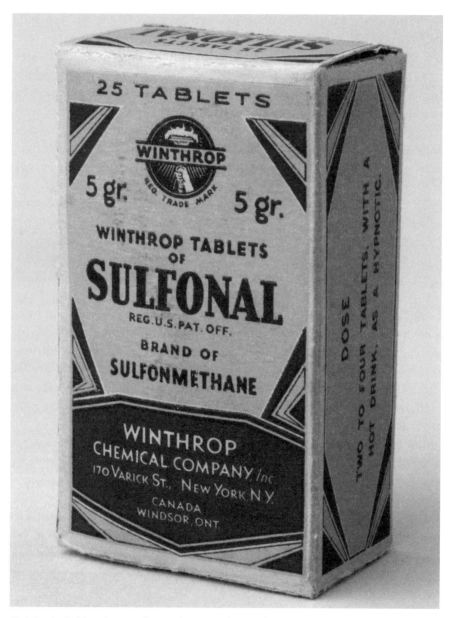

Originale Sulfonalverpackung des amerikanischen Herstellers Winthrop, 1888.

hintereinander gibt. In Fällen, wo Schlafmittel viele Monate hindurch notwendig sind, z.B. bei Geisteskranken, muß der Sulfonalgebrauch intermittierend sein, unterbrochen von Pausen, die dem Organismus die nötige Zeit zur Ausscheidung lassen«.[19]

Neben diesen Maßgaben zur Anwendung des Sulfonals wurde aber auch mit kleinen chemischen Modifikationen des Wirkstoffes experimentiert. Tetronal und insbesondere Trional weckten die Hoffnung, die gute Wirkung von Sulfonal beizubehalten, die Ausscheidung aus dem Körper aber zu erleichtern. Obwohl dies für Trional ansatzweise gelang, traten auch bei diesem Medikament Fälle von chronischer Vergiftung auf.

1903 kam Veronal auf den Markt, ein von der Barbitursäure abgeleitetes Medikament, weshalb alle Substanzen dieser Klasse als Barbiturate bezeichnet wurden. 1905 folgten die Bromsalze. Alle diese Medikamente weisen nach heutigem Ermessen ein immer noch zu hohes Nebenwirkungspotential auf. Sie führten aber Anfang des 20. Jahrhunderts zu einer Differenzierung des Schlafmittelmarktes und zu annehmbaren Alternativen zum Sulfonal. Mit zunehmender Anzahl dieser Alternativpräparate geriet Sulfonal in den Hintergrund. Es wurde 1926 gemeinsam mit Tetronal aus dem Arzneimittelschatz entfernt. Offiziell verboten wurden beide Substanzen nie.

Der Schlafmittelsektor blieb auch nach Sulfonal ein lukrativer, aber gleichzeitig mit großen Risiken behafteter Bereich der Arzneimittelherstellung. Denn auch die in der ersten Hälfte des 20. Jahrhunderts viel eingesetzten Barbiturate waren nebenwirkungsreich und verloren nach längerer Einnahme ihre Wirkung. So blieb die Suche nach dem perfekten Schlafmittel weiterhin ein höchst attraktives pharmazeutisches Ziel. Dies zeigte sich in fataler Weise Ende der 1950er Jahren, als der Contergan-Skandal die junge Bundesrepublik erschütterte (→ Contergan-Fehlbildung). Erst mit den Benzodiazepinen, deren erster Vertreter 1960 zugelassen wurde, konnte eine bis heute den Anforderungen der Wirksamkeit und Patientensicherheit genügende Substanzklasse gefunden werden.

Sulfonal hat während der 30 Jahre seines Einsatzes viele Leben gekostet. Zwar ist die genaue Zahl der an der akuten Porphyrie durch dieses Medikament Verstorbenen unbekannt; klar ist jedoch, dass es sich überwiegend um Frauen handelte. Bis zur Verdrängung des Sulfonals durch andere Medikamente hatte seine überzeugende Wirkung – schlaffördernd, beruhigend, sedierend und somit vom konsumierenden Patienten und seinem Umfeld sehr erwünscht – das Risiko der seltenen, wenn auch hochgefährlichen und meist tödlichen Nebenwirkung überwogen.

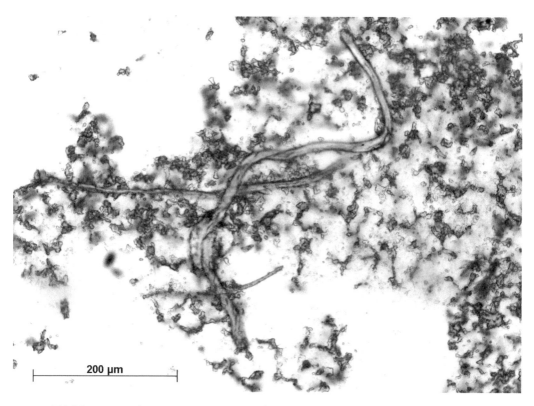

200 µm

Trichinen aus dem Darm eines Hundes, 1859 angefertigtes, originales Forschungspräparat von Rudolf Virchow aus dem Berliner Medizinhistorischen
Museum.

Trichinose

Synonyme: Trichinellose, Trichinosis, Trichinellosis, Trichiniasis, Trichinelliasis.

Janne D. war immer ein stiller Mensch gewesen, fast scheu. Sie wirkte jünger als 20 Jahre, wenn sie auch schon lange als Dienstmädchen auf einem Gut nahe Dresden arbeitete. Janne fühlte sich dort wohl und tat ihre Arbeit einigermaßen gerne, vor allem die Küchenarbeit. Vor Weihnachten des Jahres 1859 war sie überaus guter Dinge gewesen, sie hatten viel gebacken, eingekocht und schließlich noch kurz vor dem Heiligen Abend zwei Schweine und ein Schaf geschlachtet. So ein Schlachttag war anstrengend, aber auch schön, wenn alle nach getaner Arbeit abends das frische Mett mit einigen Krügen Bier probierten. Sie hatten sogar noch ein wenig getanzt, und es war ein überaus vergnüglicher Abend geworden. Jannes letzter vergnüglicher Abend.

Denn bereits am nächsten Tag war ihr gar nicht gut, genauso wie zwei Stallknechten, der Köchin und einem anderen Mädchen. Sie wurden von krampfartigen Bauchschmerzen, Erbrechen und Durchfällen geplagt. Doch während sich die anderen bald erholten und schon zu Silvester wieder völlig hergestellt waren, fühlte sich Janne immer elender und schlechter. Sie fieberte, und jede Faser ihres Körpers schmerzte. Da halfen weder die kalten Wickel, die man ihr anlegte, noch die kräftigen den Brühen oder der Kräutersud. Ihre Beine wurden dick und glühten, dann waren es wieder die Schultern, bald die Hände, dann der ganze Brustkorb. Selbst die Zunge tat ihr fürchterlich weh.

Am 12. Januar des neuen Jahres brachte man die sich vor Schmerzen krümmende und schon ziemlich abgezehrte Janne nach Dresden ins Krankenhaus. Bauchtyphus lautete die Diagnose.

Regelmäßig erschienen nun die Ärzte an ihrem Bett, die ihren Puls maßen und nach ihren Muskelschmerzen fragten. Selbst Professor Zenker, eine Koryphäe für den Typhus, trat einige Male an ihr Bett. »Es ist kein typischer Fall«, hörte sie ihn murmeln, »keine Milzschwellung, kein niedriger Puls, und diese Muskelschmerzen sind ungewöhnlich heftig, das ist bemerkenswert.«

Janne wagte nicht, den Professor anzuflehen, doch etwas gegen ihre schrecklichen, von ihm als so bemerkenswert befundenen Schmerzen zu tun. Tags und nachts warf sie sich jetzt schmerzgeplagt hin und her, bis erst ein Dämmerzustand und dann eine gnädige Ohnmacht sie befielen. Am 27. Januar 1860 starb Janne in der Dresdener Universitätsklinik. Ihr Körper wurde in das Leichenhaus überstellt, wo die Sektion wenige Tage später im Beisein einiger Dresdner Ärzte und Professoren stattfand, die Professor Zenker zu diesem ungewöhnlichen Fall hinzugerufen hatte. Als schließlich ein Muskelfaserpräparat der jungen Patientin unter dem Mikroskop lag, stellten Zenker und seine Kollegen fest, dass es darin von Parasiten wimmelte. Genauer gesagt handelte es sich um die Spezies Trichinella spiralis.

Bei Trichinella spiralis handelt es sich um einen menschen- und tierpathogenen Wurmparasiten, der die Infektionskrankheit Trichinose auslösen kann. Trichinen werden hauptsächlich durch infiziertes und anschließend nicht ausreichend gegartes Schweinefleisch auf den Menschen übertragen. Nach Befall des Darmes verbreiten sich die Trichinen im gesamten Körper und bilden vor allem in den Muskelgeweben infektiöse Zysten. Eine Therapie ist bis heute nicht bekannt. Dennoch konnte durch die gesetzlich vorgeschriebene Fleischbeschau und Vernichtung von infiziertem Fleisch die Trichinose in Europa beinah vollständig ausgerottet werden.

Vorsicht vor dem Schwein

Nach heutigem wissenschaftlichem Stand infiziert sich der Mensch in der überwiegenden Zahl der Fälle durch Genuss von nicht durcherhitzten Schweinefleischprodukten, in denen lebende Trichinen vorkommen. Die Trichinen liegen als abgekapselte Zysten im Muskelfleisch der Schweine und bleiben dort über viele Jahre vital. Bei der Aufnahme in den Magen-Darm-Trakt des Menschen werden sie aus den Zysten freigesetzt, vermehren sich und führen zu den ersten Symptomen, nämlich Schweißausbrüchen, Übelkeit, Erbrechen, Durchfall, Schwäche und Bauchschmerzen. Die Symptome können mild sein und sich von einer gewöhnlichen Lebensmittelvergiftung nicht unterscheiden.

Im Darm des Menschen kann jedes Trichinenweibchen bis zu 1.500 Larven zur Welt bringen, die sich dann durch die Dünndarmwand bohren und in den Blut- oder Lymphkreislauf gelangen. Sie können so den gesamten Körper befallen, lassen sich aber hauptsächlich in den Muskelfasern nieder, vor allem im Zwerchfell, den Extremitätenmuskeln, den Zungen- und anderen Gesichtsmuskeln. In dieser Phase können Muskelschmerzen, Schwellungen, entzündliche Reaktionen der Gefäße und Muskeln sowie Fieber auftreten und über Monate anhalten. Selten können – mit möglicherweise tödlichem Ausgang – Herz, Lungen, Gehirn und Peritoneum befallen werden. In den meisten Fällen kapseln sich die Trichinen in typisch spiraliger Weise in den Muskeln ab, die Zysten beginnen zu verkalken. Dort bereiten sie dem infizierten Patienten in aller Regel keine Beschwerden mehr, bleiben aber noch Jahre lang infektiös.

Trichinen waren im 19. Jahrhundert in Europa weit verbreitet und kommen auch heute noch – selten – in den USA, Kanada und Osteuropa vor. Anstecken kann man sich auch mit rohem Bären- oder Walrossfleisch, das Schwein ist jedoch der häufigste Überträger.[1] Im Nahen Osten, Indien und den meisten Teilen Afrikas ist die Erkrankung unbekannt, da hier auf Grund von religiösen Speisegeboten und fehlender Verbreitung des Schweins als Nutztier kaum Infektionsmöglichkeiten bestehen. Es ist gemutmaßt worden, dass das Verbot des Schweinefleischverzehrs, vor allem bei Juden und Muslimen, ursprünglich auf negative Erfahrungen mit trichinenverseuchtem Fleisch zurückzuführen seien.[2] Dabei handelt es sich aber wahrscheinlich um eine Überinterpretation dieses an sich doch eher seltenen Krankheitsbildes.

Kalkspiralen im Muskel

Bis weit ins 19. Jahrhundert hinein hatte man allerdings keine Ahnung von Trichinen. Die klinischen Symptome waren unspezifisch, und die Auswirkungen einer Infektion reichten von völliger Symptomfreiheit bis zum Tode des Betroffenen. Den Erreger Trichina spiralis und die von ihm hervorgerufenen charakteristischen Verkalkungen in den Muskeln waren unbekannt. Aus diesem Grund ist von einigen Historikern die Vermutung geäußert worden, dass die Trichinen überhaupt erst im 19. Jahrhundert nach Europa gelangten.[3] Wahrscheinlicher ist es jedoch, dass sie einfach nur nicht entdeckt wurden, da nur selten Sektionen durchgeführt wurden.

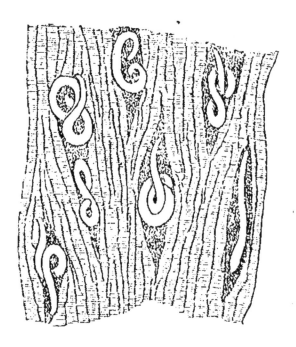

Wandernde Muskel-Trichinen.

Wandernde Muskeltrichinen, Holzschnitt von 1875.

Erst in den 1830er Jahren – klinische Sektionen waren in den gro-
ßen Hospitälern mittlerweile an der Tagesordnung – kam es zu ersten
Beschreibungen von seltsamen spiralförmigen Verkalkungen in der
Muskulatur von Verstorbenen.[4]

In England gab es zu dieser Zeit eine enge Verbindung zwischen
Kliniken und entstehender Pathologie. An universitäre Krankenhäuser
waren Pathologien angeschlossen, und sowohl die Studenten als auch
die lehrenden und forschenden Ärzte hatten Zugriff auf die Kranken-
geschichten sowie auf die *post mortem* erhobenen Sektionsbefunde
der Patienten. Es wurden große Sammlungen von Präparaten mit
ungewöhnlichen Befunden angelegt, die klinische Diagnose konnte
mit Hilfe der Sektion überprüft und gegebenenfalls korrigiert werden.

So kam es, dass der damals 21-jährige Student James Paget (1814–
1899), auf dem Wege, ein berühmter Arzt und Pathologe zu werden,
1834 zusammen mit dem Prosektor des St. Bartholomew's Hospital
in London ein Präparat eines mit Verkalkungen durchsetzten Muskels

anfertigte.[5] Paget hatte mit Hilfe eines ausgeliehenen Mikroskops – zu dieser Zeit besaß kaum eine Universitätsklinik ein eigenes – nähere Untersuchungen des seltsamen Gebildes angestellt, Zeichnungen angefertigt und die Vermutung aufgestellt, dass es sich um einen Parasiten handelte. Er legte das Präparat daraufhin dem vergleichenden Anatomen und Zoologen Richard Owen (1804–1892) vor. Beide Wissenschaftler beschrieben den Fall. Richard Owen konnte auch den Parasiten selbst darstellen und prägte den Namen Trichinella beziehungsweise Trichina spiralis für den gefundenen Wurm. In der Folge kam es zu immer mehr Berichten über Trichinenfunde bei Sektionen. Eine Verbindung zu klinischen Symptomen konnte allerdings zunächst noch nicht festgestellt werden. Trichinella spiralis blieb ein harmloser Zufallsbefund bei Sektionen, der ohne Relevanz für den Lebenden zu sein schien.[6]

Trichinen als Krankheitsursache

Doch woher kamen diese Würmer, die so auffällige Verkalkungen in der Muskulatur hinterließen? Im Jahr 1846 konnte der amerikanische Zoologe Joseph Leidy (1823–1891) zeigen, dass Trichinen nicht nur beim Menschen, sondern auch im Schwein vorkamen. Vermehrungszyklus, helminthologische Einordnung und mögliche Wirtstiere der Trichinen wurden nun erforscht.[7] Mittlerweile war ein experimentelles Vorgehen in der medizinischen und zoologischen Forschung in den Universitäten und Kliniken immer verbreiteter. So verfielen verschiedene Forscher auf den Gedanken, durch Fütterungsversuche eine Übertragung der Trichinen zu versuchen. Trichinenhaltiges Fleisch wurde verschiedenen anderen Tieren verfüttert, um später eine Besiedlung dieser Tiere mit Trichinen zu studieren. So erforschte auch der Zoologe und ausgewiesene Parasiten-Experte Karl Rudolf Leuckart (1822–1898) aus Gießen akribisch die Trichinen.[8] Seine Arbeiten ergänzten die des Berliner Pathologen Rudolf Virchow (1821–1902), der die Vermehrung der Trichinen im Versuchstier Hund beobachtete, sodass beide übereinstimmend den Vermehrungszyklus der Trichinen über aufgenommenes Fleisch, die Vermehrung der erwachsenen Würmer im Darm und die Einwanderung in den Muskel beschreiben konnten.[9]

Doch diese Entdeckungen wären ohne den Fall des Dienstmädchens »Janne« D. allenfalls für den geneigten Helminthologen, nicht aber für die Allgemeinheit von Bedeutung gewesen. Ihr früher Tod

lieferte zeitgleich zu den Forschungsarbeiten Virchows und Leuck-
arts dem Dresdner Arzt und Pathologen Friedrich Albert von Zenker
(1825–1898) eine Entdeckung, die die Trichinen auf einmal in völlig
anderem Licht erscheinen ließ. Der Fall der »Janne« D. legte nah, dass
Trichinen nicht nur harmlose Parasiten, sondern sehr wohl in der Lage
waren, eine schwere Krankheit und sogar den Tod eines vorher völlig
gesunden Menschen zu verursachen. Zenker war sich der Tragweite
seiner Entdeckung durchaus bewusst: War bisher »die Trichina eine
jener vielen müssigen Spielereien gewesen, mit denen die unpractischen
Anatomen und Mikroskopiker ihre Zeit vergeuden und an denen die
Praktiker […] gern mit mitleidigem Lächeln vorübergehen«,[9] so wurde
die Trichinose nun zu einer echten Krankheit.

Zunächst hatte Zenker tatsächlich angenommen, dass das Dienstmädchen an Bauchtyphus erkrankt sei – er forschte gerade über die
Muskelbeteiligung beim Typhus, und so kam es auch, dass er in diesem
Fall besonders auf frische Muskelpräparate hoffte. Normalerweise
stand bei schweren Allgemeinerkrankungen bei der Sektion nicht gerade der Muskel im Fokus des Pathologen, doch diesmal legte Zenker
sein Augenmerk vor allem auf dieses Gewebe.[11] Unter dem Mikroskop
zeigten sich »auf den ersten Blick Dutzende von nicht eingekapselten,
sondern frei im Muskelparenchym liegenden Trichinen […], in allen
Formen zusammengeringelt oder gestreckt und sofort die deutlichsten
Lebenszeichen gebend«.[12] Auch aus dem Darm der Patientin konnte er
die Parasiten isolieren. Der Befund von massenhaft noch lebenden Parasiten war eine Überraschung und führte zu einem Wendepunkt in der
Trichinenforschung: »Die kleinen Heuchler sind entlarvt!«, frohlockte
Zenker etwas später in seiner Fallbeschreibung.[13] Von der Wichtigkeit
seiner Entdeckung überzeugt, sandte er auch Präparate des trichinen-
haltigen Muskels an Rudolf Virchow und Karl Rudolf Leuckart, damit
die beiden Experten seine Beobachtungen bestätigen konnten.

Ortstermin beim Schlachter

Zudem ging er dem Fall noch weiter nach und begab sich zu dem
Gut, auf dem das verstorbene Dienstmädchen gearbeitet hatte. Zenker
konnte nicht nur in den noch vorhandenen Wurstbeständen aus der
vorweihnachtlichen Schlachtung Trichinen nachweisen, sondern auch
bei verschiedenen anderen Personen, die am Schlachtfest teilgenommen

hatten, ebenfalls Krankheitszeichen erfragen. Er schloss daraus, dass sich alle diese Personen durch den Genuss von rohem, schlachtfrischem Fleisch an dem infizierten Schwein angesteckt hatten. Zenker empfahl daher, als nächstes zu klären, ob die Infektionsgefahr von allen Wurst- und Fleischwaren ausging oder nur von nicht gekochten. Diese Frage sei »im Interesse der hierdurch geängstigten Liebhaber dieser Genüsse dringend [...] experimentell zu erledigen«.[13]

Diese neue Wendung im Fall der Trichinen führte zu einer Flut von neuen Berichten: Viele Mediziner deuteten Fälle aus ihrer langjährigen ärztlichen Praxis, in denen es nach dem Genuss von Schweinefleisch zu Symptomen und Beschwerden gekommen war, nun zu einer Trichinenerkrankung um. Beweisen ließ sich das allerdings jeweils nur, wenn in diesen Fällen ein entsprechender Sektionsbefund erhoben werden konnte.

Die Fleischbeschau wird gefordert

Obwohl sich Zenker der wissenschaftlichen Bedeutung dieses Falles durchaus bewusst war, musste Rudolf Virchow ihn drängen, die Beobachtungen sofort mitzuteilen. Denn Virchow hatte erkannt, dass die Trichinen nicht nur ein interessantes und erbauliches Beispiel dafür waren, wie Pathologie und klinische Forschung gemeinsam zu neuen Erkenntnissen kommen konnten, sondern dass hier ein sofortiger Handlungsbedarf bestand.[15] Doch wie konnte man gegen diese erschreckende Krankheit vorgehen, die offenbar in jedem Stück Schweinefleisch lauern konnte? Sollte der Schweinefleischkonsum als solcher einfach verboten werden, bis Klarheit über die Sache bestand? Ein unmögliches Unterfangen in einem Land wie Preußen!

Rudolf Virchow, der auch in der Berliner Stadtpolitik und als Hygieniker tätig war, schlug vor, dass jedes Schwein nach der Schlachtung auf Trichinen untersucht werden solle. Dazu sollten in den zentralen städtischen Schlachthöfen, aber auch in jedem Dorf geeignete Personen – Pfarrer, Chirurgen, Ärzte, Lehrer, Apotheker und Gutsverwalter etwa – im Gebrauch des Mikroskops zur Trichinensuche geschult werden. Erst von diesen Fleischbeschauern für unbedenklich erklärtes Fleisch sollte verzehrt, die verseuchten Tiere müssten vernichtet werden. Erwartungsgemäß führte dies zum Widerstand von Metzgern und Fleischern, welche finanzielle Einbußen fürchteten.[16] Auch der große organisatorische

Aufwand durch die Kontrollen hielt die politischen Entscheidungsträger
von einer gesetzlichen Regelung der Fleischbeschau zunächst noch ab.
Unter Hunderten von Schweinen fand sich nämlich nur vielleicht ein
mit Trichinen belastetes; dieses konnte allerdings im ungünstigsten Fall
zu vielen Erkrankungs- und Todesfällen führen. Doch dank glänzender
politischer Kontakte Rudolf Virchows und einer massenwirksamen Verbreitung von Wissen über die Trichinenkrankheit wurde 1862 zunächst
in Braunschweig, dann an vielen weiteren Orten und 1877 schließlich
in ganz Preußen die Fleischbeschau verbindlich eingeführt. 1900 wurde
das entsprechende Gesetz im Deutschen Reich aufgelegt.[17]

Die Trichinose wird selten

Die Maßnahme zeigte bald Wirkung: Trichinosefälle traten nur noch
nach dem Verzehr von privat oder »schwarz« geschlachteten Tieren
oder von Wildtieren auf. Heute ist die Trichinose zu einer medizinischen
Rarität geworden, auch wenn bis jetzt kein wirksames Mittel gegen
die Trichinen bekannt ist. Die Vorbeugung der Infektion ist also von
zentraler Wichtigkeit, und daher wird die Fleischbeschau in moderner
Form bis heute durchgeführt.

Schon Virchow und seine Zeitgenossen wiesen darauf hin, wie einfach die Trichinenschau mit dem Mikroskop durchzuführen sei. Das
moderne und mittlerweile in einer praktischen und kostengünstigen
Ausführung massenhaft angebotene Instrument erfreute sich großer
Beliebtheit.[18] Dazu trug auch die populärwissenschaftliche Behandlung
des Themas, etwa in der beliebten Zeitschrift »Die Gartenlaube«, bei.
Hier rühmte ein eifriger Autor die Erfolge der Trichinenforschung,
propagierte nur den Verzehr von gegartem Fleisch und empfahl au-
genzwinkernd, den »gnädigen Frauen und Fräulein im Hause, wenn
auch anfangs nur minutenlang, vor einem Wirthschaftsmikroskope«
selbst zu versuchen, in der Wurst Trichinen aufzuspüren, anstatt sich
»stundenlang vor der Toilette oder beim Romanlesen« aufzuhalten.[19]
Weiter schwärmte der Autor, dass

> schon Newton prophezeit hat: das Mikroskop werde einst auf dem
> Tische jedes gebildeten Menschen stehen; denn Wissen ist Macht. Das
> Mikroskop ist das gewaltigste Civilisations-Instrument, welches ebenso
> dem menschlichen Geiste, wie dem praktischen Leben große Vortheile
> und Genüsse zu schaffen im Stande ist.[20]

Paget, Owen, Virchow, Zenker und Leuckart hätte das bestimmt gefallen, wenn sie die »Gartenlaube« aufgeschlagen hätten.

Die euphorische Einschätzung war im Falle der Trichinen tatsächlich irgendwie berechtigt. Die saubere Laboratoriumsmedizin hatte über die Krankheit, die von unsauberen, wurmverseuchten Schweinen ausging, gesiegt. Von der Entdeckung des Wurmes 1835 bis zur Einführung der Fleischbeschau in Preußen 1877 waren es nur 42 Jahre, in denen das gesamte biologische und medizinische Verhalten dieses Parasiten aufgeklärt, ein geeignetes Vorbeugungsinstrument gefunden und breitenwirksam eingesetzt wurde. Gestützt auf den Fall des unglücklichen Dienstmädchens war einer selbstbewussten, forschungsorientierten Medizin ein besonderer Erfolg zuteilgeworden. In der Zusammenarbeit von Universitätskliniken, Laboren, Experimentierställen und Sektionshäusern sowie verschiedener Forscher war es gelungen, eine Krankheit in kurzer Zeit nicht nur zu verstehen, sondern sie quasi auszurotten. Die Geschichte der Trichinose legte nahe, dass dies noch mit vielen weiteren Krankheiten möglich war. Dennoch sind derartige Fälle eines unmittelbaren, sofort spürbaren Präventionserfolges der wissenschaftlichen Medizin in der Geschichte bis heute die absolute Ausnahme.

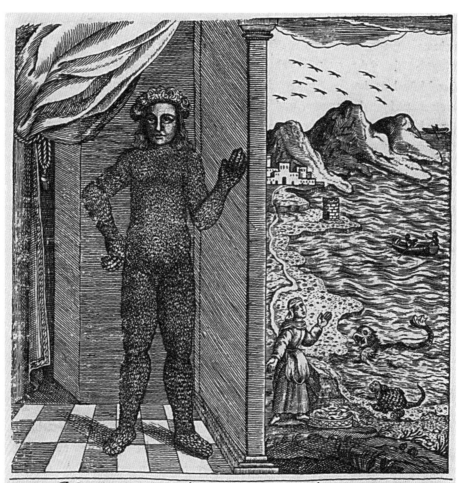

Der sogenannte Fischmensch von Neapel, ein angeblich am gesamten Körper mit einer schwarzen Fischhaut bedecktes Kind auf einem Flugblatt aus dem Jahr 1677.

Versehen

Maria reckte sich und versuchte, einen Blick durch das Fenster in die Stube der kleinen windgepeitschten Hütte zu erhaschen, die nicht weit von Bigliani in den zum Meer abfallenden Hängen stand. So einiges hatte man sich erzählt über ein seltsames Kind, das hier hausen sollte bei der Nina und ihrem Mann. Man sah die beiden nur selten im Ort. Mit gesenktem Blick huschten sie in die Kirche und waren auch schon bald wieder verschwunden. Das Kind hatte nie jemand zu Gesicht bekommen.

Aber jetzt hatten es ein paar Fischer gesehen: Ein Kind von tierischem, abscheulichem Aussehen, sein ganzer Körper sei von schwärzlichen, schlierigen Schuppen bedeckt! Wie ein richtiges Meerungeheuer soll es ausgesehen haben, nur der Kopf der eines Menschen, und unheimlich quietschend und schreiend war es bei Dämmerung in der Meeresbrandung herumgetaucht!

Der Pfarrer und der Arzt waren jetzt in dem Haus von Nina, um mit ein paar würdigen Herren aus Neapel, Professores, wie man sagte, das Monster anzusehen. Ob sie es mitnehmen würden, vielleicht in einem Käfig, ob Maria es wohl sehen könnte? Schützend legte sie die Hände um ihren Bauch, der bereits recht rund war und in dem ihr eigenes Kind wuchs, ihr erstes. Und in ihre Neugier, das Monster zu sehen, mischte sich plötzlich ein mulmiges Gefühl. »Nein«, dachte sie, »meinem Kind wird so etwas nicht geschehen, schließlich führe ich ein gottesfürchtiges Leben, ich esse jeden Tag süßen Brei und starke Suppe und befolgte die Ratschläge der Schwiegermutter. Ich sehe mich vor.«

Die Leute erzählten sich, dass Nina ein Meerungeheuer geboren hatte, weil sie, als sie mit dem Kind schwanger ging, immer am Meer unten gewesen war. Gar nicht genug hatte sie bekommen können von all dem abscheulichen Meeresgetier dort, all den Meeresschildkröten, Rochen, Schnecken und hässlich-schuppigen Fischen, so sagte man. Und also hatte sie sich versehen, und also hatte sie selbst ein Meerungeheuer geboren! Maria nickte bei sich: Ja, so musste es gewesen sein.

Da plötzlich packte sie jemand grob am Arm und riss sie von dem Haus und all den anderen schaulustigen Menschen davor fort. Maria wollte protestieren, doch mit ungeheurer Kraft zog ihre Schwiegermutter sie hinter sich her. »Bist du des Wahnsinns?!«, schrie diese, sodass alle es hören konnten. »Willst du meinem Sohn ein Monstrum gebären? Dann geh nur immer hin und gaff den Fischmenschen an mit deinen großen dummen Augen! Versehen wirst du dich an ihm und auch ein abscheuliches Ungetüm kriegen! Und wehe ich erwische dich noch mal, wie du meinen Enkel, Gott steh ihm bei, in Gefahr bringst, du Törichte!«[1]

Das Versehen ist keine Krankheit im eigentlichen Sinne, sondern ein uraltes Konzept, mit welchem jahrhundertelang die erschreckende Tatsache erklärt werden konnte, dass fehlgebildete Kinder auf die Welt kamen. Mit erstaunlicher Konstanz hielt sich das Versehen als Erklärung für das vom Normalen abweichende Aussehen solcher Kinder von der Antike bis ins frühe 20. Jahrhundert, jeweils angepasst an die herrschende wissenschaftliche Logik und immer in Konkurrenz zu anderen Erklärungsansätzen. Erst das moderne Vererbungsdenken und die aufkommende Humangenetik führten zum Verstummen dieses Glaubens.

Die »Physiologie« des Versehens

Die Geburt von Kindern mit ausgeprägten Fehlbildungen war zu jeder Zeit ein einschneidendes Erlebnis für alle Beteiligten und bedeutete in der Regel großen Kummer und Entsetzen. Zudem waren diese Kinder oft nicht oder nur kurz lebensfähig, und ihr Auftreten war etwas Ungewöhnliches, auch für Hebammen und Ärzte. Die als nicht menschlich empfundenen körperlichen Merkmale dieser Kinder, etwa Schuppen, übermäßige Behaarung, flossenartige Extremitäten oder verdoppelte Gliedmaßen, warfen in ihrer Fremdheit Fragen auf, die den Menschen in seinen Grundfesten erschüttern konnten. Dass Kinder ihren Eltern mehr oder weniger ähneln, stellte schließlich eine uralte Erfahrung des Menschen dar. Gleichfalls ist Menschen in der Regel ein bestimmtes Aussehen eigentümlich, das sie als Menschen kennzeichnet – Pelz, Schuppen, Hörner, Schwänze oder gar Flügel gehören sicher nicht dazu! So forderten derartige Geburten Eltern, Hebammen, Ärzte, Theologen,

Wissenschaftler und soziale Gemeinschaften überhaupt heraus, Deutungs- und Erklärungsversuche zu entwickeln.

Einer dieser Erklärungsversuche war die Beeinflussung des Ungeborenen durch »Eindrücke«, die die Mutter empfing. Dieses Konzept war in Europa, Asien und Afrika verbreitet und wurde zuerst in den frühen Hochkulturen Indiens und Mesopotamiens schriftlich niedergelegt. Klassischerweise mündeten diese Vorstellungen in Ratschläge an Schwangere, »gefährliche« Situationen zu meiden oder sich durch magische Objekte zu schützen.[2]

Das klassische Versehen bezeichnete ein Ereignis, bei dem meist negative, plötzlich Schrecken erregende Sinneseindrücke der Mutter während der Schwangerschaft Einfluss auf das Ungeborene nahmen. Das Objekt des Erschreckens hinterließ hierbei einen »Eindruck« an dem Kind, einige seiner Merkmalseigenschaften prägten sich seinem Körper förmlich auf. Dadurch entstand ein Makel variabler Größe und Tragweite, der von außen auf das Kind kam. Das Medium dieses Transformationsprozesses war die Mutter, die den schädlichen Eindruck durch das Auge aufnahm. Bereits von verschiedenen Autoren der Antike war dem Auge die Rolle nicht nur eines Empfängers, sondern auch eines Senders zugedacht worden, der Strahlen aussandte, die mit dem Licht reagierten und zu einem Sinneseindruck führten. So schien es auch möglich, dass das Auge negative »Strahlen« aussandte, nämlich in Form des »Bösen Blickes«. Beim Versehen verhielt es sich gewissermaßen umgekehrt. Das Auge nahm Eindrücke aus der Umwelt auf und leitete sie an den Geist weiter. Solche Sinneseindrücke sollten dann die Phantasie anregen, aber auch körperliche Reaktionen nach sich ziehen können. Sie wurden, so der Glaube, über die zirkulierenden Körperflüssigkeiten wie das Blut im ganzen Körper verteilt und riefen dort Reaktionen hervor.[3]

Kallipädie bei den Griechen

Im antiken Griechenland wurde unabhängig von den verschiedenen zu Grunde liegenden Zeugungstheorien[4] der Einbildungskraft und den Sinneseindrücken der Schwangeren große Bedeutung für die spätere Gestalt des Kindes zugemessen. Allerdings galt dies vor allem für den Augenblick der Empfängnis und weniger für den Verlauf der Schwangerschaft. Aus der Vorstellung heraus, schädliche Sinneseindrücke während des Zeugungsaktes führten zu einer negativen Prägung wenn nicht gar Fehlbildung des Kindes, entwickelte sich eine Lehre mit zahlreichen Handlungsempfehlungen zur Zeugung wohlgebildeter Kinder, die sogenannte Kallipädie. Frauen wurde empfohlen, bei der Zeugung – zumal wenn der Vater nicht den gängigen ästhetischen Vorstellungen entsprach – auf etwas Schönes, etwa die ebenmäßigen Gesichtszüge einer Statue oder die Bildnisse berühmter Helden zu blicken.[5] Daneben, wenngleich seltener, finden sich Quellen, die den Anblick bestimmter Tiere während des Koitus als Ursache tierischer Merkmale beim dabei gezeugten Kind betrachten. Derartige Vorstellungen konnten jedoch auch dienlich sein, wenn es galt, die fehlende Ähnlichkeit eines Kindes mit dem Rest der Familie zu erklären. So konnten aufgebrachte Angehörige, die einen Ehebruch vermuteten, gelegentlich davon überzeugt werden, dass vielmehr ein Versehen der Mutter Ursache des unerwartet abweichenden Äußeren des Kindes sei.

Die Vorstellungen, dass Ähnlichkeiten zwischen Eltern und Kindern zwar natürlich, aber keinesfalls konstant waren, finden sich auch bei dem Naturforscher Plinius dem Älteren (23/24–79 n. Chr.). Der Verfasser einer umfänglichen Naturgeschichte, die das gesamte naturwissenschaftliche Wissen der Antike vereinigen sollte, bemerkte hierzu:

> Die Ähnlichkeiten hängen nämlich mit unsern Vorstellungen zusammen, und man glaubt, daß dabei viel Zufälliges von Einfluß sei, Gesicht, Gehör, Gedächtnis und die bei der Empfängnis selbst vorschwebenden Bilder. […] Daher mögen sich wohl auch Verschiedenheiten weit häufiger bei dem Menschen als bei allen übrigen Geschöpfen finden, weil der Flug der Gedanken, der schnelle Wechsel der Gemüthszustände und die Mannichfaltigkeit unserer geistigen Kräfte die verschiedensten Eindrücke zurückläßt […].[6]

Mit der Selbstverständlichkeit, mit der Plinius viele sinnliche Eindrücke als formend für das Ungeborene verstand, akzeptierte er auch die Zufälligkeit der menschlichen Gestalt und eine Variabilität, die für ihn deutlicher hervortrat als die uns heute so vertraute Konstanz der Art. Er sah darin sogar einen Beleg für die geistige Beweglichkeit des Menschen, die sich eben nicht nur auf Gedanken, Werke und Worte bezog, sondern auch auf die Zeugung neuen Lebens. Die Zeugung war also letztlich ein kreativer Akt der Eltern, keine Weitergabe von bestimmten Eigenschaften im Sinne einer »Vererbung«.[7] Ein fehlgebildetes Kind – war das vielleicht ein Produkt überschießender und fehlgeleiteter, aber doch eigentlich positiver menschlicher Phantasie und Einbildungskraft?

Versehen im christlichen Mittelalter

Mit der Christianisierung Europas wandelte sich die Bewertung von Kindern mit angeborenen Fehlbildungen deutlich. Wie war ein solches halbtierisch wirkendes Wesen mit dem göttlichen Plan, mit dem Status des Menschen als Gottes Ebenbild, in Einklang zu bringen? Die Menschen des christlich geprägten Mittelalters fanden unterschiedliche argumentative Auswege aus diesem Dilemma: Eine Erklärung war, dass der Teufel Gottes Plan störte, die Kinder austauschte oder ihre Gestalt veränderte. Diese Deutung war mit der Vorstellung der elterlichen Schuld oder der Sündhaftigkeit der gesamten Gesellschaft verbunden. Die Fehlbildung des Kindes war somit eine Strafe.

An der Schwelle vom Mittelalter zur Neuzeit zeigte sich in Europa ein besonders reges Interesse an fehlgebildeten Kindern, die als »Wundergeburten« oder »Monstra« bezeichnet wurden.[8] Die mehr oder weniger wahrheitsgetreuen und mitunter stark ausgeschmückten Falldarstellungen und Abbildungen der »Monstra« wurden im 16. und 17. Jahrhundert auf Flugblättern und in den enzyklopädischen Werken der Zeit verbreitet und erregten großes Aufsehen.[9] Der Begriff »Monstrum« zielte dabei weniger auf das monströse Aussehen als vielmehr auf seine Funktion als Zeichen oder Hinweis auf etwas (von monstrare, zeigen). In einer Welt, die durch Gottes Willen und vollkommenen Plan allein gelenkt wurde, warfen solche Wundergeburten verständlicherweise viele Fragen auf. Grundsätzlich waren zwei Deutungsweisen weit verbreitet: Entweder war das Monstrum ein von Gott gesandtes Zeichen, eine göttliche Botschaft also, oder das Monstrum war auf die Gott entgegenstehende Macht des Teufels zurückzuführen und offenbarte sein boshaftes Wirken in der Welt.[10]

Gottes Werk, Teufels Wirken und »der große Weibische Fürwitz«[11]

Unabhängig davon, ob das Wirken Gottes oder des Teufels als Ursache für die »Wundergeburt« angenommen wurde, waren diese für die Menschen von großer Bedeutung. Die Zeiten waren mit der Reformation, den dadurch ausgelösten Kriegen, den großen Seuchen und religiösen Auseinandersetzungen überaus bewegt und wechselhaft und brachten für die Menschen nicht nur Unsicherheiten in Bezug auf die politische

Lage und das physische Wohlergehen, sondern auch in Bezug auf die
zu verfolgenden Lehren und geistigen Ausrichtungen. In dieser Situation mag es nachvollziehbar sein, dass Ereignissen, die scheinbar der
normalen Ordnung der Dinge widersprachen, große Bedeutung beige-
legt wurde. Kometen, Naturkatastrophen und eben Wundergeburten
wurden in ihrer Sinnhaftigkeit breit diskutiert und massenwirksam
bekannt gemacht.

Gleichzeitig aber hielt sich auch der Glaube an das Versehen. Jedoch
wurde es nun eher im Sinne eines Versagens der Mutter gedeutet, als
Zeichen ihrer ungezähmten Neugier, mangelnden Achtsamkeit und
ihres zu forschen Verhaltens. Im Gegensatz zur griechischen Kallipädie
verdeutlichen Berichte aus dem Mittelalter die ausgesprochen negative
Konnotation, die dem Versehen nun anhaftete. Ausführliche Beschreibungen von dessen Folgen, verbunden mit zahlreichen notwendigen
Maßnahmen, um sich vor dem Versehen zu hüten, boten Anlass, Frauen
zu einem gottesfürchtigen Lebenswandel zu mahnen.

So schrieb etwa der streitbare lutherische Theologe Christoph
Irenäus (ca. 1522–1595) in seinem Buch *De monstris*:

> In des aber das Weib etwan erschrickt und sich entsetzt/ geben sich die
> humores und spiritus unter sich/ und lauffen in die Beermutter zusamen/
> wenn nu des Dings/ so sie gesehen/ und ir gentzlich zu Gemuet gefasset/
> eine starcke Eynbildung dazu kompt/ so wird ein solch Bild und Muster
> darauss/ wie sie es in irem Sinn fuergebildet hat.[12]

Der plötzliche, die Schwangere erschreckende Anblick etwa eines Affen
konnte also im Auge zu einem »Eindruck« führen, der vermittels der
»starcken Eynbildung« der Mutter über deren Körpersäfte auf das Kind
transferiert wurde, sodass dieses ein affenartiges Aussehen erhielt. Die
Gebärmutter als besonders stark durchblutetes Organ war in Irenäus'
Augen prädestiniert für eine solche Auswirkung.

Dass im frühneuzeitlichen Denken viele für uns heute äußerst
disparate Ursachen für Fehlbildungen in Betracht kamen, zeigt sich
auch im Werk des Baseler Anatomen und Botanikers Caspar Bauhin (1560–1624), der 1614 ein Buch über den Hermaphroditismus
verfasste, also die abweichende Bildung der Geschlechtsorgane mit
resultierendem intersexuellem Genitale. Hier beschrieb er höhere zu
Grunde liegende Ursachen, zu denen göttlicher Zorn, göttliche Strafen
oder Wunder mit »Zeichencharakter«, aber auch ungünstige Planeten-
konstellationen und der starke Südwind gehörten. Bei den niederen

Ursachen sah er sowohl anatomische Besonderheiten wie einen auf-
fällig geformten Uterus, minderwertigen »Samen«, eine abweichende
Blutversorgung des Kindes im Mutterleib oder »Erbkrankheiten« am
Werke, aber auch die Möglichkeit, dass sich einer von beiden Eltern
mit Tieren oder Dämonen eingelassen hatte. Schließlich führte er das
Versehen, Diätfehler sowie Fehlverhalten in der Schwangerschaft an.[13]

Prophylaxe des Versehens

Da die meisten dieser Ursachen menschlicher Einflussnahme unzugäng-
lich waren, galt es insbesondere, die Schwangeren vor allzu großen
Gemütsbewegungen und dem Versehen zu bewahren.

So sollte die werdende Mutter vor allem am Ende der Schwangerschaft das Haus nicht zu oft verlassen und keine verunstalteten Menschen
ansehen, Hinrichtungen und Schlachtungen meiden und nicht zu lange
auf Warzen, Beulen und sonstige körperliche Mängel blicken. Auch die
zu lange Betrachtung von Bildern konnte ein Versehen herbeiführen, als
besonders gefährlich galt ihr Aufhängen im Schlafzimmer. Vom Spielen
mit Hasen, Hunden oder Äffchen wurde dringend abgeraten. Der Blick
sollte gesenkt gehalten werden. Neugier und Wissbegierde der Frauen
sollten durch fleißige Arbeit im Haushalt gezügelt werden.[14]

Die Einordnung der Schwangerschaft als besonders vulnerable Phase
brachte Frauen, die im Vergleich zu heute einen erheblich größeren Anteil ihrer Lebenszeit schwanger waren, sowohl Vor- als auch Nachteile.[15]
Zwar sollten sie von der Gesellschaft besondere Schonung erfahren und
Aufregung vermeiden, doch die vielen Vorgaben zum Schutz des ungeborenen Lebens bedeuteten auch große Einschränkungen und im Falle
eines fehlgebildeten Kindes kam es zu erheblichen Schuldzuweisungen.
Der Wirkungskreis der Frau in der Schwangerschaft verkleinerte sich,
denn ihre entfesselte Einbildungskraft, ihr »pathologisches« Säfteverr-
hältnis, ihre besondere Schreckhaftigkeit und ihre Gelüste galten als
unberechenbare Gefahrenquellen für das ungeborene Kind.

Ein Versehen konnte andererseits aber die viel harmlosere Erklärung
für ein fehlgebildetes Kind darstellen, als beispielsweise die Einwirkung
des Teufels oder mangelndes sittliches Verhalten. Auch der Vorwurf
des Ehebruchs bei einem Kind, das Familienähnlichkeit vermissen ließ,
hätte für die Frau weit schrecklichere Folgen haben können als das
schlichte Versehen.

Monster in Gläsern – Anatomie und Teratologie
im 18. und 19. Jahrhundert

Doch es regte sich auch Widerstand gegen die althergebrachten Vorstellungen. So wetterte der englische Mediziner James Blondel (1665–1734) in einem Streit mit einem Fachkollegen um 1720, dass »unter dem scheinbaren Vorwande der Einbildung die Schuld von allen Mählern, und allen üblen Gestalten der Kinder ungerechter Weise auf derselben Mütter« geschoben würde. Seine anatomischen Arbeiten hätten ihm gezeigt, dass es zwar verschiedene Gründe für Fehlbildungen, etwa fehlende oder abweichende Durchblutung oder Unfälle, gebe, dass aber grundsätzlich der Blutkreislauf des Kindes unabhängig von dem der Mutter sei. Wie also sollte die Einbildung der Mutter auf das Kind kommen? Das lief in Blondels Augen »wider die Sinne und Vernunft« und »wider die Erfahrung und Zergliederungskunst«.[16]

Trotz der sich regenden Zweifel einiger Fachkollegen blieb das Versehen ein unterschwellig wirksames Konzept, das weiterhin anschlussfähig war an die wissenschaftlichen Entwicklungen des 18. und frühen 19. Jahrhunderts, auch wenn sich mit den zunehmenden Sektionen an medizinischen Fakultäten ein etwas nüchterner Blick auf die »Monster« richtete. Die früheren, phantastisch anmutenden Abbildungen wichen anatomisch korrekteren Darstellungen. Es entstanden auch Sammlungen fehlgebildeter Körper, die nun, konserviert, aufgereiht und schließlich geordnet, neue Ähnlichkeiten, ja Gesetzmäßigkeiten, erkennen ließen.

Forscher wie die Anatomen Caspar Friedrich Wolff (1734–1794) und später Johann Friedrich Meckel der Jüngere (1781–1833) machten sogar den Versuch, die normale embryonale Entwicklung des Menschen im Mutterleib durch die Analyse der Fehlbildungen zu erklären, mit durchaus bahnbrechendem Erfolg. Die Teratologie, also die Lehre von den Fehlbildungen, entstand unter der Annahme, dass normale und abweichende Entwicklung des Kindes im Mutterleib den gleichen Naturgesetzen unterworfen sein mussten und durch Methoden der vergleichenden Anatomie zu beurteilen seien.[17] Die Teratologie und beginnende Embryologie führte zu einem vertieften Wissen über die Entwicklungsschritte, die jeder Fetus im Mutterleib nachvollzog und die auch Abweichungen und damit Fehlbildungen einschließen konnten. Die neuen Erkenntnisse führten aber keineswegs zum Verschwinden der alten Vorstellungen vom Versehen. Vielmehr wurde der Zeitraum, in dem die Schädigung des Kindes durch Versehen angenommen werden konnte, spezifiziert und auf die ersten drei Monate der Schwangerschaft festgelegt. Danach ändere sich die Gestalt grundsätzlich nur noch wenig, starke Fehlbildungen mussten also vorher, in der ganz frühen Schwangerschaft ihren Ursprung haben.

War bisher angenommen worden, die schädigenden Sinneseindrücke gelangten über das Blut zum Kind, sah man im 19. Jahrhundert das Nervensystem als den Verteiler im Körper an. Die im 19. Jahrhundert zentralen elektrophysiologischen Erkenntnisse über Nervenleitung und Erregung (→ Neurasthenie) konnten noch einige Zeit lang zwanglos mit dem Konzept des Versehens in Einklang gebracht werden: Eine erschreckende Begegnung sollte eine Erschütterung des Nervensystems und durch diese eine Fehlbildung des Kindes hervorrufen oder in den Worten eines Mediziners von 1883 »durch Vermittelung der Psyche und des Centralnervensystems [...] zur Missbildung Veranlassung geben«. Er nahm an, dass Lippenspalten etwa entständen, wenn es bei der Embryonalentwicklung zu einer Lösung der »an einander gelegten oder kaum verklebten Platten« und zur »plötzlichen Trennung derselben (Spaltbildungen)« durch Erschrecken vor einem Hasen käme.[18]

Versehen und Vererbung

Doch die Akzeptanz schwand unter Medizinern und Naturwissenschaftlern. Sich wissenschaftlich ernsthaft mit dem Versehen zu beschäftigen, bekam etwas Schrulliges. Und das Narrativ vom Versehen tauchte in fragwürdigen Zusammenhängen auf: So behauptete etwa der übermäßig behaarte, als Schausteller arbeitende Löwenmensch Lionel (eigentlich Stephan Bibrowsky, 1890–1932), seine Behaarung stamme daher, dass seine Mutter während der Schwangerschaft zusehen musste, wie sein Vater von einem Löwen gefressen wurde.[19] Das hielt das Versehen im Denken einfacher Leute lebendig, machte es aber gleichzeitig als wissenschaftliche Erklärung zunehmend unglaubwürdig. Die wissenschaftlichen Artikel zu diesem Thema wurden immer seltener[20] und wiesen längere Einleitungen zur Rechtfertigung der Thematik auf, um der sich verbreitenden Einschätzung zuvorzukommen, dass es das Versehen überhaupt nicht gäbe. Eine unspezifische Schädigung der Frucht durch plötzliches Erschrecken oder starke Emotionen der Mutter konnte man sich vielleicht noch vorstellen, eine Übertragung von Merkmalen auf das Kind durch bloßen Sinneseindruck aber nicht mehr.

Denn erstmals gab es Anfang des 20. Jahrhunderts eine Theorie, die sich ganz explizit mit der Weitergabe von Merkmalen von einer Generation zur nächsten beschäftigte und diese auch beschreiben konnte, und das war die Vererbungslehre beziehungsweise die Genetik. So musste sich der Verfasser eines Artikels über verschiedene Fälle von wahrscheinlichem Versehen entgegenhalten lassen,[21] dass hier vielleicht »dem frommen Glauben mehr Spielraum gewährt [werde] als dem absoluten Tatbestand«.[22] Es gäbe ausreichend andere Erklärungen für die von ihm beobachteten Fehlbildungen, sie folgten zudem häufig den Vererbungsgesetzen.[23]

Derartig dargestellt schien es plötzlich wahrscheinlich, dass die von dem Biologen und Pfarrer Gregor Mendel (1822–1884) an rot- und weißblühenden Erbsenpflanzen festgestellten Gesetze der Weitergabe von Merkmalen von einer Generation zur nächsten auch für Menschen grundsätzlich Gültigkeit haben könnten. Noch ohne Kenntnis der zu Grunde liegenden biochemischen Strukturen, der Chromosomen und Gene, gelang es an der Schwelle zum 20. Jahrhundert, allgemeine Gesetze der Vererbung zu formulieren. Auch das Fehlerhafte, das pathologische Merkmal, wies mitunter in der Art seiner Weitergabe von Eltern auf die Kinder und Enkel eine hohe Stabilität auf, gewissermaßen eine innere Logik. Der Einbruch einer Fehlbildung erzeugenden Kraft von außen allein durch Vermittlung der mütterlichen Psyche galt als unwahrscheinlich.

Das Ungeborene im Blick

Wir glauben nicht mehr an das Versehen – die moderne Genetik hat es längst unmöglich gemacht, sich ein solches Geschehen vorzustellen. Mehr noch als die letztlich abstrakt bleibende Genetik hat die Ultraschalltechnik für die werdenden Eltern ihr Bild vom Ungeborenen modifiziert. Seit einigen Jahrzehnten ist es möglich, das Kind im Mutterleib für alle sichtbar zu machen. Man kann die Organe darstellen lassen, sogar das Gesicht ist zu erkennen. Mehrfach während der Schwangerschaft können sich werdende Eltern und Ärzte davon überzeugen, dass »alles nach Plan« verläuft. Für imaginäre Prozesse wie ein »Versehen« ist bei dieser Transparenz kein Platz – scheinbar wird also ein rationalerer Umgang mit der Entwicklung des Ungeborenen auch für den medizinischen Laien ermöglicht.

Doch nach wie vor herrscht angesichts eines fehlgebildeten Kindes Ratlosigkeit, und oft wird dann wieder zu Erklärungsmustern gegriffen, die mit Verschulden und Strafe zu tun haben und die nach möglichem Fehlverhalten der Eltern, insbesondere der Mutter, fragen. Warum muss gerade dieses Kind mit von der Norm abweichender Gestalt zur Welt kommen? Viele Faktoren wie vererbbare Krankheiten, Infektionen, Ernährung und Umwelteinflüsse spielen eine Rolle. Doch häufig gibt es für den Einzelfall auch heute keine zufriedenstellende medizinische Erklärung. An der Schwelle eines Zeitalters, in dem man möglicherweise Gene in einem menschlichen Embryo an- und abschalten und somit eine wirkliche »Kallipädie« versuchen wird, sind wir doch weit davon entfernt, die psychologischen Auswirkungen eines solchen Tuns auf die einzelne Familie und die Gesellschaft ermessen zu können.

Danksagung

Zuerst möchte ich meinen beiden ersten Leserinnen danken, Frau Prof. Johanna Bleker sowie Lisa von Raussendorff. Frau Prof. Bleker hat den gesamten Entstehungsprozess dieses Buches begleitet und ihr kritischer, wohlwollender Blick auf das Produkt meines Schreibens sowie ihr umfassendes medizinhistorisches Wissen haben manch größeren und kleineren Fehltritt verhindert. Ohne sie hätte ich mich bestimmt nicht an das Unterfangen gewagt, ein medizinhistorisches Buch zu schreiben. Lisa von Raussendorff hat jedes einzelne Kapitel mit medizinischem Sachverstand, großem Einfühlungsvermögen und literarischem Gefühl unter die Lupe genommen und wir haben in vielen schönen Gesprächen daran geschliffen. Ich danke ihr herzlich für die Unterstützung und Ermutigung.

Viele Menschen haben mich ermuntert und in Gesprächen bestärkt, mich auf das Wagnis einzulassen, dieses Buch zu schreiben. Nennen möchte ich hier meinen Doktorvater Prof. Thomas Schnalke und Prof. Richard Töllner sowie meine Eltern Hellmut und Dr. Annette Seemann. Dem Driburger Kreis danke ich für Anregungen zum Kapitel »Versehen«. Die Zusammenarbeit mit dem Kulturverlag Kadmos Berlin war jederzeit überaus bereichernd und konstruktiv. Danken möchte ich insbesondere Wolfram Burckhardt für seine Anregungen zur endgültigen Gestalt des Textes und seinem Vertrauen in das Projekt sowie Claudia Oestmann und Charlotte Böttjer.

Mein Mann Simon Hellwig hat mit seiner stetigen hilfreichen Unterstützung und seiner Geduld viel zum Abschluss dieses Projektes beigetragen. Meinen Söhnen Anton und David danke ich in besonderer Weise, da sie mit ihrem glücklichen Werden dieses Buch erst ermöglichten: Freigestellt von der ärztlichen Tätigkeit, konnte ich mich in historischen Krankheitsbildern vergraben. Obwohl angeblich »*solchs [Fehlbildungen daher] kopmt/wenn das Weib/ so sie empfengt oder tregt/ ire Augen/ Sinne und Gedanckcen/ auff Wundersetzame und ungehewere Ding/ gar hefftig wendet*« (Christoph Irenäus, De monstris, 1584, 5. Kapitel), freue ich mich, dass offenbar auch die Beschäftigung mit Aussatz, Gesichtsfraß und Wundergeburten ihrer frühen Entwicklung keinen Abbruch getan hat.

ANHANG

Quellen- und Literaturverzeichnis

Alpenstich (S. 8–17)

Anmerkungen:

1 Feierabend, 1866.
2 Weyer, 1580, S. 62.
3 Ebd., S. 61.
4 Vgl. Leu, 2016.
5 Conrad Gesner, 1564, zit. nach Lebert, 1854, S. 18–19.
6 Guggenbühl, 1838, S. 2
7 Vgl. Quick, 1988, S. 357.
8 Guggenbühl, 1838, S. 61.
9 Ebd., S. 72.
10 Ebd., S. 78.
11 Vgl. Bleker, 1991; Bleker, 1981, insbes. S. 70–71.
12 Schönlein, 1841, S. 204.
13 August Feierabend, 1866, zit. nach Quick, 1988, S. 357.
14 Ebd., S. 3.
15 Vgl. Meyer-Ahrens, 1848, v.a. S. 176–182.
16 Vgl. Karl Heusinger, 1848, zit. nach Quick, 1988, S. 362.
17 Hirsch, 1862–1864, S. 38.
18 Vgl. Quick, 1988.
19 Vgl. Feierabend, 1866, S. 107.
20 Vgl. Quick, 1988, S. 365.
21 Max Höfler, 1899, zit. nach Quick, 1988, S. 365.
22 Vgl. Waldis, 1983.
23 Georg Sticker, zit. nach Quick, 1988, S. 371.
24 Guggenbühl, 1838, Vorwort von Ignaz Troxler.

Weiterführende Literatur:

Bleker, Johanna: Die naturhistorische Schule 1825–1845. Ein Beitrag zur Geschichte der klinischen Medizin in Deutschland. Stuttgart/New York: Fischer Verlag, 1981.
Bleker, Johanna: Johann Lucas Schönlein (1793–1864). In: Klassiker der Medizin, Zweiter Band. Von Philippe Pinel bis Viktor von Weizsäcker. Dietrich von Engelhardt und Fritz Hartmann (Hrsg.), München: C.H. Beck, 1991, S. 81–94.
Feierabend, August: Der Alpenstich in der Schweiz. Ein Beitrag zur Geschichte der Volkskrankheiten. Wien: Wilhelm Braumüller, 1866.
Guggenbühl, Johann Jakob: Der Alpenstich endemisch im Hochgebirg der Schweiz und seine Verbreitung. Zürich, 1838.
Hirsch, August: Handbuch der historisch-geographischen Pathologie. Zweiter Band. Erlangen: Verlag von Ferdinand Enke, 1862–1864, S. 38–47.
Lebert, Hermann: Conrad Gesner als Arzt. Akademische Vorträge von zürcherischen Dozenten. Zürich: Höhr, 1854.

Leu, Urs: Conrad Gessner (1516–1565): Universalgelehrter und Naturforscher der Renaissance. Zürich: Verlag Neue Zürcher Zeitung, 2016.

Meyer-Ahrens, Konrad: Der Stich in den Jahren 1564 und 1565. Zürich: Schultheiss, 1848.

Quick, Michael: Die Lehre vom »Alpenstich« – in den nosographischen Untersuchungen von Guggenbühl bis Sticker. In: Gesnerus, 1988 (45), S. 353–379.

Schönlein, Johann Lucas: Allgemeine und specielle Pathologie und Therapie. Nach dessen Vorlesungen niedergeschrieben und herausgegeben von einigen seiner Zuhörer. Erster Theil. St. Gallen, 1841, S. 203–204.

Waldis, Vera: Der »Stich« von 1564 – eine primäre Lungenpest. In: Gesnerus, 1983 (40), S. 223–228.

Weyer, Johannes: Artzney Buch: von etlichen biß anher unbekandten und unbeschriebenen Kranckheiten. Frankfurt a. M., 1580, S. 56–69. (Digitalisat nach Exemplar von SBB-PK Berlin).

Aussatz (S. 18–31)

Anmerkungen:

1   Zur terminologischen Verwirrung bei der Lepra vgl. Hirsch, 1860, S. 301–303.
2   Zu den unterschiedlichen Krankheitsnamen vgl. Keil, 1986, S. 93–95.
3   Vgl. Müller-Bütow, 1986, S. 79–84.
4   Vgl. Carmichel, 1993, S. 836; Winkle, 1997, S. 1–2.
5   Vgl. Betz, 1986.
6   Vgl. Riha, 2005.
7   Vgl. Toellner, 1992, S. 1.
8   Vgl. Belker und Menn, 1992, S. 9.
9   Vgl. Habrich, 1982, S. 86–89.
10 Vgl. Toellner, 1992.
11 Vgl. Keil, 1986, S. 88–92.
12 Vgl. ebd., S. 87.
13 Vgl. Riha, 2005, S. 94–96.
14 Vgl. Riha, 2004, S. 7–11.
15 Vgl. Habrich, 1992, S. 57–73.
16 Vgl. Müller-Bütow, 1986, S. 82; Keil, 1986, S. 88.
17 Je nach Region sind hier sehr unterschiedliche Angaben gemacht worden. Häufig liest man, dass der Aussatz nach 1580 nicht mehr auftrat (vgl. Keil, 1986, S. 86). Vereinzelt waren wohl auch noch bis ins 18. Jahrhundert Leprafälle in Mitteleuropa nachweisbar (vgl. Toellner, 2016, S. 515; Hirsch, 1860, S. 308).
18 Vgl. Keil, 1986, S. 85–102.
19 Vgl. Riha, 2005, S. 91.
20 Vgl. Goerke, 1983.
21 Vgl. Carmichel, 1993, S. 836.
22 Vgl. Bickel, 1988.
23 Vgl. Riha, 2005.
24 Vgl. Carmichel, 1993, S. 834.
25 Vgl. Meisels-Navon, 1986, S. 339.
26 Vgl. Riha, 2005, S. 89.

Weiterführende Literatur:

Belker, Jürgen und Menn, Rudolf: Lepra in Westfalen. In: Lepra – Gestern und Heute. Richard Toellner (Hrsg.), Münster: Verlag Regensberg, 1992, S. 8–13.

Betz, Otto: Der Aussatz in der Bibel. In: Aussatz, Lepra, Hansen-Krankheit: ein Menschheitsproblem im Wandel. Teil 2 (Aufsätze), Jörn Henning Wolf (Hrsg.), 1986, S. 45–62.

Bickel, Marcel: The Development of Sulfonamides (1932–1938) as a Focal Point in the History of Chemotherapy. In: Gesnerus (45), 1988, S. 67–86.

Carmichael, Ann: Leprosy. In: The Cambridge World History of Human Disease. Kenneth Kiple (Hrsg.), Cambridge: University Press, 1993, S. 834–839.

Goerke, Heinz: Das »Møller-Christensen-Syndrom« – eine für die klinische Leprologie bedeutsame osteoarchäologische Entdeckung. In: Lepra, Aussatz, Hansen-Krankheit. Teil 1 (Katalog). Christa Habrich, Juliane Wilmans und Jörg Henning Wolf (Hrsg.), Ingolstadt: Deutsches Historisches Museum, 1982, S. 146–151.

Habrich, Christa: Die Arzneimitteltherapie des Aussatzes in der abendländischen Medizin. In: Lepra – Gestern und Heute. Richard Toellner (Hrsg.), Münster: Verlag Regensberg, 1992, S. 57–73.

Habrich, Christa, Wilmans Juliane und Wolf, Jörn Henning (Hrsg.): Lepra, Aussatz, Hansen-Krankheit. Teil 1 (Katalog). Ingolstadt: Deutsches Historisches Museum, 1982.

Hirsch, August: Handbuch der historisch-geographischen Pathologie. Erster Band. Erlangen: Ferdinand Enke, 1860, S. 301–335.

Keil, Gundolf: Der Aussatz im Mittelalter. In: Aussatz, Lepra, Hansen-Krankheit: ein Menschheitsproblem im Wandel. Teil 2 (Aufsätze). Jörn Henning Wolf (Hrsg.), 1986, S. 85–102.

Meisels-Navon, Liora: Psychosoziale Aspekte der Lepra-Krankheit in unserer Zeit. In: Aussatz, Lepra, Hansen-Krankheit: ein Menschheitsproblem im Wandel. Teil 2 (Aufsätze). Jörn Henning Wolf (Hrsg.), 1986, S. 339–344.

Müller-Bütow, Horst: Lepra in der arabischen Medizin. In: Aussatz, Lepra, Hansen-Krankheit: ein Menschheitsproblem im Wandel. Teil 2 (Aufsätze). Jörn Henning Wolf (Hrsg.), 1986, S. 79–84.

Riha, Ortrun: Aussatz als Metapher. Aus der Geschichte einer sozialen Krankheit. In: Medizin in Geschichte, Philologie und Ethnologie. Festschrift für Gundolf Keil. Dominik Groß und Monika Reininger, (Hrsg.), Würzburg: Könighausen und Neumann, 2003, S. 89–105.

Riha, Ortrun: Aussatz. Geschichte und Gegenwart einer sozialen Krankheit. Leipzig: Verlag der Sächsischen Akademie der Wissenschaften, 2004.

Toellner, Richard: Lepra – Gestern und Heute. Gedenkschrift zum 650-jährigen Bestehen des Rektorats Münster-Kinderhaus. Münster: Verlag Regensberg, 1992.

Toellner, Richard: Ansprache zur Eröffnung der Ausstellung »20 Jahre Lepramuseum« am 29. Januar 2006 im Kinderhaus-Leprosorium. In: Medizingeschichte als Aufklärungswissenschaft. Richard Toellner, Berlin: Lit Verlag, 2016, S. 515–517.

Winkle, Stefan: Kulturgeschichte der Seuchen. Düsseldorf/Zürich: Artemis und Winkler Verlag, 1997, S. 1–46.

Wolf, Jörn Henning (Hrsg.): Aussatz, Lepra, Hansen-Krankheit: ein Menschheitsproblem im Wandel. Teil 2 (Aufsätze). Würzburg: Deutsches Aussätzigen-Hilfswerk e.V., 1986.

Cello-Hoden (S. 32–35)

Anmerkungen:

1 Murphy, 1974, S. 335.
2 Vgl. Curtis, 1974.
3 Bache, 2008, S. 337.
4 Gambichler, Boms und Freitag, 2004, S. 1186.
5 Murphy und Murphy, 2009, S. 338.
6 Ebd.

Weiterführende Literatur:

Bache, Sarah und Edenborough, Frank: A symphony of maladies. British Medical Journal (337), Dezember 2008, S. 337.

Curtis, »P.«: Guitar Nipple. In: British Medical Journal, April 1974, S. 226.

Gambichler, Thilo, Boms, Stefanie und Freitag, Marcus: Contact dermatitis and other skin conditions in instrumental musicians. In: BMC Dermatology 2004, 4;3. DOI: 10.1186/1471-5945-4-3.

Murphy, John: Cello Scrotum. In: British Medical Journal, May 1974, S. 335.

Murphy, Elaine und Murphy, John: Murphy's lore. British Medical Journal (338), Januar 2009, S. 338.

Chlorose (S. 36–47)

Anmerkungen:

1 Brammer, 1937, S. 1.
2 Vgl. Hudson, 1977.
3 Vgl. Major, 1932, S. 444–447.
4 Ebd., S. 447.
5 Vgl. Preminger, 1937, S. 8–9.
5 Ebd., S. 19–20.
7 Vgl. Boroviczény et al., 1974, S. 53. Chemische Analysen des Blutes finden sich etwa in der 1796 erschienenen »Mémoire sur le sang« des Pharmazeuten Antonie-Auguste Parmentier (1737–1813).
8 Vgl. Brammer, 1937, S. 2.
9 Vgl. Müller, 2007, S. 53.
10 Vgl. Figlio, 1978, S. 174.
11 Vgl. Hudson, 1993, S. 640.
12 Vgl. Figlio, 1978, S. 180.
13 Vgl. Hirsch, 1860, S. 553–557.
14 Vgl. Bleker, 1993.
15 Vgl. Sindall, 1982.
16 W.M. Fowler, 1936, zit. nach Hudson, 1977, S. 450.
17 Vgl. Deneke, 1924.
18 Vgl. Schweizerischer Fachverband, 1980, S. 47–53.
19 Vgl. Schweizerischer Fachverband, 1980, S. 26–33.

Weiterführende Literatur:

Bleker, Johanna: Hysterie – Dysmenorrhoe – Chlorose. Diagnosen bei Frauen der Unterschicht im frühen 19. Jahrhundert. In: Medizinhistorisches Journal (28), 1993, S. 345–375.

Boroviczény, Karl von, Schipperges, Heinrich und Seidler, Eduard (Hrsg.): Einführung in die Geschichte der Hämatologie. Stuttgart: Thieme Verlag, 1974.

Brammer, Carl: Die Geschichte der Chlorose. Med. Diss. Düsseldorf: G.H. Nolte, 1937.

Deneke, Thomas: Ueber die auffallende Abnahme der Chlorose. In: Deutsche Medizinische Wochenschrift (50), 1924, S. 902–903.

Figlio, Karl: Chlorosis and Chronic Disease in Nineteenth-Century Britain: The Social Constitution of Somatic Illness in a Capitalist Society. In: Social History (3), 1978, S. 167–197.

Hirsch, August: Handbuch der historisch-geographischen Pathologie. Erster Band. Erlangen: Ferdinand Enke, 1860, S. 553–557.

Hudson, Robert: The Biography of Disease: Lessons from Chlorosis. In: Bulletin of the History of Medicine (51), 1977, S. 448–463.

Hudson, Robert: Chlorosis. In: The Cambridge World History of Human Disease. Kenneth Kiple (Hrsg.), Cambridge: University Press, 1993, S. 638–642.

Major, Ralph: Classic Descriptions of Disease. Springfield/Baltimore: Charles Thomas, 1932, S. 444–447.

Müller, Irmgard: Anämie. In: Enzyklopädie Medizingeschichte. Werner Gerabek, Bernhard Haage, Gundolf Keil und Wolfgang Wegner (Hrsg.), Berlin: de Gruyter, 2007, S. 53.

Preminger, Max: Zur Geschichte der Chlorose im 16. und 17. Jahrhundert. Med. Diss. Berlin: A. Spitze, 1937.

Schweizerischer Fachverband des medizinisch-technischen Laborpersonals: Labor und Medizin. Beiträge zur Geschichte der Labormedizin. Bern: Stämpfli, 1980.

Sindall, A. Clair: Chlorosis – Etiology reconsidered. In: Bulletin oft he History of Medicine (56), 1982, S. 254–260.

Contergan-Fehlbildung (S. 48–59)

Anmerkungen:

1 Vgl. Sachverständiger Widukind Lenz in Wenzel (I), 1968, S. 236.
2 Vgl. Radkau, 1998.
3 Vgl. Goder, 1985.
4 Vgl. Kirk, 1999, S. 36–41.
5 Beipackzettel Contergan, zitiert nach Kirk, 1999, S. 42.
6 Vgl. Kirk, 1999, S. 52–54.
7 Vertriebsleiter der Firma Grünenthal, Anklageschrift II, zit. nach Kirk, 1999, S. 56.
8 Vgl. Kirk, 1999, S. 35.
9 Vgl. Bundesverband Contergangeschädigter, 2013, S. 3.
10 Vgl. Kirk, 1999, S. 57–64.
11 Vgl. Thormann, 2007.
12 Vgl. Wenzel, 1968, (I), S. 173.
13 Das erste Contergan-Kind wurde schon 1956 vor der Markteinführung des Medikamentes geboren, da ein Mitarbeiter ein Muster des neuen Medikamentes mit nach Hause genommen und dort seiner schwangeren Frau gegeben hatte. Vgl. Kirk, 1999, S. 45.
14 Vgl. Kirk, 1999, S. 46.
15 Wenzel, 1968, (I), S. 177.
16 Ebd., S. 183.
17 Vgl. Kirk, 1999, S. 48. Tatsächlich gab es einige Fälle in den USA, bei denen jedoch eine Contergan-Einnahme durch die Mütter ohne Zulassung des Medikamentes bei der entsprechenden Behörde festgestellt werden konnte.
18 Vgl. Kirk, 1999, S. 191.
19 Vgl. Havertz, 1976.
20 Vgl. Stellungnahme der Staatsanwaltschaft, Wenzel, 1971 (VI), S. 232.
21 Vgl. Böhm, 1973.
22 Einstellungsbeschluß der Kammer, Wenzel, 1971, (VI), S. 259.
23 Ebd., S. 261.
24 Vgl. Stapel, 1988.
25 Vgl. Kessel, 2009.
26 In Ländern der »Dritten Welt« kam es noch sehr viel später erneut zu Contergan-Fehlbildungen, da die Mütter der betroffenen Kinder das Mittel gegen ihre Lepraerkrankung eingenommen hatten. Sicherheitsmaßnahmen, das Medikament nicht an Schwangere abzugeben, hatten hier nicht gegriffen.
27 Schulte-Hillen, Vertretung der Nebenklage, Wenzel, 1971 (VI), S. 222.
28 Vgl. Böhm, 1974, S. 5.
29 Stand April 2016, Information der Conterganstiftung.

Weiterführende Literatur:

Böhm, Dietrich: Die Entschädigung der Contergan-Kinder. Abriß und Leitfaden für die Eltern der Contergan-Kinder und Kommentar und Materialsammlung zum Gesetz über die Errichtung einer Stiftung Hilfswerk für behinderte Kinder. Siegen: Vorländer, 1973.

Bundesverband Contergangeschädigter e.V.: Zahlen, Daten, Fakten. [2013] Online einsehbar unter http://www.contergan.de.

Goder, Kristina: Zur Einführung synthetischer Schlafmittel in die Medizin im 19. Jahrhundert. Frankfurt a.M./Bern/New York: Peter Lang, 1985.

Havertz, Josef: Die Contergan-Affäre. In: Grundlagen der Kriminalistik. Herbert Schäfer (Hrsg.), Hamburg: Steintor Verlag, 1976, S. 259–280.

Kessel, Nil: Umstrittene Expertise. Der Beirat »Arzneimittelsicherheit« in der bundesdeutschen Arzneimittelregulierung 1968–1976. In: Medizinhistorisches Journal, 2009 (44), S. 61–93.

Kirk, Beate: Der Contergan-Fall: eine unvermeidbare Arzneimittelkatastrophe? Zur Geschichte des Arzneistoffs Thalidomid. Stuttgart: Wissenschaftliche Verlagsgesellschaft, 1999.

Radkau, Joachim: Das Zeitalter der Nervosität. Deutschland zwischen Bismarck und Hitler. München/Wien: Hanser, 1998.

Stapel, Ute: Die Arzneimittelgesetze 1961 und 1976. Stuttgart: Deutscher Apotheker Verlag, 1988.

Thomann, Klaus-Dieter: Die Contergan-Katastrophe: Die trügerische Sicherheit der »harten« Daten. In: Deutsches Ärzteblatt 104 (41), 2007, S. A2778–A2782.

Wenzel, Dagmar und Karl-Heinz: Der Contergan-Prozess. Verursachte Thalidomid Nervenschäden und Mißbildungen? Bericht und Protokollauszüge vom 1.–283. Verhandlungstag. In 6 Bänden zu je 50 Prozesstagen. Bensheim-Auerbach (Band I): Theilacker/Berlin (Band II-VI): Verlag Wissenschaft und Forschung, 1968–1971.

http://www.contergan.de (Website des Bundesverbandes der Contergangeschädigten e.V.)
http://www.daserste.de/contergan (Spielfilm zur Contergan-Katastrophe)

Diphtherie (S. 60–73)

Anmerkungen:

1 Vgl. z.B. Heubner, 1927.
2 Vgl. Carmichael, 1993, S. 680.
3 Vgl. etwa Major, 1932; Winkle, 1997.
4 Vgl. Baur, 2006.
5 Adolf Kußmaul, 1847, zit. nach Winkle, 1997, S. 272.
6 Vgl. etwa Hirsch, 1881, S. 57.
7 Bretonneau, 1826.
8 Vgl. Hirsch, 1881, S. 57–63.
9 Vgl. Beddies, Hulverscheidt und Baader, 2010, S. 141.
10 Ausnahmen stellen etwa dar: Lauda, 1845; Letzerich, 1872.
11 Vgl. Ziporyn, 1988, S. 35–69.
12 Vgl. Carmichael, 1993, S. 682.
13 Vgl. Weidling, 1992, S. 170–188; English, 1985.
14 Vgl. Dolman, 1973.
15 Vgl. Weidling, 1992, S. 170–188.
16 Vgl. Beddies, Hulverscheidt und Baader, 2010.
17 Vgl. Hammonds, 1999.
18 Vgl. Behring und Kitasato, 1890.
19 Vgl. Heubner, 1895.
20 Vgl. Beddies, Hulverscheidt und Baader, 2010, S. 140–142.
21 Vgl. Throm, 1995.
22 Vgl. Dolman, 1973, S. 324–325.
23 Vgl. Throm, 1995.
24 Vgl. Baur, 2006, S. 122–125.
25 Vgl. Dolman, 1973, S. 333–331.
26 Behring, 1915, S. 32.

27 Vgl. Baur, 2006, S. 127–136.
28 Vgl. ebd., S. 136–137.
29 Vgl. ebd., S. 79–85.
30 Für das Jahr 2016 gibt das Robert Koch-Institut 13 gemeldete Diphtheriefälle an, alle manifestierten sich als Hautdiphtherie bei Erwachsenen. Es ereignete sich kein Todesfall. Vgl. Robert Koch-Institut, 2016, S. 66.

Weiterführende Literatur:

Baur, Nicole-Kerstin: Die Diphtherie in medizinisch-geographischer Perspektive. Med. Diss. Heidelberg, 2005, erschienen im Selbstverlag des Geographischen Instituts Universität Heidelberg, 2006.

Beddies, Thomas, Hulverscheidt, Marion und Baader, Gerhard: Kinder, Streik und neue Räume (1890–1918). In: Die Charité. Geschichte(n) eines Krankenhauses. Johanna Bleker und Volker Hess (Hrsg.), Berlin: Akademie Verlag, 2010, S. 126–146.

Behring, Emil und Kitasato, Shibasaburo: Über das Zustandekommen der Diphtherie-Immunität und der Tetanus-Immunität bei Thieren. In: Deutsche Medizinische Wochenschrift (49), 1890, S. 1113–1114.

Behring, Emil von: Gesammelte Abhandlungen. Neue Folge. Leipzig: Thieme, 1915.

Bretonneau, Pierre Fidèle: Traité de la diphthérite. Paris, 1826.

Carmichael, Ann: Diphtheria. In: The Cambridge World History of Human Disease. Kenneth Kiple (Hrsg.), Cambridge: University Press, 1993, S. 680–683.

Dolman, Claude: Landmarks and Pioneers in the Control of Diphtheria. In: Canadian Journal of Public Health (64), 1973, S. 317–336.

English, Peter: Diphtheria and Theories of Infectios Disease: Centennial Appreciation of the Critical Role of Diphtheria in the History of Medicine. In: Pediatrics (76), 1985, S. 1–9.

Hammonds, Evelyn Maxine: Childhood's deadly scourge. Baltimore/London: The John Hopkins University Press, 1999.

Heubner, Otto: Behandlung der Diphtherie mit dem Behringschen Heilserum. Leipzig: Barth, 1895.

Heubner, Otto: Lebenschronik. Herausgegeben von Wolfgang Heubner. Berlin: Springer, 1927.

Hirsch, August: Die Organkrankheiten vom historisch-geographischen Standpunkte. Stuttgart: Verlag von Ferdinand Enke, 1881, S. 30–77.

Lauda, Joseph: Das hydriatische Heilverfahren bei der Häutigen Bräune oder dem sogenannten Croup. Prag, 1845.

Letzerich, Ludwig: Die Diphtherie. Berlin: Verlag August Hirschwald, 1872.

Major, Ralph: Classic Descriptions of Disease. Springfield/Baltimore: Charles Thomas, 1932, S. 93–115.

Robert Koch-Institut: Infektionsepidemiologisches Jahrbuch meldepflichtiger Krankheiten für 2016. Berlin, 2017. Stand 08/2017. http://www.rki.de/DE/Content/Infekt/Jahrbuch/Jahrbuecher/2016.

Throm, Carola: Das Diphtherieserum. Ein neues Therapieprinzip, seine Entwicklung und Markteinführung. Stuttgart: Wissenschaftliche Verlagsgesellschaft, 1995.

Weindling, Paul: Scientific elites and laboratory organization in fin de siècle Paris and Berlin. In: The laboratory revolution in medicine. Andrew Cunningham und Perry Williams (Hrsg.), Cambridge: University Press, 1992, S. 170–188.

Winkle, Stefan: Kulturgeschichte der Seuchen. Düsseldorf und Zürich: Artemis & Winkler, 1997, S. 252–288.

Ziporyn, Terra: Disease in the popular American Press. The Case of Diphtheria, Typhoid Fever, and Syphilis, 1870–1920. New York/Westport/London: Greenwood Press, 1988.

Endemischer Kretinismus (S. 74–85)

Anmerkungen:

1 Vgl. zu den frühen Quellen über Kretinismus Cranfield, 1962.
2 Felix Platter, 1614, zit. nach Merke, 1971, S. 215. Übersetzung S. S.
3 Vgl. Schlich, 1994.
4 Vgl. Froriep, 1857, S. 12.
5 Vgl. Sawin, 1993.
6 Vgl. Chatin, 1850.
7 Vgl. Stahl, 1848; Virchow, 1867; Virchow [1856], 2007.
8 Vgl. etwa Maffei und Rösch, 1844, S. 222–229.
9 Vgl. Guggenbühl, 1846 und 1853; Kanner, 1959.
10 Vgl. Guggenbühl, 1846, S. 15–17.
11 Vgl. etwa Froriep, 1857.
12 Vgl. ebd., S. 13.
13 Vgl. Kanner, 1959.
14 Vgl. Bornhauser, 1951.
15 Vgl. ebd., S. 53–74.
16 Kocher, 1883, S. 278 und S. 284; vgl. auch Bornhauser, 1954, S. 61–63.
17 Vgl. Follis, 1960.
18 Vgl. Merke, 1971, S. 18–25.
19 Vgl. ebd., 1971, S. 47–48.
20 Vgl. Hunziker-Schild, 1915 und 1924.
21 Vgl. Verhandlungen des preußischen Landesgesundheitsrats, 1927.
22 Vgl. Merke, 1971, S. 47–54.
23 Es muss bemerkt werden, dass Kretinismus heute noch auf Grund von angeborener Schilddrüsenunterfunktion beziehungsweise fehlender Schilddrüse bei Säuglingen entstehen kann. Als Zielkrankheit des Neugeborenenscreenings wird der Schilddrüsenhormonmangel in Deutschland aber in aller Regel bereits in den ersten Lebenstagen diagnostiziert und das betroffene Kind dann mit Schilddrüsenhormonen versorgt. Weltweit leiden aber nach wie vor etwa 1,88 Milliarden Menschen an Jodmangel, darunter viele Kinder. Deren intellektuelle Fähigkeiten nehmen Schaden, wenn auch die körperlichen Zeichen des Kretinismus nur bei stärkstem Jodmangel auftreten. Jodmangel ist auch heute noch die häufigste Ursache für Gehirnschädigungen bei Kindern. Vgl. WHO, 2012: http://www.who.int/nutrition/topics/idd/en/index.html und http://www.who.int/vmnis/iodine/status/en/index.html.

Weiterführende Literatur:

Bauer, Axel: Die Krankheitslehre auf dem Weg zur Naturwissenschaftlichen Morphologie. Stuttgart: Wissenschaftliche Verlagsgesellschaft, 1989.
Bircher, Eugen: Zur Pathogenese der kretinischen Degeneration. In: Beihefte zur Medizinischen Klinik, Wochenschrift für praktische Ärzte. Berlin: Urban und Schwarzenberg, 1908, S. 149–180.
Bornhauser, Sigmund: Zur Geschichte der Schilddrüsen- und Kropfforschung im 19. Jahrhundert. Aarau: Verlag Sauerländer, 1951.
Chatin, Adolphe: Existence de l'iode dans les plantes d'eau douce. Comptes Rendus Hebdomadaires de l'Académie des Sciences (30/31), 1852, S. 352–354; S. 280–283.
Cranfield, Paul: The Discovery of Cretinism. In: Bulletin of the History of Medicine (36), 1962, S. 489–511.
Follis, Richard: Cellular Pathology and the development of the deficiency disease concept. In: Bulletin of the History of Medicine (34), 1960, S. 291–317.
Froriep, Robert: Die Rettung der Cretinen. Bern, 1857.

Guggenbühl, Jakob: Briefe über den Abendberg und die Heilanstalt für Cretinismus. Zürich, 1846.

Guggenbühl, Jakob: Die Heilung und Verhütung des Cretinismus und ihre neuesten Fortschritte. Bern/St. Gallen, 1853.

Hunziker-Schild, Hans: Der Kropf, eine Anpassung an jodarme Nahrung. Bern: Francke, 1915.

Hunziker-Schild, Hans: Die Prophylaxe der großen Schilddrüse. Bern/Leipzig: E. Bircher, 1924.

Kanner, Leo: Johann Jakob Guggenbühl and the Abendberg. Bulletin of the History of Medicine (33), 1959.

Maffei, Carl und Rösch, Carl: Neue Untersuchungen über den Kretinismus oder die Entartung des Menschen in ihren verschiedenen Graden und Formen. Erlangen, 1844.

Merke, Franz: Geschichte und Ikonographie des endemischen Kropfes und Kretinismus. Bern/Stuttgart/Wien: Verlag Hans Huber, 1971.

Organisation mondiale de la Santé: Le Goitre endémique. Genf: 1962.

Sawin, Clark: Goiter. In: The Cambridge World History of Human Disease. Kenneth Kiple: (Hrsg.), Cambridge: University Press, 1993, S. 750-756.

Schlich, Thomas: Changing identities: cretinism, politics and surgery (1844-1892). In: Medical History (38), 1994, S. 421-443.

Stahl, Friedrich Carl: Neue Beiträge zur Physiognomik und pathologischen Anatomie der Idiotia endemica (genannt Cretinismus). Erlangen, 1848.

Verhandlungen des Preußischen Landesgesundheitsrates: Ueber die gegen die Verbreitung des endemischen Kropfes zu ergreifenden Maßnahmen, insbesondere über die mit der Jodsalzprophylaxe gewonnenen Erfahrungen. In: Veröffentlichungen aus dem Gebiete der Medizinalverwaltung (23). Otto Lentz (Hrsg.), Berlin: Schoetz, 1927, S. 303-379.

Virchow, Rudolf: Vorlesungen über Pathologie, Band 3: Die krankhaften Geschwülste. Berlin: Verlag von August Hirschwald, 1867.

Virchow, Rudolf: Gesammelte Abhandlungen zur wissenschaftlichen Medicin [1856]. Christian Andree (Hrsg.), Hildesheim/Zürich/New York: Georg Olms Verlag, 2007, S. 891-1014.

http://www.who.int/nutrition/topics/idd/en/index.html
http://www.who.int/vmnis/iodine/status/en/index.html

Englischer Schweiß (S. 86-97)

Anmerkungen:

1 Grafton's Chronicle or History of England [1569], 1809, S. 160-161. Übersetzung S.S.
2 Vgl. Carmichael, 1993.
3 Grafton's Chronicle or History of England [1569], 1809, S. 160.
4 Vgl. Gottfried, 1977, S. 12-14.
5 Vgl. ebd., S. 22-27.
6 Vgl. Caius [1552], 1937.
7 Polydore Vergil [1534], zit. nach Hay, 1950, S. 8-9 und Carmichael, 1993, S. 1024. Übersetzung S.S.
8 Vgl. Stolberg, 2003, S. 158-167.
9 Vgl. Sudhoff, 1908, S. 73.
10 Vgl. Christiansen, 2009.
11 Weyer, 1580, S. 69. Rechtschreibung und Syntax modernisiert.
12 Vgl. Stockdorph, 1939.
13 Vgl. Dyer, 1997.
14 Vgl. Caius, [1552], 1937.
15 Vgl. Ebstein, 1899, S. 189-190.
16 Weyer, 1580, S. 70.
17 Hecker, 1834, S. 10.
18 Ebd., S. 18.
19 Vgl. Creighton, 1891.

19 Vgl. Adam Patrick, 1965, in Carmichael, 1993.
20 Vgl. Wylie und Collier, 1981.
21 Vgl. Hunter, 1991.
22 Vgl. Thwaites et al., 1997; Bridson, 2001; Heyman et al., 2014.
23 Vgl. Bridson, 2001.

Weiterführende Literatur:

Bridson, Eric: The English »sweate« (Sudor Anglicus) and Hantavirus pulmonary syndrome. In: British Journal of Biomedical Sciences (58), 2001, S. 1–6.

Caius, John: A Boke or Counseill against the Disease called the SWEATE (1552). Archibald Malloch (Hrsg.), New York: Scholars' Facsimiles & Reprints, 1937.

Carmichael, Ann: Sweating Sickness. In: The Cambridge World History of Human Disease. Kenneth Kiple (Hrsg.), Cambridge: University Press, 1993, S. 1023–1025.

Christiansen, John: The English Sweat in Lübeck and North Germany, 1529. In: Medical History (53), 2009, S. 415–424.

Creighton, Charles: The Sweating Sickness, 1485–1551. In: A history of epidemics in Britain, Cambridge: University Press, 1891, S. 237–281.

Dyer, Alan: The English Sweating Sickness of 1551: an Epidemic Anatomized. In: Medical History (41), 1997, S. 362–384.

Ebstein, Wilhelm: Zur Geschichte des Englischen Schweisses. In: Virchows Archiv, 1899 (156), S. 188–198.

Gottfried, Robert Steven: Population, Plague, and the Sweating Sickness: Demographic Movements in Late Fifteenth-Century England. In: The Journal of British Studies (17), 1977, S. 12–37.

(Richard) Grafton's Chronicle; or, history of England. From the Year 1189, to 1558, inclusive. Band 2. [ursprünglich 1569]. London, 1809.

Hay, Denys (Hrsg.): The anglica History of Polydore Vergil. London: Offices of the Royal Historical Society, 1950.

Hecker, Justus: Der englische Schweiß. Berlin, 1834.

Heyman, Paul, Simons, Leopold und Cochez, Christel: Were the English Sweating sickness and the picardy Sweat Caused by Hantaviruses? In: Viruses (6), 2014, S. 151–171.

Hunter, Paul: The English sweating sickness, with particular reference to the 1551 outbreak in Chester. Reviews of Infectious Disease (13), 1991, S. 303–306.

Stockdorph, Otto: Syphilis und Englischer Schweiß. Med. Diss. Hansische Universität Hamburg, 1939.

Stolberg, Michael: Homo patiens. Krankheits- und Körpererfahrung in der Frühen Neuzeit. Köln/Weimar/Wien: Böhlau, 2003.

Sudhoff, Karl: Ein Regiment gegen den »Englischen Schweiß« (sudor anglicus). In: Sudhoffs Archiv (1), 1908, S. 72–74.

Thwaites, Guy, Taviner, Mark und Gant, Vanya: The English Sweating Sickness, 1485 to 1551. In: The New England Journal of Medicine (336), 1997, S. 580–582.

Weyer, Johannes: Artzney Buch: von etlichen biß anher unbekandten und unbeschriebenen Kranckheiten. Frankfurt a.M., 1580, S. 69–80. (Digitalisat nach Exemplar von SBB-PK Berlin).

Wylie, John und Collier, Leslie: The English Sweating Sickness (Sudor Anglicus): A Reappraisal. In: Journal of the History of Medicine and Allied Sciences (36), 1981, S. 425–445.

Europäische Schlafkrankheit (S. 96–107)

Anmerkungen:

1 Vgl. Triarhou, 2007. Völlig neu war die Krankheit für von Economo allerdings auch nicht. Er fühlte sich an eine »Nona« genannte Schlafkrankheit erinnert, die Ende des 19. Jahrhunderts in Italien aufgetreten war, allerdings kaum ins wissenschaftlich-ärzt-

liche Schrifttum Eingang gefunden hatte und daher häufig mit Attributen wie »sagenhaft« tituliert wurde. Vgl. Witte, 2008, S. 56.

2 Economo, 1929, S. 1; vgl. auch Dickmann, 2001; Triarhou, 2006(a) und Triarhou, 2006(b).
3 Economo, 1918, S. 3.
4 Vgl. Faßbender, 1921, S. 18.
5 Vgl. Ravenholt, 1982.
6 Vgl. Economo, 1918, S. 5–6.
7 Vgl. ebd., 1918, S. 47.
8 Vgl. Economo, 1929, S. 93.
9 Ebd., S. 207.
10 Vgl. Witte, 2008, S. 69.
11 Vgl. Faßbender, 1921.
12 Vgl. Johnson in Phillips und Killingray, 2003, S. 132.
13 Vgl. Witte, 2006.
14 Vgl. Witte, 2008, S. 7–22.
15 Faßbender, 1921, S. 31.
16 Ebd., S. 18.
17 Vgl. Ravenholt, 1982; Ravenholt, 1993.
18 Vgl. Dourmashkin, 1997, S. 515.
19 Vgl. Dale et al., 2004.
20 Economo, 1918, S. 37.
21 Vgl. Witte, 2008, S. 47–48.
22 Vgl. Sacks, 1990 sowie Awakenings, 1990.

Weiterführende Literatur:

Dale, Russell, et al.: Encephalitis lethargica syndrome: 20 new cases and evidence of basal ganglia autoimmunity. In: Brain (127), 2004, S. 21–33.

Dickman, Morris: von Economo Encephalitis. In: Archive of Neurology (58), 2001, S. 1696–1698.

Dourmashkin, Robert: What caused the 1918–30 epidemic of encephalitis lethargica? In: Journal of the Royal Society of Medicine (90), 1997, S. 515–520.

Economo, Constantin von: Die Encephalitis lethargica. Leipzig/Wien: Franz Deuticke, 1918.

Economo, Constantin von: Die Encephalitis lethargica, ihre Nachkrankheiten und ihre Behandlung. Berlin: Urban und Schwarzenberg, 1929.

Faßbender, Christian: Das epidemische Auftreten der Grippe und der Encephalitis lethargica in Preußen im Jahre 1920 und die gegenseitige Beziehung der beiden Krankheiten. In: Veröffentlichungen aus dem Gebiete der Medizinalverwaltung (13), Berlin: Schoetz, 1921.

Phillips, Howard und Killingray, David: The Spanish Influenza Pandemic of 1918–19. New perspectives. London/New York: Routledge, 2003.

Ravenholt, Reimert: 1918 Influenza, Encephalitis lethargica, Parkinsonism. In: The Lancet (319), 1982.

Ravenholt, Reimert: Enzephalitis lethargica. In: The Cambridge World History of Human Disease. Kenneth Kiple (Hrsg.), Cambridge: University Press, 1993, S. 708–712.

Sacks, Oliver: Awakenings: Zeit des Erwachens. Hamburg: Rowohlt, 1990.

Triarhou, Lazaros: The signalling contributions of Constantin von Economo to basic, clinical and evolutionary neuroscience. In: Brain Research Bulletin (69), 2006(a), S. 223–243.

Triarhou, Lazaros: The percipient observations of Constantin von Economo on encephalitis lethargica and sleep disruption and their lasting impact on contemporary sleep research. In: Brain Research Bulletin (69), 2006(b), S. 244–258.

Triarhou, Lazaros: Constantin von Economo (1876–1931). In: Journal of Neurology (254), 2007, S. 550–551.

Witte, Wilfried: Erklärungsnotstand. Die Grippe-Epidemie 1918–1920 in Deutschland unter besonderer Berücksichtigung Badens. Herbolzheim: Centaurus Verlag, 2006.

Witte, Wilfried: Tollkirschen und Quarantäne. Die Geschichte der Spanischen Grippe. Berlin: Verlag Klaus Wagenbach, 2008.

Film: Awakenings, 1990, USA, Regie: Penny Marshall, mit Robert de Niro und Robin Williams. Deutscher Titel: Zeit des Erwachens.

Frieselfieber (S. 108–117)

Anmerkungen:

1 Vgl. Bauer, 2006.
2 Attest der Totenschau: http://www.zeno.org/nid/2000775809X
3 Vgl. Hirsch, 1860, S. 256.
4 Vgl. Barrett, 2000.
5 Hirsch, 1860, S. 256–257.
6 Buchholz, 1772, S. 20.
7 Steudel, 1831, S. 12–13.
8 Schönlein, 1841, S. 198.
9 Ebd., S. 169.
10 Hirsch, 1881.
11 Bauer, 2006.

Weiterführende Literatur:

Barrett, Frank: August Hirsch: As Critic of, and Contributor to, Geographical Medicine and Medical Geography. In: Medical Geography in Historical Perspective (Medical History, Supplement 20), Nicolaas Rupke (Hrsg.), London: The Wellcome Trust Centre for the History of Medicine, 2000, S. 98–120.
Bauer, Axel: Die Pathographie Wolfgang Amadé Mozarts – Möglichkeiten und Probleme einer retrospektiven Diagnostik. In: Würzburger medizinhistorische Mitteilungen (25), 2006, S. 153–173.
Buchholz, Wilhelm Heinrich Sebastian: Nachricht von dem jetzt herrschenden Fleck- und Friesel-Fieber. Weimar, 1772.
Hirsch, August: Handbuch der historisch-geographischen Pathologie, Band 1. Erlangen: Verlag von Ferdinand Enke, 1860, S. 256–272.
Hirsch, August: Die allgemeinen acuten Infektionskrankheiten vom historisch-geographischen Standpunkte und mit besonderer Berücksichtigung der Aetiologie. Stuttgart: Verlag von Ferdinand Enke, 1881, S. 61–87.
Schönlein, Johann Lucas: Allgemeine und specielle Pathologie und Therapie. Nach dessen Vorlesungen niedergeschrieben und herausgegeben von einigen seiner Zuhörer. St. Gallen, 1841, Band 2, S. 197–204.
Steudel, Ernst Gottlieb: Darstellung einer Frieselfieber-Epidemie welche in Eßlingen und der Umgegend zu Anfang des Jahrs 1831 herrschte. Eßlingen, 1831.

Haftkrankheit (S. 118–129)

Anmerkungen:

1 Vgl. Zirr, 1972, S. 8.
2 Seeger, 1925, S. 131.
3 Vgl. Zirr, 1972, S. 8.
4 Lewin, 1925, S. 133
5 Vgl. Bürgers, 1935; Lockemann, 1927, S. 61.
6 Vgl. Zirr, 1972, S. 30–33.

7   Vgl. Lentz, 1925, S. 131.
8   Vgl. Bericht des Vereins für wissenschaftliche Heilkunde Königsberg, 1925, S. 543.
9   Lockemann, 1926; Lockemann, 1927.
10 Georg Lockemann an Neufeld, 1925, zit. nach Zirr, 1972, S. 32.
11 Vgl. Lentz, 1925; Lentz in Lockemann et al., 1930, S. 111–116.
12 Vgl. Rosenow und Tietz, 1924; Zirr, 1972, S. 17–21.
13 Vgl. Lewin, 1925, S. 134.
14 Vgl. Lewin, 1925, S. 134: »Ich habe als erstes veranlaßt, daß die Bevölkerung von Kö-
    nigsberg, welche Haffische nicht mehr genießen wollte, offiziell darüber belehrt wurde,
    daß ein solcher Genuß keinerlei unangenehme Folgen haben könne.«
15 Vgl. Thümmler, 1996, S. 48–49.
16 Vgl. Lockemann et al., 1930, S. 3.
17 Ebd., S. 37.
18 Vgl. Voswinckel und Büsche, 1989, S. 248–250; Voswinckel, 1993.
19 Vgl. Meyer, 1924.
20 Bericht der Universitätsgruppe Königsberg, 1926; Lockemann, 1927, S. 118–125.
21 Lockemann et al., 1930, S. 73.
22 Vgl. ebd., S. 78.
23 Ebd., S. 79.
24 Vgl. Thümmler, 1996, S. 57–64.
25 Grass [1959], 2005, S. 187–207.
26 Vgl. Neuhaus, 1982.
27 Ebd., S. 17.
28 Vgl. Thümmler, 1996, S. 132–146.
29 Vgl. Diaz, 2015.

Weiterführende Literatur:

Bericht der Universitätsgruppe Königsberg über ihre Untersuchungen betreffend die Haff-
    krankheit. In: Deutsche Medizinische Wochenschrift (52), 1926, S. 314–316.
Bericht des Vereins für wissenschaftliche Heilkunde Königsberg i. Pr.: Die Epidemiologie und
    Aetiologie der sogenannten Haffkrankheit. In: Deutsche Medizinische Wochenschrift (51),
    1925, S. 543.
Bürgers, Joseph: Über die Haffkrankheit. In: Schriften der Königsberger Gelehrten Gesellschaft
    (11), Halle: Niemeyer Verlag, 1935, S. 31–42.
Diaz, James Henry: Global incidence of rhabdomyolysis after cooked seafood consumption
    (Haff disease). In: Clinical Toxicology (53), 2015, S. 421–426.
Grass, Günter: Die Blechtrommel [1959]. München: Deutscher Taschenbuchverlag, 2005.
Lentz, Otto: Ueber die Haffkrankheit. Sitzungsbericht der Berliner medizinischen Gesellschaft
    vom 10.12.1924. In: Deutsche Medizinische Wochenschrift (51), 1925, S. 131.
Lewin, Louis: Untersuchungen an Haffischern mit »Haffkrankheit«. In: Deutsche Medizinische
    Wochenschrift (51), 1925, S. 133–134.
Lockemann, Georg: Bericht über die Tätigkeit des Staatlichen Haff-Laboratoriums in Pillau
    im Jahre 1925. In: Veröffentlichungen aus dem Gebiete der Medizinalverwaltung (23). Otto
    Lentz (Hrsg.), Berlin: Schoetz, 1926, S. 93–148.
Lockemann, Georg: Bericht über die Tätigkeit des Staatlichen Haff-Laboratoriums in Pillau
    im Jahre 1926. In: Veröffentlichungen aus dem Gebiete der Medizinalverwaltung (25). Otto
    Lentz (Hrsg.), Berlin: Schoetz, 1927, S. 53–134.
Lockemann, Georg, Boecker, Eduard und von Bülow, Bodo: Dritter Bericht über die Erfor-
    schung der Haffkrankheit. Mit einem Rückblick von Geh. Obermedizinalrat Lentz. Berlin:
    Schoetz, 1930.
Meyer, Selma: Haffkrankheit und paralytische Hämoglobinurie der Pferde – identische Krank-
    heitszustände. In: Klinische Wochenschrift (3), 1924, S. 2189–2190.
Neuhaus, Volker: Günter Grass. Die Blechtrommel. Interpretationen für Schule und Studium.
    München: R. Oldenbourg Verlag, 1982.

Rosenow, Georg und Tietz, L.: Die Haffkrankheit. In: Klinische Wochenschrift (3), 1924, S. 1991–1993.

Seeger, Fritz: Ueber die Haffkrankheit. Sitzungsbericht der Berliner medizinischen Gesellschaft vom 10.12.1924. In: Deutsche Medizinische Wochenschrift (51), 1925, S. 131.

Thümmler, Jochen: Die Haffkrankheit: Frühes Modell eines Umweltschadens im Spannungsfeld von medizinischen und gesellschaftlichen Interessen. Med. Diss. Aachen, 1996.

Voswinckel, Peter und Büsche, Gerlind: Selma Meyer (1881–1958), erste Professorin für das Fach Kinderheilkunde in Deutschland. In: Monatsschrift Kinderheilkunde (137), 1989, S. 248–250.

Voswinckel, Peter: Der schwarze Urin. Vom Schrecknis zum Laborparameter. Berlin: Blackwell Wissenschaft, 1993, S. 178–185.

Zirr, Dietrich: Geschichte der Haffkrankheit. Med. Diss. Berlin, 1972.

Mercurielle Stomatitis (S. 130–141)

Anmerkungen:

1 Vgl. Kollerer, 1921, S. 3; Teleky, 1912, S. 174.
2 Vgl. Teleky, 1912, S. 176.
3 Kußmaul, 1861, S. 293–294.
4 Vgl. Wulf, 2001.
5 Vgl. Teleky, 1912, S. 7.
6 Schmitz, 1869, S. 16.
7 Vgl. Kußmaul, 1861; Teleky, 1912, S. 9.
8 Vgl. Hadsund, 1993.
9 Patissier, 1822, S. 50–51.
10 Vgl. Teleky, 1912, S. 175.
11 Vgl. z.B. Marz, 2010, S. 38–42.
12 Vgl. Klotz, 1898, S. 416.
13 Vgl. Patissier, 1822, S. 55.
14 Kußmaul, 1861, S. 133.
15 Vgl. Patissier, 1822, S. 53.
16 Vgl. Koelsch, 1974.
17 Vgl. Kollerer, 1921, S. 25.
18 Vgl. Quellensammlung zur Geschichte der deutschen Sozialpolitik 1867–1914, 1998, Nr. 187.
19 Vgl. Teleky, 1912, S. 178–181.
20 Vgl. ebd., 1912, S. 180.
21 Ebd., S. 181.
22 Vgl. Teleky und Brezina, 1921.
23 Vgl. Amann, 1941, S. 18.
24 Vgl. etwa Deutsche Gesellschaft für Arbeitsmedizin, 2014.

Weiterführende Literatur:

Amann, Alfons: Die Symptomatologie der akuten und chronischen gewerblichen Quecksilbervergiftung. Med. Diss. München, 1941.

Baader, Ernst und Holstein, Ernst: Das Quecksilber, seine Gewinnung, technische Verwendung und Giftwirkung, mit eingehender Darstellung der gewerblichen Quecksilbervergiftung nebst Therapie und Prophylaxe. In: Veröffentlichungen aus dem Gebiete der Medizinalverwaltung (40). Berlin: Richard Schoetz, 1933, S. 1–240.

Deutsche Gesellschaft für Arbeitsmedizin und Umweltmedizin unter Beteiligung der Gesellschaft für Toxikologie: Arbeiten unter Einwirkung von Quecksilber und seinen Verbindungen. S1-Leitlinie. Stand 07/2014. http://www.awmf.org/leitlinien/detail/ll/002-003.html

Hadsund, Per: The tin-mercury mirror: its manufacturing technique and deterioration process. In: Studies in Conservation (38), 1993, S. 3–16.

Klotz, Hermann: Unangenehme Nebenwirkungen bei der Quecksilberbehandlung der Syphilis. In: Archiv für Dermatologie und Syphilis (43), Festschrift gewidmet Filipp Josef Pick. Wien/ Leipzig: Wilhelm Braumüller, 1898, S. 407–420.

Koelsch, Franz: Beiträge zur Geschichte der Arbeitsmedizin. München: Schriftenreihe der Bayrischen Landesärztekammer (8), 1974.

Kollerer, Gottfried: Untersuchung über Stomatitis mercurialis bei den Arbeitern der chemischen Fabrik Marktredwitz. Med. Diss. Würzburg, 1921.

Kußmaul, Adolf: Untersuchungen über den constitutionellen Mercurialismus und sein Verhält- niss zur constitutionellen Syphilis. Würzburg: Stahel'sche Buchhandlung, 1861.

Marz, Ilona: Das Charité-Lazarett (1710–1790). In: Die Charité. Geschichte(n) eines Kranken- hauses. Johanna Bleker und Volker Hess (Hrsg.), Berlin: Akademie Verlag, 2010, S. 18–43.

Patissier, Philibert: Traité des maladies des artisans, et de celles qui résultent des diverses professions, d'après Ramazzini. Paris: J.B. Baillière, 1822, S. 50–56.

Quellensammlung zur Geschichte der deutschen Sozialpolitik 1867–1914, II. Abteilung: Von der kaiserlichen Sozialbotschaft bis zu den Februarerlassen Wilhelms II. (1881–1890): Band 3: Arbeiterschutz. Wolfgang Ayaß (Hrsg.). Darmstadt, 1998, Nr. 18, 178, 187, S. 47–49, 551–552, 564–570.

Schmitz, Eduard Otto: Ueber Quecksilber-Vergiftung. Med. Diss. Berlin, 1869.

Teleky, Ludwig: Die gewerbliche Quecksilbervergiftung. Dargestellt auf Grund von Untersu- chungen in Österreich. Berlin: Polytechnische Buchhandlung, 1912.

Teleky, Ludwig und Brezina, Ernst: Internationale Übersicht über Gewerbekrankheiten: nach den Berichten der Gewerbeinspektionen der Kulturländer über das Jahr 1913. Berlin: Julius Springer, 1921.

Wulf, Andreas: Der Sozialmediziner Ludwig Teleky (1872–1957) und die Entwicklung der Gewerbehygiene zur Arbeitsmedizin. Frankfurt a.M.: Mabuse-Verlag, 2001.

Neurasthenie (S. 142–153)

Anmerkungen:

1 Nach Reuter, 2006; Radkau, 1998; Bergengruen, Müller-Wille und Pross, 2010; Gijswit- Hofstra und Porter, 2001.

2 George Beard: American Nervousness, its Causes and Consequences. New York: 1881. 1869 hatte er allerdings bereits einen Artikel zum selben Thema veröffentlicht.

3 Vgl. Fischer-Homberger, 2010, S. 40–41.

4 George Beard, 1883, zit. nach Fischer-Homberger, 2010, S. 42.

5 Erb, 1893, S. 4.

6 Ebd., S. 7–8.

7 Vgl. ebd., S. 18–21.

8 Vgl. Radkau, 1998, etwa S. 459.

9 Vgl. Binswanger, 1896.

10 Reiß, 1915, S. 16.

11 Hofer, 2004, S. 580.

12 Reiß, 1915, S. 33.

13 Vgl. Ziemssen, 1887, S. 25.

14 Wichmann, 1899, S. 7–8.

15 Ebd., S. 11.

16 Erb, 1893, S. 31.

17 Radkau, 1998, S. 387.

18 Vgl. etwa Erb, 1893, S. 18.

19 Vgl. Eckart, 1997, S. 217.

20 Vgl. etwa Bumke, 1922.

21 Vgl. Radkau, 1998, S. 466–485.

Weiterführende Literatur:

Beard, George: Die sexuelle Neurasthenie, ihre Hygiene, Aetiologie, Symptomatologie und Behandlung. Autorisierte deutsche Ausgabe, A.D. Rockwell (Hrsg.). Leipzig/Wien: Deuticke, 1890.

Bergengruen, Maximilian, Müller-Wille, Klaus und Pross, Caroline (Hrsg.): Neurasthenie. Die Krankheit der Moderne und die moderne Literatur. Freiburg/Berlin/Wien: Rombach, 2010.

Binswanger, Otto: Die Pathologie und Therapie der Neurasthenie. Jena: Gustav Fischer, 1896.

Bumke, Oswald: Kultur und Entartung. Berlin: Verlag von Julius Springer, 1922.

Eckart, Wolfgang: »Die wachsende Nervosität unserer Zeit«. Medizin und Kultur um 1900 am Beispiel einer Modekrankheit. In: Kultur und Kulturwissenschaften um 1900. Gangolf Hübinger, Rüdiger von Bruch und Friedrich Wilhelm Graf (Hrsg.), Stuttgart: Franz Steiner Verlag, 1997, S. 207–226.

Erb, Wilhelm: Ueber die wachsende Nervosität unserer Zeit. Akademische Rede zum Geburtsfeste des höchstseligen Grossherzogs Karl Friedrich am 22. November 1893. Heidelberg: Hörning, 1893.

Fischer-Homberger, Ester: Die Neurasthenie im Wettlauf des zivilisatorischen Fortschritts. Zur Geschichte des Kampfs um Priotäten. In: Neurasthenie. Die Krankheit der Moderne und die moderne Literatur. Maximilian Bergengruen, Klaus Müller-Wille und Caroline Pross (Hrsg.). Freiburg/Berlin/Wien: Rombach, 2010, S. 23–72.

Gijswijt-Hofstra, Marijke und Porter, Roy (Hrsg.): Cultures of Neurasthenia from Beard to the First World War. Amsterdam/New York: Rodopi, 2001.

Hofer, Hans-Georg: Nervenschwäche und Krieg. Modernitätskritik und Krisenbewältigung in der österreichischen Psychiatrie (1880–1920). Wien/Köln/Weimar: Böhlau Verlag, 2004.

Hübinger, Gangolf, von Bruch, Rüdiger und Graf, Friedrich Wilhelm: Kultur und Kulturwissenschaften um 1900. Idealismus und Positivismus. Stuttgart: Franz Steiner Verlag, 1997.

Radkau, Joachim: Das Zeitalter der Nervosität. Deutschland zwischen Bismarck und Hitler. München/Wien: Hanser, 1998.

Reiß, Carl: Die Naturheilmethode bei Sexueller Neurasthenie. Berlin: Hugo Steinitz Verlag, 1915.

Reuter, Gabriele: Aus guter Familie. Leidensgeschichte eines Mädchens [1895], Katja Mellmann (Hrsg.). Marburg: Verlag LiteraturWissenschaft.de, 2006.

Wichmann, Ralf: Populäre Darstellung der Anwendung und Wirkung der Elektricität in der Medicin. Berlin: Hugo Steinitz Verlag, 1888.

Wichmann, Ralf: Lebensregeln für Neurastheniker. Berlin: Salle, 1899.

Ziemssen, H. v.: Klinische Vorträge. Siebenter Vortrag. Nervensystem. Die Neurasthenie und ihre Behandlung. Leipzig: Verlag Vogel, 1887.

Noma (S. 154–159)

Anmerkungen:

1 Vgl. etwa Moos, 1892.
2 Vgl. Kleymann, 1935.
3 Vgl. Dietrich, 1920.
4 Vgl. Kleymann, 1935, S. 22.
5 Vgl. Wiese et al., 2002.
5 Vgl. Envonwu et al., 1999.
6 Vgl. Ziegler, 2012, S. 85–95.
8 Vgl. http://www.noma-hilfe.ch, http://www.gesnoma.org, http://www.nonoma.org.

Weiterführende Literatur:

Dietrich, Curt: Ueber einige Fälle von noma. Inaug. Diss. zur Erlangung der Doktorwürde in der Medizin. Greifswald, 1920.

Enwonwu, Cyril, et al.: Pathogenesis of cancrum oris (noma): confounding interactions of malnutrition with infection. In: American Journal of Tropical Medicine and Hygiene (60), 1999, S. 223–232.

Kleymann, Wilhelm: Warum verschwindet Noma? Ein Beitrag zur Nomafrage. Inaug. Diss. zur Erlangung der zahnärztlichen Doktorwürde. Bonn: Friedrich Wilhelms-Universität, 1935.

Moos, Oscar: Ein Fall von Noma faciei bei einem Erwachsenen. Inaug. Diss. München: Ludwig-Maximilian-Universität, 1892.

Wiese, Karl Günter, Merten, Hans-Albert, Brami, Simon et al.: Noma – die unbekannte Krankheit. In: Zahnärztliche Mitteilungen (92), 2002, 4, S. 40–45.

Ziegler, Jean: Wir lassen sie verhungern. Die Massenvernichtung in der Dritten Welt. München: Bertelsmann Verlag, 2012.

http://www.gesnoma.org
http://www.noma-hilfe.ch
http://www.nonoma.org

Phosphornekrose (S. 160–171)

Anmerkungen:

1 Vgl. Teleky, 1907, S. 1.
2 Vgl. http://www.gnegel.de/feuerzeug.htm.
3 Vgl. Koelsch, 1974, S. 238.
4 Wagner, 1869, S. 207.
5 Das neue Buch der Erfindungen, 1860, zitiert nach Gnegel, 1995, S. 94.
6 Vgl. Schlieben, 1898.
7 Ebd., S. 25.
8 Wagner, 1869, S. 199.
9 Vgl. Sax, 1888, S. 81–83.
10 Vgl. Teleky, 1907, S. 44–49; Sax, 1888.
11 Vgl. ebd., S. 91.
12 Vgl. ebd., S. 63.
13 Sax, 1888, S. 77.
14 Vgl. Kocher, 1893, S. 17.
15 Vgl. Quellensammlung zur Geschichte der deutschen Sozialpolitik, 1998, Nr. 3.
16 Vgl. ebd., Nr. 9.
17 Kocher, 1896, S. 10.
18 Quellensammlung zur Geschichte der deutschen Sozialpolitik, 1998, Nr. 9, 11. Jettel, 1897, S. 231–234.
19 Vgl. Kocher, 1893, S. 4.
20 Jettel, 1897, S. 154.
21 Vgl. Wulf, 2001, S. 18–20; Teleky, 1907.
22 Vgl. Teleky, 1907.

Weiterführende Literatur:

Bibra, Ernst von und Geist, Lorenz: Die Krankheiten der Arbeiter in den Phosphorzündholzfabriken, insbesondere das Leiden der Kieferknochen durch Phosphordämpfe. Erlangen: C. Heyder, 1847.

Gnegel, Frank: Feuerzeugs: Schwefelhölzer, Zündmaschinen; Begleitbuch zur gleichnamigen Wanderausstellung des Westfälischen Museumsamtes/Landschaftsverband Westfalen-Lippe. Münster: Westfälisches Museumsamt, 1994.

Jettel, Wladimir: Die Zündwaaren-Fabrication nach dem heutigen Standpunkte. Wien/Pest/Leipzig: Hartleben's Verlag, 1897.

Kocher, Theodor: Zur Kenntnis der Phosphornekrose. Biel: Albert Schüler, 1893.

Koelsch, Franz: Beiträge zur Geschichte der Arbeitsmedizin. München: Schriftenreihe der Bayrischen Landesärztekammer (8), 1974.

Quellensammlung zur Geschichte der deutschen Sozialpolitik 1867–1914, II. Abteilung: Von der kaiserlichen Sozialbotschaft bis zu den Februarerlassen Wilhelms II. (1881–1890): Band 3: Arbeiterschutz. Wolfgang Ayaß (Hrsg.). Darmstadt, 1998, Nr. 3, 9, 11, 39, S. 5–7, 24–32, 120–141.

Sax, Emanuel: Die Hausindustrie in Thüringen. Teil III: Die Korbflechterei in Oberfranken und Coburg. Hausindustrien in Neustadt A. R. und Bürgel. Jena: Verlag von Gustav Fischer, 1888.

Schlieben, Georg: Gesundheitsbuch für die Phosphorzündwaarenfabrication mit Berücksichtigung der Hausindustrie. Berlin: C. Hermanns Verlag, 1898.

Teleky, Ludwig: Die Phosphornekrose. Ihre Verbreitung in Österreich und deren Ursachen. Wien: Franz Deuticke, 1907.

Wagner, Heinrich: Licht und Feuer oder die Feuerzeugfabrikation vom Standpunkte ihrer gegenwärtigen Entwicklung theoretisch und praktisch beschrieben. Weimar: Voigt, 1869.

Wulf, Andreas: Der Sozialmediziner Ludwig Teleky (1872–1957) und die Entwicklung der Gewerbehygiene zur Arbeitsmedizin. Frankfurt a.M.: Mabuse-Verlag, 2001.

http://www.gnegel.de/feuerzeug.htm

http://www.zuendholzmuseum.ch

http://www.zuendholzmuseum.ch/indus/indus.html

Pocken (S. 172–183)

Anmerkungen:

1 »8 Da sprach der HERR zu Mose und Aaron: Nehmet eure Fäuste voll Ruß aus dem Ofen, und Mose sprenge ihn gen Himmel vor Pharao, 9 daß es über ganz Ägyptenland stäube und böse schwarze Blattern auffahren an den Menschen und am Vieh in ganz Ägyptenland. 10 Und sie nahmen Ruß aus dem Ofen und traten vor Pharao, und Mose sprengte ihn gen Himmel. Da fuhren auf böse schwarze Blattern an den Menschen und am Vieh.« Bibel, 2. Mose, 9, 8–10.

2 Es ist möglich, dass gleichzeitig mehre Seuchen wüteten, da nicht alle Symptome, die von den antiken Quellen genannt werden, nach heutigem Verständnis in das Bild nur einer umschriebenen Infektionskrankheit passen.

3 Vgl. Major, 1932, S. 144–147; Hirsch, 1860, S. 215.

4 Vgl. Winkle, 1997, S. 853–862.

5 Vgl. Crosby, 1993, S. 1008–1009.

6 Vgl. ebd., S. 1008–1009.

7 Vgl. Winkle, 1997, S. 831–833.

8 Rhazes, um 900, zit. nach Major, 1932, S. 145. Übersetzung S. S.

9 Vgl. Crosby, 1993, S. 1010–1011.

10 Vgl. Jenner [1798], 1911 und Jenner, 1801.

11 Vgl. Jenner, [1798], 1911.

12 Vgl. Crosby, 1993, S. 1012.

13 Vgl. Münch, 1994.

14 Vgl. ebd.

15 Vgl. Plotkin, 2011.

16 Vgl. Henderson, 2005.

17 Vgl. Williams, 2010, S. 336–354.

Weiterführende Literatur:

Crosby, Alfred: Smallpox. In: The Cambridge World History of Human Disease. Kenneth Kiple (Hrsg.), Cambridge: University Press, 1993, S. 1008–1013.

Henderson, Donald: Smallpox: From Eradication to Resurrection. In: Threat of Infection. Nova acta leopoldina (92), Jörg Hacker und Hans-Dieter Klenk (Hrsg.), Stuttgart: Wissenschaftliche Verlagsgesellschaft, 2005, S. 111–116.

Hirsch, August: Handbuch der historisch-geographischen Pathologie. Erster Band. Erlangen: Ferdinand Enke, 1860, S. 214–224.

Jenner, Edward: Untersuchung über die Ursache und Wirkung der Kuhpocken [1798]. Übers. und eingeleitet von Viktor Fossel. Leipzig: Barth, 1911.

Jenner, Edward: The Origin of the Vaccine Inoculation. London, 1801.

Major, Ralph: Classic Descriptions of Disease. Springfield/Baltimore: Charles Thomas, 1932, S. 144–147.

Münch, Ragnhild (Hrsg.): Pocken zwischen Alltag, Medizin und Politik. Berlin: Verlag für Wissenschafts- und Regionalgeschichte Engel, 1994.

Plotkin, Stanley: History of Vaccine Development. New York: Springer, 2011.

Williams, Gareth: Angel of Death. The Story of Smallpox. New York/Houndsmills: Pallgrave MacMillan, 2010.

Winkle, Stefan: Kulturgeschichte der Seuchen. Düsseldorf/Zürich: Artemis und Winkler Verlag, 1997, S. 831–901.

Skrofulose (S. 184–195)

Anmerkungen:

1 Vgl. Bloch, 1998; Barlow, 1980.

2 In England war Queen Anne (1665–1714) die letzte, die noch durch Handauflegen heilte.

3 Wiseman, 1767, S. 55. Übersetzung S.S.

4 Vgl. French, 1993, S. 999.

5 Vgl. Académie Royale de Chirurgie Paris, 1759; Hufeland [1785], 1813; Kortum, [1789], 1793; Hirsch, 1860.

6 Vgl. Blancard, 1788, S. 52.

7 Ebd.

8 Encyclopädisches Wörterbuch der medizinischen Wissenschaften, 1843, S. 443.

9 Vgl. Pierer's Universal-Lexikon, 1863, S. 192–193.

10 Encyclopädisches Wörterbuch der medizinischen Wissenschaften, 1843, S. 438–439.

11 Ebd., S. 439.

12 Vgl. Bredow, 1843, S. III; Hirsch, 1883, S. 425–451.

13 Hufeland, 1819, S. I.

14 Blancard, 1788, S. 52.

15 Vgl. Hufeland, 1819, S. 19–28.

16 Ebd., S. 39.

17 Bredow, 1843, S. 87–93.

18 Bering, 1829, S. VI–VII.

19 Bredow, 1843, S. 93–137.

20 Henle, 1847, S. 376.

21 Feer zitiert Untersuchungen, nach denen im Alter zwischen 10 und 14 Jahren 70 Prozent der verstorbenen Kinder an tuberkulösen Affektionen gelitten hätten, in den städtischen Kliniken sogar über 90 Prozent der Kinder dieser Altersgruppe einen positiven Tuberkulosetest (Tuberkulin-Reaktion) aufgewiesen hätten. Vgl. Feer, 1912, S. 650.

22 Vgl. Hirsch, 1883, S. 428.

23 Vgl. Feer, 1912, S. 655–659.
24 Vgl. Graffmann-Weschke, 1997.

Weiterführende Literatur:

Académie Royale de Chirurgie Paris: Recueil des pièces qui ont concouru pour le prix de l'Académie Royale de Chirurgie, Band 6 und 7. Paris, 1759.
Barlow, Frank: The King's Evil. In: The English Historical Review (95), 1980, S. 3–27.
Bering, Joseph von: Heilart der Scrofelkrankheit. Wien, 1829.
Blancard, Stephan: Arzneiwissenschaftliches Wörterbuch, Band 3. Wien, 1788.
Bloch, Marc: Die wundertätigen Könige. München: C.H. Beck, 1998.
Bredow, Carl Albert: Ueber die Scrofelsucht und die davon abhängigen Krankheitszustände. Eine practische Abhandlung. Berlin, 1843.
Encyclopädisches Wörterbuch der medicinischen Wissenschaften, Band 31. Busch, Dieffenbach, Hecker, Horn, Jüngken, Link, Müller (Hrsg.). Berlin, 1843, S. 436–472.
Feer, Emil (Hrsg.): Lehrbuch der Kinderheilkunde. Jena: Gustav Fischer, 1912, S. 646–673.
French, Roger: Scrofula. In: The Cambridge World History of Human Disease. Kenneth Kiple (Hrsg.), Cambridge: University Press, 1993, S. 998–1000.
Graffmann-Weschke, Katharina: Lydia Rabinowitsch-Kempner (1871–1935). Leben und Werk einer der führenden Persönlichkeiten der Tuberkuloseforschung am Anfang des 20. Jahrhunderts. Inaug. Diss. Berlin, 1997.
Henle, Jakob: Handbuch der rationellen Pathologie. Zweiter Band. Specieller Theil. Braunschweig, 1847.
Hirsch, August: Handbuch der historisch-geographischen Pathologie, Band 1. Erlangen: Verlag von Ferdinand Enke, 1860, S. 494–521.
Hirsch, August: Die chronischen Infections- und Intoxication-Krankheiten, parasitären Wundkrankheiten und chronische Ernährungs-Anomalieen. Stuttgart: Verlag von Ferdinand Enke, 1883, S. 425–450.
Hufeland, Christian Wilhelm: Ueber die Natur, Kenntniß und Heilung der Scrophelkrankheit [1785]. Berlin, 1819.
Kortum, Theodor: Commentario de vitio scrofuloso [1789]. Deutsch: Abhandlung von den Scrofeln und von den Folgekrankheiten, welche davon ihren Ursprung nehmen. Lemgo, 1793.
Pierer's Universal-Lexikon und Neuestes encyclopädisches Wörterbuch der Wissenschaften, Künste und Gewerbe, Band 16. Heinrich August Pierer (Hrsg.). Altenburg, 1863, S. 192–193.
Wiseman, Richard: Of the Cure of the Evill by the King's Touch, 1767. In: Classic Descriptions of Disease. Ralph Major (Hrsg.), Springfield/Baltimore: Charles Thomas, 1932, S. 53–56.

Sulfonal-Vergiftung (S. 196–205)

Anmerkungen:

1 Streng genommen handelt es sich bei der »Sulfonal-Vergiftung« nicht um eine klassische Vergiftung, sondern um eine akute Porphyrie, also eine durch ein Medikament ausgelöste Stoffwechselerkrankung. »Chronische Sulfonal-Vergiftung« ist somit eine historische, aus heutiger Sicht nicht ganz richtige Bezeichnung.
2 Vgl. Voswinckel, 1993, S. 160–166; Voswinckel, 1988; Freud [1900], 2000, S. 126–140, insbes. S. 131.
3 Vgl. Goder, 1985.
4 Kast, 1888, S. 310.
5 Vgl. Rabbas, 1888.
6 Vgl. Oestreich, 1888.
7 Vgl. Rosin, 1888; Rosenbach, 1888.

8   Vgl. Bokor-Billmann, 2012.
9   Vgl. Poulsson, 1919, S. 29.
10 Vgl. Bokor-Billmann, 2012, S. 64.
11 Arzneimittelbuch der Firma Bayer aus dem Jahre 1890, zit. nach Bokor-Billmann, 2012, S. 65 und 72.
12 Vgl. Bokor-Billmann, 2012, S. 67.
13 Vgl. ebd., S. 69.
14 Vgl. Voswinckel, 1993, S. 162.
15 Ebd., S. 161. Tatsächlich gab es schon 1889 eine erste Falldarstellung durch Stokvis (1889), der aber den Zusammenhang mit der Sulfonal-Einnahme noch nicht herstellte, vgl. With, 1871.
16 Vgl. Jolles, 1891.
17 Vgl. etwa Binoth, 1903.
18 Vgl. With, 1980, S. 189.
19 Schmiedeberg, 1909, S. 48.
20 Poulsson, 1919, S. 36.

Weiterführende Literatur:

Binoth, Friedrich: Über Sulfonal- und Trionalvergiftung. Inaug. Diss. Freiburg, 1903.

Bokor-Billmann, Therezia: Sulfonal: Geschichte eines Schlafmittels im 19. Jahrhundert. Med. Diss. Heidelberg, 2012.

Freud, Sigmund: Die Traumdeutung [1900]. Studienausgabe, Band 2. Frankfurt a.M.: Fischer Verlag, 2000.

Goder, Kristina: Zur Einführung synthetischer Schlafmittel in die Medizin im 19. Jahrhundert. Frankfurt a.M./Bern/New York: Verlag Peter Lang, 1985.

Jolles, Adolf: Über das chemische Verhalten der Harne nach Sulfonal-Intoxikation. In: Internationale Klinische Rundschau (5), 1891, S. 1913–1914.

Kast, Alfred: Sulfonal, ein neues Schlafmittel. In: Berliner Klinische Wochenschrift (25), 1988, S. 309–314.

Oestreicher, Carl: Zur Wirkung des Sulfonals. In: Berliner Klinische Wochenschrift (25), 1988, S. 501–502.

Poulsson, Edvard: Lehrbuch der Pharmakologie. Leipzig: Hirzel, 1919, S. 28–36.

Rabbas, Gustav: Aus der Psychiatrischen Klinik zu Marburg i.H. Ueber die Wirkung des Sulfonals. In: Berliner Klinische Wochenschrift (25), 1988, S. 330–332.

Rosenbach, Ottomar: Ueber Sulfonal und Amylenhydrat. Aus der medicinischen Abtheilung des Hospitals zu Allerheiligen in Breslau. In: Berliner Klinische Wochenschrift (25), 1988, S. 481–482.

Rosin, Heinrich: Über die Wirkung des Sulfonals. In: Berliner Klinische Wochenschrift (25), 1988, S. 499–501.

Schmiedeberg, Oswald: Grundriss der Pharmakologie in Bezug auf Arzneimittellehre und Toxikologie. Leipzig: Vogel, 1909.

Voswinckel, Peter: Der Fall Mathilde S.: Eine akute Porphyrie. Bisher unbekannter klinischer Bericht von Sigmund Freud. In: Arzt und Krankenhaus (61), 1988, S. 177–185.

Voswinckel, Peter: Der schwarze Urin. Vom Schrecknis zum Laborparameter. Berlin: Blackwell Wissenschaft, 1993, S. 160–167.

With, Torben: Acute Porphyria, Toxic and Genuine in the Light of History. In: Danish Medical Bulletin (18), 1971, S. 112–121.

With, Torben: A short history of Porphyrins and the Porphyrias. In: International Journal of Biochemistry (11), 1980, S. 189–200.

Trichinose (S. 206–215)

Anmerkungen:

1 Vgl. Gilbertson, 1993, S. 1055–1056.
2 Vgl. ebd., S. 1057.
3 Vgl. Hirsch, 1883, S. 216–217.
4 Vgl. ebd., S. 211–212.
5 Vgl. ebd., S. 212.
6 Vgl. ebd., S. 213.
7 Vgl. Becker, 1975.
8 Vgl. Leuckart, 1866; Querner, 1985.
9 Vgl. Virchow, 1860; Virchow 1860(a); Kunst, 2010.
10 Zenker, 1860, S. 562.
11 Vgl. Becker, 1975, S. 5.
12 Zenker, 1860, S. 564.
13 Ebd., S. 562.
14 Ebd., S. 569.
15 Vgl. Becker und Schmidt, 1975, S. 50.
16 Vgl. Stenographischer Bericht der Verhandlung über die Trichinen-Frage, 1866; Virchow, 1866.
17 Vgl. Becker, 1975, S. 55.
18 Vgl. etwa Tiemann, 1875.
19 Bock, 1864, S. 109.
20 Ebd., S. 109.

Weiterführende Literatur:

Becker, Volker: Die Entdeckungsgeschichte der Trichinen und der Trichinosis. Berlin/Heidelberg/New York: Springer-Verlag, 1975.
Bock, Carl Ernst: Die Trichine. In: Die Gartenlaube (7), 1864, S. 107–109.
Gilbertson, Donald: Trichinosis. In: The Cambridge World History of Human Disease. Kenneth Kiple (Hrsg.), Cambridge: University Press, 1993, S. 1055–1058.
Hirsch, August: Handbuch der historisch-geographischen Pathologie. Zweite Abtheilung: Die chronischen Infections- und Intoxications-Krankheiten, parasitäre Wundkrankheiten und chronische Ernährungs-Anomalieen. Stuttgart: Enke Verlag, 1883, S. 211–217.
Kunst, Beate: Trichinellas Wanderwege – Entdeckungsgeschichte eines Parasiten auf Objektträgern. In: Der zweite Blick. Besondere Objekte aus den historischen Sammlungen der Charité. Beate Kunst, Thomas Schnalke und Gottfried Bogusch (Hrsg.). Berlin/New York: de Gruyter, 2010, S. 219–236.
Leuckart, Rudolf: Untersuchungen über Trichina spiralis: Zugleich ein Beitrag zur Kenntniss der Wurmkrankheiten. Leipzig/Heidelberg: Winter'sche Verlagshandlung, 1866.
Querner, Hans: Leuckart, Rudolf. In: Neue Deutsche Biographie, Band 14. Bayrischen Akademie der Wissenschaften/Historische Kommission (Hrsg.), Berlin: Duncker und Humblot, 1985, S. 372–373.
Stenographischer Bericht der Verhandlung über die Trichinen-Frage in der Versammlung des Berliner Schlächtergewerks unter Betheiligung der Herren Prof. Dr. Virchow, Prof. Dr. Hertwig, Dr. Cohnheim, Thierarzt Urban. u.A. Berlin: Stilke und van Muyden, 1866.
Tiemann, Friedrich: Leitfaden für die praktische mikroskopische Untersuchung des Schweinefleisches auf Trichinen. Breslau: Verlag von Wilh. Korn, 1875.
Virchow, Rudolf: Ueber Trichina spiralis. In: Virchows Archiv (18), 1860, S. 330–346.
Virchow, Rudolf: Vorläufige Nachricht über neue Trichinen-Fütterungen. In: Virchows Archiv (18), 1860(a), S. 535–536.
Virchow, Rudolf: Die Lehre von den Trichinen, mit Rücksicht auf die dadurch gebotenen Vorsichtsmaaßregeln für Laien und Aerzte dargestellt. Berlin: Georg Reimer, 1866.

Zenker, Albert: Ueber die Trichinen-Krankheit des Menschen. In: Virchows Archiv (18), 1860, S. 651–572.

Versehen (S. 216–227)

Anmerkungen:

1 Vgl. Ewinkel, 1995, S. 387; Holländer, 1921, S. 359. Das hier abgebildete Flugblatt aus dem 17. Jahrhundert zeigt ein schuppenbedecktes menschliches Wesen sowie die Szene, in der die schwangere Mutter sich an Meerestieren »versieht«. Der begleitende lateinische Text erläutert die Geschichte des Fischmenschen von Neapel.

2 Vgl. Kahn, 1913.

3 Vgl. Ewinkel, 1995, S. 157–166.

4 Vgl. Lesky, 1950.

5 Vgl. Bien, 1997, S. 82–84.

6 Plinius, Ältere Naturgeschichte, zit. nach Ewinkel, 1995, S. 152.

7 Vgl. Rheinberger und Müller-Wille, 2009, S. 31–33.

8 Vgl. Park und Daston, 1981.

9 Vgl. Holländer, 1921.

10 Vgl. Ewinkel, 1995.

11 Flugblatt über den Fischmenschen von Neapel, 1688, zit. nach Holländer, 1921, S. 359.

12 Irenäus, 1584, Kap. 5. Siehe auch Ewinkel, 1995, S. 160.

13 Vgl. Bauhin, 1614, S. 59; Bates, 2005, S. 77–79.

14 Vgl. Ewinkel, 1995, S. 178–185.

15 Vgl. ebd., S. 167–177.

16 Blondel [1727], 1756, S. 129.

17 Vgl. Zürcher, 2004; Hagner, 1995.

18 Roth, 1883, S. 572.

19 Vgl. Kahn, 1913, S. 34.

20 Vgl. Roth, 1883; Kahn, 1913; Kuhn-Kelly, 1916.

21 Vgl. Kuhn-Kelly, 1916.

22 Brandenberg, 1917, S. 11.

23 Ebd., S. 16.

Weiterführende Literatur:

Bates, Alan: Emblematic monsters. Amsterdam/New York: Rodopi, 2005.

Bauhin, Caspar: Hermaphroditorum monstrosorumque; partuum natura. Oppenheim, 1614.

Bien, Christian: Erklärungen zur Entstehung von Mißbildungen im physiologischen und medizinischen Schrifttum der Antike. In: Sudhoffs Archiv Beihefte (38), Stuttgart: Franz Steiner Verlag, 1997.

Blondel, Jakob: Über die Einbildungskraft der schwangeren Weiber in ihre Leibesfrucht. In: Drey merkwürdige phys. Abhandlungen von der Einbildungskraft der schwangern Weiber [1727]. Straßburg, 1756.

Brandenberg, Fritz: Über das Problem des sog. Versehens der Frauen. In: Beiträge zur Kinderforschung und Heilerziehung (137). Langensalza: Beyer, 1917.

Ewinkel, Irene: De monstris. Deutung und Funktion von Wundergeburten auf Flugblättern im Deutschland des 16. Jahrhunderts. Tübingen: Niemeyer, 1995.

Hagner, Michael (Hrsg.): Der falsche Körper. Beiträge zur Geschichte der Monstrositäten. Göttingen: Wallstein, 1995.

Holländer, Eugen: Wunder, Wundergeburt und Wundergestalt in Einblattdrucken des fünfzehnten bis achtzehnten Jahrhunderts. Stuttgart: Verlag von Ferdinand Enke, 1921.

Irenäus, Christoph: De Monstris. Von seltzamen Wundergeburten. Ursel, 1584.

Kahn, Fritz: Das Versehen der Schwangeren in Volksglaube und Dichtung. Inaug. Diss. Berlin, 1913.

Kuhn-Kelly: Über das Problem des sogen. Versehens der Frauen (Muttermale). In: Beiträge zur Kinderforschung und Heilerziehung (134). Langensalza: Beyer, 1916.

Lesky, Erna: Die Zeugungs- und Vererbungslehren der Antike und ihr Nachwirken. Mainz: Verlag Akademie d. Wiss. & Lit, 1959.

Park, Kathrine und Daston, Lorraine: Unnatural Conceptions: The Study of Monsters in Sixteenth- and Seventeenth-Century France and England. In: Past and Present (92), 1981, S. 20–54.

Rheinberger, Hans-Jörg und Müller-Witte, Staffan: Vererbung. Frankfurt a.M.: Fischer, 2009.

Roth, Theodor: Ueber das Versehen und mechanische Einwirkungen auf Schwangere und über deren Einfluss auf die normale Ausbildung des Embryos. In: Virchows Archiv (91), 1883, S. 571–574.

Zürcher, Urs: Monster oder Laune der Natur. Medizin und die Lehre von den Missbildungen 1780–1914. Frankfurt a.M./New York: Campus Verlag, 2004.

Literaturverzeichnis

Académie Royale de Chirurgie Paris: Recueil des pièces qui ont concouru pour le prix de l'Académie Royale de Chirurgie, Band 6 und 7. Paris, 1759.

Amann, Alfons: Die Symptomatologie der akuten und chronischen gewerblichen Quecksilbervergiftung. Med. Diss. München, 1941.

Baader, Ernst und Holstein, Ernst: Das Quecksilber, seine Gewinnung, technische Verwendung und Giftwirkung, mit eingehender Darstellung der gewerblichen Quecksilbervergiftung nebst Therapie und Prophylaxe. In: Veröffentlichungen aus dem Gebiete der Medizinalverwaltung (40). Berlin: Richard Schoetz, 1933, S. 1–240.

Bache, Sarah und Edenborough, Frank: A symphony of maladies. British Medical Journal (337), Dezember 2008, S. 337.

Barlow, Frank: The King's Evil. In: The English Historical Review (95), 1980, S. 3–27.

Barrett, Frank: August Hirsch: As Critic of, and Contributor to, Geographical Medicine and Medical Geography. In: Medical Geography in Historical Perspective (Medical History, Supplement 20), Nicolaas Rupke (Hrsg.), London: The Wellcome Trust Centre for the History of Medicine, 2000, S. 98–120.

Bates, Alan: Emblematic monsters. Amsterdam/New York: Rodopi, 2005.

Bauer, Axel: Die Krankheitslehre auf dem Weg zur Naturwissenschaftlichen Morphologie. Stuttgart: Wissenschaftliche Verlagsgesellschaft, 1989.

Bauer, Axel: Die Pathographie Wolfgang Amadé Mozarts – Möglichkeiten und Probleme einer retrospektiven Diagnostik. In: Würzburger medizinhistorische Mitteilungen (25), 2006, S. 153–173.

Bauhin, Caspar: Hermaphroditorum monstrosorumque; partuum natura. Oppenheim, 1614.

Baur, Nicole-Kerstin: Die Diphtherie in medizinisch-geographischer Perspektive. Med. Diss. Heidelberg, 2005, erschienen im Selbstverlag des Geographischen Instituts Universität Heidelberg, 2006.

Beard, George: Die sexuelle Neurasthenie, ihre Hygiene, Aetiologie, Symptomatologie und Behandlung. Autorisierte deutsche Ausgabe, A.D. Rockwell (Hrsg.). Leipzig/Wien: Deuticke, 1890.

Becker, Volker: Die Entdeckungsgeschichte der Trichinen und der Trichinosis. Berlin/Heidelberg/New York: Springer-Verlag, 1975.

Beddies, Thomas, Hulverscheidt, Marion und Baader, Gerhard: Kinder, Streik und neue Räume (1890–1918). In: Die Charité. Geschichte(n) eines Krankenhauses. Johanna Bleker und Volker Hess (Hrsg.), Berlin: Akademie Verlag, 2010, S. 126–146.

Behring, Emil und Kitasato, Shibasaburo: Über das Zustandekommen der Diphtherie-Immunität und der Tetanus-Immunität bei Thieren. In: Deutsche Medizinische Wochenschrift (49), 1890, S. 1113–1114.

Behring, Emil von: Gesammelte Abhandlungen. Neue Folge. Leipzig: Thieme, 1915.

Bergengruen, Maximilian, Müller-Wille, Klaus und Pross, Caroline (Hrsg.): Neurasthenie. Die Krankheit der Moderne und die moderne Literatur. Freiburg/Berlin/Wien: Rombach, 2010.

Bericht der Universitätsgruppe Königsberg über ihre Untersuchungen betreffend die Haffkrankheit. In: Deutsche Medizinische Wochenschrift (52), 1926, S. 314–316.

Bericht des Vereins für wissenschaftliche Heilkunde Königsberg i. Pr.: Die Epidemiologie und Aetiologie der sogenannten Haffkrankheit. In: Deutsche Medizinische Wochenschrift (51), 1925, S. 543.

Bering, Joseph von: Heilart der Scrofelkrankheit. Wien, 1829.

Bibra, Ernst von und Geist, Lorenz: Die Krankheiten der Arbeiter in den Phosphorzündholz-fabriken, insbesondere das Leiden der Kieferknochen durch Phosphordämpfe. Erlangen: C. Heyder, 1847.

Bickel, Marcel: The Development of Sulfonamides (1932–1938) as a Focal Point in the History of Chemotherapy. In: Gesnerus (45), 1988, S. 67–86.

Bien, Christian: Erklärungen zur Entstehung von Mißbildungen im physiologischen und medizinischen Schrifttum der Antike. In: Sudhoffs Archiv Beihefte (38), Stuttgart: Franz Steiner Verlag, 1997.

Binoth, Friedrich: Über Sulfonal- und Trionalvergiftung. Inaug. Diss. Freiburg, 1903.

Binswanger, Otto: Die Pathologie und Therapie der Neurasthenie. Jena: Gustav Fischer, 1896.

Bircher, Eugen: Zur Pathogenese der kretinischen Degeneration. In: Beihefte zur Medizini-schen Klinik, Wochenschrift für praktische Ärzte. Berlin: Urban und Schwarzenberg, 1908, S. 149–180.

Blancard, Stephan: Arzneiwissenschaftliches Wörterbuch, Band 3. Wien, 1788.

Bleker, Johanna: Die naturhistorische Schule 1825–1845. Ein Beitrag zur Geschichte der klinischen Medizin in Deutschland. Stuttgart/New York: Fischer Verlag, 1981.

Bleker, Johanna: Hysterie – Dysmenorrhoe – Chlorose. Diagnosen bei Frauen der Unterschicht im frühen 19. Jahrhundert. In: Medizinhistorisches Journal (28), 1993, S. 345–375.

Bleker, Johanna und Hess, Volker (Hrsg.): Die Charité. Geschichte(n) eines Krankenhauses. Berlin: Akademie Verlag, 2010.

Bloch, Marc: Die wundertätigen Könige. München: C.H. Beck, 1998.

Blondel, Jakob: Über die Einbildungskraft der schwangeren Weiber in ihre Leibesfrucht. In: Drey merkwürdige phys. Abhandlungen Von der Einbildungskraft der schwangern Weiber [1727]. Straßburg, 1756.

Bock, Carl Ernst: Die Trichine. In: Die Gartenlaube (7), 1864, S. 107–109.

Böhm, Dietrich: Die Entschädigung der Contergan-Kinder. Abriß und Leitfaden für die Eltern der Contergan-Kinder und Kommentar und Materialsammlung zum Gesetz über die Er-richtung einer Stiftung Hilfswerk für behinderte Kinder. Siegen: Vorländer, 1973.

Bokor-Billmann, Therezia: Sulfonal: Geschichte eines Schlafmittels im 19. Jahrhundert. Med. Diss. Heidelberg, 2012.

Bornhauser, Sigmund: Zur Geschichte der Schilddrüsen- und Kropfforschung im 19. Jahrhun-dert. Aarau: Verlag Sauerländer, 1951.

Boroviczény, Karl von, Schipperges, Heinrich und Seidler, Eduard (Hrsg.): Einführung in die Geschichte der Hämatologie. Stuttgart: Thieme Verlag, 1974.

Brammer, Carl: Die Geschichte der Chlorose. Med. Diss. Düsseldorf: G.H. Nolte, 1937.

Brandenberg, Fritz: Über das Problem des sog. Versehens der Frauen. In: Beiträge zur Kin-derforschung und Heilerziehung (137). Langensalza: Beyer, 1917.

Bredow, Carl Albert: Ueber die Scrofelsucht und die davon abhängigen Krankheitszustände. Eine practische Abhandlung. Berlin, 1843.

Bretonneau, Pierre Fidèle: Traité de la diphthérite. Paris, 1826.

Bridson, Eric: The English »sweate« (Sudor Anglicus) and Hantavirus pulmonary syndrome. In: British Journal of Biomedical Sciences (58), 2001, S. 1–6.

Buchholz, Wilhelm Heinrich Sebastian: Nachricht von dem jetzt herrschenden Fleck- und Friesel-Fieber. Weimar, 1772.

Bumke, Oswald: Kultur und Entartung. Berlin: Verlag von Julius Springer, 1922.

Bundesverband Contergangeschädigter e.V.: Zahlen, Daten, Fakten. [2013] Online einsehbar unter http://www.contergan.de.

Bürgers, Joseph: Über die Haffkrankheit. In: Schriften der Königsberger Gelehrten Gesellschaft (11), Halle: Niemeyer Verlag, 1935, S. 31–42.

Caius, John: A Boke or Counseill against the Disease called the SWEATE (1552). Archibald Malloch (Hrsg.), New York: Scholars' Facsimiles & Reprints, 1937.

Chatin, Adolphe: Existence de l'iode dans les plantes d'eau douce. Comptes Rendus Hebdo-madaires de l'Académie des Sciences (30/31), 1852, S. 352–354; S. 280–283.

Christiansen, John: The English Sweat in Lübeck and North Germany, 1529. In: Medical History (53), 2009, S. 415–424.

Cranfield, Paul: The Discovery of Cretinism. In: Bulletin of the History of Medicine (36), 1962, S. 489–511.

Creighton, Charles: The Sweating Sickness, 1485-1551. In: A history of epidemics in Britain, Cambridge: University Press, 1891, S. 237-281.

Curtis, »P.«: Guitar Nipple. In: British Medical Journal, April 1974, S. 226.

Dale, Russell, et al.: Encephalitis lethargica syndrome: 20 new cases and evidence of basal ganglia autoimmunity. In: Brain (127), 2004, S. 21-33.

Deneke, Thomas: Ueber die auffallende Abnahme der Chlorose. In: Deutsche Medizinische Wochenschrift (50), 1924, S. 902-903.

Deutsche Gesellschaft für Arbeitsmedizin und Umweltmedizin unter Beteiligung der Gesellschaft für Toxikologie: Arbeiten unter Einwirkung von Quecksilber und seinen Verbindungen. S1-Leitlinie. Stand 07/2014. http://www.awmf.org/leitlinien/detail/ll/002-003.html

Diaz, James Henry: Global incidence of rhabdomyolysis after cooked seafood consumption (Haff disease). In: Clinical Toxicology (53), 2015, S. 421-426.

Dickman, Morris: von Economo Encephalitis. In: Archive of Neurology (58), 2001, S. 1696-1698.

Dietrich, Curt: Ueber einige Fälle von noma. Inaug. Diss. zur Erlanungn der Doktorwürde in der Medizin. Greifswald, 1920.

Dolman, Claude: Landmarks and Pioneers in the Control of Diphtheria. In: Canadian Journal of Public Health (64), 1973, S. 317-336.

Dourmashkin, Robert: What caused the 1918-30 epidemic of encephalitis lethargica? In: Journal of the Royal Society of Medicine (90), 1997, S. 515-520.

Dyer, Alan: The English Sweating Sickness of 1551: an Epidemic Anatomized. In: Medical History (41), 1997, S. 362-384.

Ebstein, Wilhelm: Zur Geschichte des Englischen Schweisses. In: Virchows Archiv, 1899 (156), S. 188-198.

Eckart, Wolfgang: »Die wachsende Nervosität unserer Zeit«. Medizin und Kultur um 1900 am Beispiel einer Modekrankheit. In: Kultur und Kulturwissenschaften um 1900. Gangolf Hübinger, Rüdiger von Bruch und Friedrich Wilhelm Graf (Hrsg.), Stuttgart: Franz Steiner Verlag, 1997, S. 207-226.

Economo, Constantin von: Die Encephalitis lethargica. Leipzig/Wien: Franz Deuticke, 1918.

Economo, Constantin von: Die Encephalitis lethargica, ihre Nachkrankheiten und ihre Behandlung. Berlin: Urban und Schwarzenberg, 1929.

Encyclopädisches Wörterbuch der medicinischen Wissenschaften, Band 31. Busch, Dieffenbach, Hecker, Horn, Jüngken, Link, Müller (Hrsg.). Berlin, 1843, S. 436-472.

Engelhardt, Dietrich von und Hartmann, Fritz (Hrsg.): Klassiker der Medizin. München: C.H. Beck, 1991.

English, Peter: Diphtheria and Theories of Infectios Disease: Centennial Appreciation of the Critical Role of Diphtheria in the History of Medicine. In: Pediatrics (76), 1985, S. 1-9.

Enwonwu, Cyril, et al.: Pathogenesis of cancrum oris (noma): confounding interactions of malnutrition with infection. In: American Journal of Tropical Medicine and Hygiene (60), 1999, S. 223-232.

Erb, Wilhelm: Ueber die wachsende Nervosität unserer Zeit. Akademische Rede zum Geburtsfeste des höchstseligen Grossherzogs Karl Friedrich am 22. November 1893. Heidelberg: Hörning, 1893.

Ewinkel, Irene: De monstris. Deutung und Funktion von Wundergeburten auf Flugblättern im Deutschland des 16. Jahrhunderts. Tübingen: Niemeyer, 1995.

Faßbender, Christian: Das epidemische Auftreten der Grippe und der Encephalitis lethargica in Preußen im Jahre 1920 und die gegenseitige Beziehung der beiden Krankheiten. In: Veröffentlichungen aus dem Gebiete der Medizinalverwaltung (13), Berlin: Schoetz, 1921.

Feer, Emil (Hrsg.): Lehrbuch der Kinderheilkunde. Jena: Gustav Fischer, 1912. S. 646-673.

Feierabend, August: Der Alpenstich in der Schweiz. Ein Beitrag zur Geschichte der Volkskrankheiten. Wien: Wilhelm Braumüller, 1866.

Figlio, Karl: Chlorosis and Chronic Disease in Nineteenth-Century Britain: The Social Constitution of Somatic Illness in a Capitalist Society. In: Social History (3), 1978, S. 167-197.

Fischer-Homberger, Ester: Die Neurasthenie im Wettlauf des zivilisatorischen Fortschritts. Zur Geschichte des Kampfs um Prioritäten. In: Neurasthenie. Die Krankheit der Moderne und die moderne Literatur. Maximilian Bergengruen, Klaus Müller-Wille und Caroline Pross (Hrsg.). Freiburg/Berlin/Wien: Rombach, 2010, S. 23-72.

Follis, Richard: Cellular Pathology and the development of the deficiency disease concept. In: Bulletin of the History of Medicine (34), 1960, S. 291–317.

Freud, Sigmund: Die Traumdeutung [1900]. Studienausgabe, Band 2. Frankfurt a.M.: Fischer Verlag, 2000.

Froriep, Robert: Die Rettung der Cretinen. Bern, 1857.

Gambichler, Thilo, Boms, Stefanie und Freitag, Marcus: Contact dermatitis and other skin conditions in instrumental musicians. In: BMC Dermatology 2004, 4;3. DOI: 10.1186/1471-5945-4-3.

Gerabek, Werner, Haage, Bernhard und Keil, Gundolf (Hrsg.): Enzyklopädie Medizingeschichte. Berlin: de Gruyter, 2007.

Gnegel, Frank: Feuerzeugs: Schwefelhölzer, Zündmaschinen; Begleitbuch zur gleichnamigen Wanderausstellung des Westfälischen Museumsamtes/Landschaftsverband Westfalen-Lippe. Münster: Westfälisches Museumsamt, 1994.

Gijswijt-Hofstra, Marijke und Porter, Roy (Hrsg.): Cultures of Neurasthenia from Beard to the First World War. Amsterdam/New York: Rodopi, 2001.

Goder, Kristina: Zur Einführung synthetischer Schlafmittel in die Medizin im 19. Jahrhundert. Frankfurt a.M./Bern/New York: Verlag Peter Lang, 1985.

Gottfried, Robert Steven: Population, Plague, and the Sweating Sickness: Demographic Movements in Late Fifteenth-Century England. In: The Journal of British Studies (17), 1977, S. 12–37.

Graffmann-Weschke, Katharina: Lydia Rabinowitsch-Kempner (1871–1935). Leben und Werk einer der führenden Persönlichkeiten der Tuberkuloseforschung am Anfang des 20. Jahrhunderts. Inaug. Diss. Berlin, 1997.

(Richard) Grafton's Chronicle; or, history of England. From the Year 1189, to 1558, inclusive. Band 2. [ursprünglich 1569]. London, 1809.

Grass, Günter: Die Blechtrommel [1959]. München: Deutscher Taschenbuchverlag, 2005.

Guggenbühl, Johann Jakob: Der Alpenstich endemisch im Hochgebirg der Schweiz und seine Verbreitung. Zürich, 1838.

Guggenbühl, Jakob: Briefe über den Abendberg und die Heilanstalt für Cretinismus. Zürich, 1846.

Guggenbühl, Jakob: Die Heilung und Verhütung des Cretinismus und ihre neuesten Fortschritte. Bern/St. Gallen, 1853.

Habrich, Christa, Wilmans Juliane und Wolf, Jörn Henning (Hrsg.): Lepra, Aussatz, Hansen-Krankheit. Teil 1 (Katalog). Ingolstadt: Deutsches Historisches Museum, 1982.

Hadsund, Per: The tin-mercury mirror: its manufacturing technique and deterioration process. In: Studies in Conservation (38), 1993, S. 3–16.

Hagner, Michael (Hrsg.): Der falsche Körper. Beiträge zur Geschichte der Monstrositäten. Göttingen: Wallstein, 1995.

Hammonds, Evelyn Maxine: Childhood's deadly scourge. Baltimore/London: The John Hopkins University Press, 1999.

Havertz, Josef: Die Contergan-Affäre. In: Grundlagen der Kriminalistik. Herbert Schäfer (Hrsg.), Hamburg: Steintor Verlag, 1976, S. 259–280.

Hay, Denys (Hrsg.): The anglica History of Polydore Vergil. London: Offices of the Royal Historical Society, 1950.

Hecker, Justus: Der englische Schweiß. Berlin, 1834.

Henderson, Donald: Smallpox: From Eradication to Resurrection. In: Threat of Infection. Nova acta leopoldina (92). Jörg Hacker und Hans-Dieter Klenk (Hrsg.), Stuttgart: Wissenschaftliche Verlagsgesellschaft, 2005, S. 111–116.

Heubner, Otto: Behandlung der Diphtherie mit dem Behringschen Heilserum. Leipzig: Barth, 1895.

Heubner, Otto: Lebenschronik. Herausgegeben von Wolfgang Heubner. Berlin: Springer, 1927.

Heyman, Paul, Simons, Leopold und Cochez, Christel: Were the English Sweating sickness and the picardy Sweat Caused by Hantaviruses? In: Viruses (6), 2014, S. 151–171.

Hirsch, August: Handbuch der historisch-geographischen Pathologie, Band 1. Erlangen: Enke, 1860.

Hirsch, August: Handbuch der historisch-geographischen Pathologie. Zweiter Band. Erlangen: Enke, 1862–1864, S. 38–47.

Hirsch, August: Die allgemeinen acuten Infektionskrankheiten vom historisch-geographischen Standpunkte und mit besonderer Berücksichtigung der Aetiologie. Stuttgart: Enke, 1881.

Hirsch, August: Handbuch der historisch-geographischen Pathologie. Zweite Abtheilung: Die chronischen Infections- und Intoxications-Krankheiten, parasitäre Wundkrankheiten und chronische Ernährungs-Anomalieen. Stuttgart: Enke, 1883.

Hirsch, August: Handbuch der historisch-geographischen Pathologie. Dritte Abtheilung: Die Organkrankheiten. Stuttgart: Enke, 1886.

Hofer, Hans-Georg: Nervenschwäche und Krieg. Modernitätskritik und Krisenbewältigung in der österreichischen Psychiatrie (1880–1920). Wien/Köln/Weimar: Böhlau Verlag, 2004.

Holländer, Eugen: Wunder, Wundergeburt und Wundergestalt in Einblattdrucken des fünfzehnten bis achtzehnten Jahrhunderts. Stuttgart: Verlag von Ferdinand Enke, 1921.

Hübinger, Gangolf, von Bruch, Rüdiger und Graf, Friedrich Wilhelm: Kultur und Kulturwissenschaften um 1900. Idealismus und Positivismus. Stuttgart: Franz Steiner Verlag, 1997.

Hudson, Robert: The Biography of Disease: Lessons from Chlorosis. In: Bulletin of the History of Medicine (51), 1977, S. 448–463.

Hufeland, Christian Wilhelm: Ueber die Natur, Kenntniß und Heilung der Scophelkrankheit [1785]. Berlin, 1819.

Hunter, Paul: The English sweating sickness, with particular reference to the 1551 outbreak in Chester. Reviews of Infectious Disease (13), 1991, S. 303–306.

Hunziker-Schild, Hans: Der Kropf, eine Anpassung an jodarme Nahrung. Bern: Francke, 1915.

Hunziker-Schild, Hans: Die Prophylaxe der großen Schilddrüse. Bern/Leipzig: E. Bircher, 1924.

Irenäus, Christoph: De Monstris. Von seltzamen Wundergeburten. Ursel, 1584.

Jenner, Edward: Untersuchung über die Ursache und Wirkung der Kuhpocken [1798]. Übers. und eingeleitet von Viktor Fossel. Leipzig: Barth, 1911.

Jenner, Edward: The Origin of the Vaccine Inoculation. London, 1801.

Jettel, Wladimir: Die Zündwaaren-Fabrication nach dem heutigen Standpunkte. Wien/Pest/Leipzig: Hartleben's Verlag, 1897.

Jolles, Adolf: Über das chemische Verhalten der Harne nach Sulfonal-Intoxikation. In: Internationale Klinische Rundschau (5), 1891, S. 1913–1914.

Kahn, Fritz: Das Versehen der Schwangeren in Volksglaube und Dichtung. Inaug. Diss. Berlin, 1913.

Kanner, Leo: Johann Jakob Guggenbühl and the Abendberg. Bulletin of the History of Medicine (33), 1959.

Kast, Alfred: Sulfonal, ein neues Schlafmittel. In: Berliner Klinische Wochenschrift (25), 1988, S. 309–314.

Kessel, Nil: Umstrittene Expertise. Der Beirat »Arzneimittelsicherheit« in der bundesdeutschen Arzneimittelregulierung 1968–1976. In: Medizinhistorisches Journal, 2009 (44), S. 61–93.

Kiple, Kenneth (Hrsg.): The Cambridge World History of Human Disease. Cambridge: University Press, 1993.

Kirk, Beate: Der Contergan-Fall: eine unvermeidbare Arzneimittelkatastrophe? Zur Geschichte des Arzneistoffs Thalidomid. Stuttgart: Wissenschaftliche Verlagsgesellschaft, 1999.

Kleymann, Wilhelm: Warum verschwindet Noma? Ein Beitrag zur Nomafrage. Inaug. Diss. zur Erlangung der zahnärztlichen Doktorwürde. Bonn: Friedrich Wilhelms-Universität, 1935.

Klotz, Hermann: Unangenehme Nebenwirkungen bei der Quecksilberbehandlung der Syphilis. In: Archiv für Dermatologie und Syphilis (43), Festschrift gewidmet Filipp Josef Pick. Wien/Leipzig: Wilhelm Braumüller, 1898, S. 407–420.

Kocher, Theodor: Zur Kenntnis der Phosphornekrose. Biel: Albert Schüler, 1893.

Koelsch, Franz: Beiträge zur Geschichte der Arbeitsmedizin. München: Schriftenreihe der Bayrischen Landesärztekammer (8), 1974.

Kollerer, Gottfried: Untersuchung über Stomatitis mercurialis bei den Arbeitern der chemischen Fabrik Marktredwitz. Med. Diss. Würzburg, 1921.

Kortum, Theodor: Commentario de vitio scrofuloso [1789]. Deutsch: Abhandlung von den Scrofeln und von den Folgekrankheiten, welche davon ihren Ursprung nehmen. Lemgo, 1793.

Kuhn-Kelly: Über das Problem des sogen. Versehens der Frauen (Muttermale). In: Beiträge zur Kinderforschung und Heilerziehung (134). Langensalza: Beyer, 1916.

Kunst, Beate: Trichinellas Wanderwege – Entdeckungsgeschichte eines Parasiten auf Objektträgern. In: Der zweite Blick. Besondere Objekte aus den historischen Sammlungen der Charité. Beate Kunst, Thomas Schnalke und Gottfried Bogusch (Hrsg.). Berlin/New York: de Gruyter, 2010, S. 219–236.

Kußmaul, Adolf: Untersuchungen über den constitutionellen Mercurialismus und sein Verhältniss zur constitutionellen Syphilis. Würzburg: Stahel'sche Buchhandlung, 1861.

Lauda, Joseph: Das hydriatische Heilverfahren bei der Häutigen Bräune oder dem sogenannten Croup. Prag, 1845.

Lebert, Hermann: Conrad Gesner als Arzt. Akademische Vorträge von zürcherischen Dozenten. Zürich: Höhr, 1854.

Lentz, Otto: Ueber die Haffkrankheit. Sitzungsbericht der Berliner medizinischen Gesellschaft vom 10.12.1924. In: Deutsche Medizinische Wochenschrift (51), 1925, S. 131.

Lesky, Erna: Die Zeugungs- und Vererbungslehren der Antike und ihr Nachwirken. Mainz: Verlag Akademie d. Wiss. & Lit, 1959.

Letzerich, Ludwig: Die Diphtherie. Berlin: Verlag August Hirschwald, 1872.

Leu, Urs: Conrad Gessner (1516–1565): Universalgelehrter und Naturforscher der Renaissance. Zürich: Verlag Neue Zürcher Zeitung, 2016.

Leuckart, Rudolf: Untersuchungen über Trichina spiralis: Zugleich ein Beitrag zur Kenntniss der Wurmkrankheiten. Leipzig/Heidelberg: Winter'sche Verlagshandlung, 1866.

Lewin, Louis: Untersuchungen an Haffischern mit »Haffkrankheit«. In: Deutsche Medizinische Wochenschrift (51), 1925, S. 133–134.

Lockemann, Georg: Bericht über die Tätigkeit des Staatlichen Haff-Laboratoriums in Pillau im Jahre 1925. In: Veröffentlichungen aus dem Gebiete der Medizinalverwaltung (23). Otto Lentz (Hrsg.), Berlin: Schoetz, 1926, S. 93–148.

Lockemann, Georg: Bericht über die Tätigkeit des Staatlichen Haff-Laboratoriums in Pillau im Jahre 1926. In: Veröffentlichungen aus dem Gebiete der Medizinalverwaltung (25). Otto Lentz (Hrsg.), Berlin: Schoetz, 1927, S. 53–134.

Lockemann, Georg, Boecker, Eduard und von Bülow, Bodo: Dritter Bericht über die Erforschung der Haffkrankheit. Mit einem Rückblick von Geh. Obermedizinalrat Lentz. Berlin: Schoetz, 1930.

Maffei, Carl und Rösch, Carl: Neue Untersuchungen über den Kretinismus oder die Entartung des Menschen in ihren verschiedenen Graden und Formen. Erlangen, 1844.

Major, Ralph: Classic Descriptions of Disease. Springfield/Baltimore: Charles Thomas, 1932.

Marz, Ilona: Das Charité-Lazarett (1710–1790). In: Die Charité. Geschichte(n) eines Krankenhauses. Johanna Bleker und Volker Hess (Hrsg.), Berlin: Akademie Verlag, 2010, S. 18–43.

Merke, Franz: Geschichte und Ikonographie des endemischen Kropfes und Kretinismus. Bern/Stuttgart/Wien: Verlag Hans Huber, 1971.

Meyer, Selma: Haffkrankheit und paralytische Hämoglobinurie der Pferde – identische Krankheitszustände. In: Klinische Wochenschrift (3), 1924, S. 2189–2190.

Meyer-Ahrens, Konrad: Der Stich in den Jahren 1564 und 1565. Zürich: Schultheiss, 1848.

Moos, Oscar: Ein Fall von Noma faciei bei einem Erwachsenen. Inaug. Diss. München: Ludwig-Maximilian-Universität, 1892.

Müller, Irmgard: Anämie. In: Enzyklopädie Medizingeschichte. Werner Gerabek, Bernhard Haage, Gundolf Keil und Wolfgang Wegner (Hrsg.), Berlin: de Gruyter, 2007, S. 53.

Münch, Ragnhild (Hrsg.): Pocken zwischen Alltag, Medizin und Politik. Berlin: Verlag für Wissenschafts- und Regionalgeschichte Engel, 1994.

Murphy, John: Cello Scrotum. In: British Medical Journal, May 1974, S. 335.

Murphy, Elaine und Murphy, John: Murphy's lore. British Medical Journal (338), Januar 2009, S. 338.

Neuhaus, Volker: Günter Grass. Die Blechtrommel. Interpretationen für Schule und Studium. München: R. Oldenbourg Verlag, 1982.

Oestreicher, Carl: Zur Wirkung des Sulfonals. In: Berliner Klinische Wochenschrift (25), 1988, S. 501–502.

Organisation mondiale de la Santé: Le Goitre endémique. Genf: 1962.

Park, Kathrine und Daston, Lorraine: Unnatural Conceptions: The Study of Monsters in Sixteenth- and Seventeenth-Century France and England. In: Past and Present (92), 1981, S. 20–54.

Patissier, Philibert: Traité des maladies des artisans, et de celles qui résultent des diverses professions, d'après Ramazzini. Paris: J.B. Baillière, 1822, S. 50–56.

Phillips, Howard und Killingray, David: The Spanish Influenza Pandemic of 1918–19. New perspectives. London/New York: Routledge, 2003.

Pierer's Universal-Lexikon und Neuestes encyclopädisches Wörterbuch der Wissenschaften, Künste und Gewerbe, Band 16. Heinrich August Pierer (Hrsg.). Altenburg, 1863.

Plotkin, Stanley: History of Vaccine Development. New York: Springer, 2011.

Poulsson, Edvard: Lehrbuch der Pharmakologie. Leipzig: Hirzel, 1919, S. 28–36.

Preminger, Max: Zur Geschichte der Chlorose im 16. und 17. Jahrhundert. Med. Diss. Berlin: A. Spitze, 1937.

Quellensammlung zur Geschichte der deutschen Sozialpolitik 1867–1914, II. Abteilung: Von der kaiserlichen Sozialbotschaft bis zu den Februarerlassen Wilhelms II. (1881–1890): Band 3: Arbeiterschutz. Wolfgang Ayaß (Hrsg.). Darmstadt, 1998, Nr. 3, 9, 11, 39, S. 5–7, 24–32, 120–141.

Querner, Hans: Leuckart, Rudolf. In: Neue Deutsche Biographie, Band 14. Bayrischen Akademie der Wissenschaften/Historische Kommission (Hrsg.), Berlin: Duncker und Humblot, 1985, S. 372–373.

Quick, Michael: Die Lehre vom »Alpenstich« – in den nosographischen Untersuchungen von Guggenbühl bis Sticker. In: Gesnerus, 1988 (45), S. 353–379.

Rabbas, Gustav: Aus der Psychiatrischen Klinik zu Marburg i.H. Ueber die Wirkung des Sulfonals. In: Berliner Klinische Wochenschrift (25), 1988, S. 330–332.

Radkau, Joachim: Das Zeitalter der Nervosität. Deutschland zwischen Bismarck und Hitler. München/Wien: Hanser, 1998.

Ravenholt, Reimert: 1918 Influenza, Encephalitis lethargica, Parkinsonism. In: The Lancet (319), 1982.

Reiß, Carl: Die Naturheilmethode bei Sexueller Neurasthenie. Berlin: Hugo Steinitz Verlag, 1915.

Reuter, Gabriele: Aus guter Familie. Leidensgeschichte eines Mädchens [1895]. Katja Mellmann (Hrsg.). Marburg: Verlag LiteraturWissenschaft.de, 2006.

Rheinberger, Hans-Jörg und Müller-Witte, Staffan: Vererbung. Frankfurt a.M.: Fischer, 2009.

Riha, Ortrun: Aussatz als Metapher. Aus der Geschichte einer sozialen Krankheit. In: Medizin in Geschichte, Philologie und Ethnologie. Festschrift für Gundolf Keil. Dominik Groß und Monika Reininger, (Hrsg.), Würzburg: Königshausen und Neumann, 2003, S. 89–105.

Riha, Ortrun: Aussatz. Geschichte und Gegenwart einer sozialen Krankheit. Leipzig: Verlag der Sächsischen Akademie der Wissenschaften, 2004.

Robert Koch-Institut: Infektionsepidemiologisches Jahrbuch meldepflichtiger Krankheiten für 2016. Berlin, 2017. Stand 08/2017. http://www.rki.de/DE/Content/Infekt/Jahrbuch/Jahrbuecher/2016.

Rosenbach, Ottomar: Ueber Sulfonal und Amylenhydrat. Aus der medicinischen Abtheilung des Hospitals zu Allerheiligen in Breslau. In: Berliner Klinische Wochenschrift (25), 1988, S. 481–482.

Rosenow, Georg und Tietz, L.: Die Haffkrankheit. In: Klinische Wochenschrift (3), 1924, S. 1991–1993.

Rosin, Heinrich: Über die Wirkung des Sulfonals. In: Berliner Klinische Wochenschrift (25), 1988, S. 499–501.

Roth, Theodor: Ueber das Versehen und mechanische Einwirkungen auf Schwangere und über deren Einfluss auf die normale Ausbildung des Embryos. In: Virchows Archiv (91), 1883, S. 571–574.

Sacks, Oliver: Awakenings: Zeit des Erwachens. Hamburg: Rowohlt, 1990.

Sax, Emanuel: Die Hausindustrie in Thüringen. Teil III: Die Korbflechterei in Oberfranken und Coburg. Hausindustrien in Neustadt A.R. und Bürgel. Jena: Verlag von Gustav Fischer, 1888.

Schlich, Thomas: Changing disease identities: cretinism, politics and surgery (1844–1892). In: Medical History (38), 1994, S. 421–443.

Schlieben, Georg: Gesundheitsbuch für die Phosphorzündwaarenfabrication mit Berücksichtigung der Hausindustrie. Berlin: C. Hermanns Verlag, 1898.

Schmiedeberg, Oswald: Grundriss der Pharmakologie in Bezug auf Arzneimittellehre und Toxikologie. Leipzig: Vogel, 1909.

Schmitz, Eduard Otto: Ueber Quecksilber-Vergiftung. Med. Diss. Berlin, 1869.

Schönlein, Johann Lucas: Allgemeine und specielle Pathologie und Therapie. Nach dessen Vorlesungen niedergeschrieben und herausgegeben von einigen seiner Zuhörer. St. Gallen, 1841.

Schweizerischer Fachverband des medizinisch-technischen Laborpersonals: Labor und Medizin. Beiträge zur Geschichte der Labormedizin. Bern: Stämpfli, 1980.

Seeger, Fritz: Ueber die Haffkrankheit. Sitzungsbericht der Berliner medizinischen Gesellschaft vom 10.12.1924. In: Deutsche Medizinische Wochenschrift (51), 1925, S. 131.

Sindall, A. Clair: Chlorosis – Etiology reconsidered. In: Bulletin oft he History of Medicine (56), 1982, S. 254-260.

Stahl, Friedrich Carl: Neue Beiträge zur Physiognomik und pathologischen Anatomie der Idiotia endemica (genannt Cretinismus). Erlangen, 1848.

Stapel, Ute: Die Arzneimittelgesetze 1961 und 1976. Stuttgart: Deutscher Apotheker Verlag, 1988.

Steudel, Ernst Gottlieb: Darstellung einer Frieselfieber-Epidemie welche in Eßlingen und der Umgegend zu Anfang des Jahrs 1831 herrschte. Eßlingen, 1831.

Stenographischer Bericht der Verhandlung über die Trichinen-Frage in der Versammlung des Berliner Schlächtergewerks unter Betheiligung der Herren Prof. Dr. Virchow, Prof. Dr. Hertwig, Dr. Cohnheim, Thierarzt Urban. u.A. Berlin: Stilke und van Muyden, 1866.

Stockdorph, Otto: Syphilis und Englischer Schweiß. Med. Diss. Hansische Universität Hamburg, 1939.

Stolberg, Michael: Homo patiens. Krankheits- und Körpererfahrung in der Frühen Neuzeit. Köln/Weimar/Wien: Böhlau, 2003.

Sudhoff, Karl: Ein Regiment gegen den »Englischen Schweiß« (sudor anglicus). In: Sudhoffs Archiv (1), 1908, S. 72-74.

Teleky, Ludwig: Die Phosphornekrose. Ihre Verbreitung in Österreich und deren Ursachen. Wien: Franz Deuticke, 1907.

Teleky, Ludwig: Die gewerbliche Quecksilbervergiftung. Dargestellt auf Grund von Untersuchungen in Österreich. Berlin: Polytechnische Buchhandlung, 1912.

Teleky, Ludwig und Brezina, Ernst: Internationale Übersicht über Gewerbekrankheiten: nach den Berichten der Gewerbeinspektionen der Kulturländer über das Jahr 1913. Berlin: Julius Springer, 1921.

Thomann, Klaus-Dieter: Die Contergan-Katastrophe: Die trügerische Sicherheit der »harten« Daten. In: Deutsches Ärzteblatt 104 (41), 2007, S. A2778-A2782.

Throm, Carola: Das Diphtherieserum. Ein neues Therapieprinzip, seine Entwicklung und Markteinführung. Stuttgart: Wissenschaftliche Verlagsgesellschaft, 1995.

Thümmler, Jochen: Die Haffkrankheit: Frühes Modell eines Umweltschadens im Spannungsfeld von medizinischen und gesellschaftlichen Interessen. Med. Diss. Aachen, 1996.

Thwaites, Guy, Taviner, Mark und Gant, Vanya: The English Sweating Sickness, 1485 to 1551. In: The New England Journal of Medicine (336), 1997, S. 580-582.

Tiemann, Friedrich: Leitfaden für die praktische mikroskopische Untersuchung des Schweinefleisches auf Trichinen. Breslau: Verlag von Wilh. Korn, 1875.

Toellner, Richard: Lepra – Gestern und Heute. Gedenkschrift zum 650-jährigen Bestehen des Rektorats Münster-Kinderhaus. Münster: Verlag Regensberg, 1992.

Toellner, Richard: Ansprache zur Eröffnung der Ausstellung »20 Jahre Lepramuseum« am 29. Januar 2016 im Kinderhaus-Leprosorium. In: Medizingeschichte als Aufklärungswissenschaft. Richard Toellner, Berlin: Lit Verlag, 2016, S. 515-517.

Triarhou, Lazaros: The signalling contributions of Constantin von Economo to basic, clinical and evolutionary neuroscience. In: Brain Research Bulletin (69), 2006(a), S. 223-243.

Triarhou, Lazaros: The percipient observations of Constantin von Economo on encephalitis lethargica and sleep disruption and their lasting impact on contemporary sleep research. In: Brain Research Bulletin (69), 2006(b), S. 244-258.

Triarhou, Lazaros: Constantin von Economo (1876-1931). In: Journal of Neurology (254), 2007, S. 550-551.

Verhandlungen des Preußischen Landesgesundheitsrates: Ueber die gegen die Verbreitung des endemischen Kropfes zu ergreifenden Maßnahmen, insbesondere über die mit der Jodsalzprophylaxe gewonnenen Erfahrungen. In: Veröffentlichungen aus dem Gebiete der Medizinalverwaltung (23). Otto Lentz (Hrsg.), Berlin: Schoetz, 1927, S. 303-379.

Virchow, Rudolf: Ueber Trichina spiralis. In: Virchows Archiv (18), 1860, S. 330–346.

Virchow, Rudolf: Vorläufige Nachricht über neue Trichinen-Fütterungen. In: Virchows Archiv (18), 1860(a), S. 535–536.

Virchow, Rudolf: Die Lehre von den Trichinen, mit Rücksicht auf die dadurch gebotenen Vorsichtsmaaßregeln für Laien und Aerzte dargestellt. Berlin: Georg Reimer, 1866.

Virchow, Rudolf: Vorlesungen über Pathologie, Band 3: Die krankhaften Geschwülste. Berlin: Verlag von August Hirschwald, 1867.

Virchow, Rudolf: Gesammelte Abhandlungen zur wissenschaftlichen Medicin [1856]. Christian Andree (Hrsg.), Hildesheim/Zürich/New York: Georg Olms Verlag, 2007, S. 891–1014.

Voswinckel, Peter: Der Fall Mathilde S.: Eine akute Porphyrie. Bisher unbekannter klinischer Bericht von Sigmund Freud. In: Arzt und Krankenhaus (61), 1988, S. 177–185.

Voswinckel, Peter und Büsche, Gerlind: Selma Meyer (1881–1958), erste Professorin für das Fach Kinderheilkunde in Deutschland. In: Monatsschrift Kinderheilkunde (137), 1989, S. 248–250.

Voswinckel, Peter: Der schwarze Urin. Vom Schrecknis zum Laborparameter. Berlin: Blackwell Wissenschaft, 1993.

Wagner, Heinrich: Licht und Feuer oder die Feuerzeugfabrikation vom Standpunkte ihrer gegenwärtigen Entwicklung theoretisch und praktisch beschrieben. Weimar: Voigt, 1869.

Waldis, Vera: Der »Stich« von 1564 – eine primäre Lungenpest. In: Gesnerus, 1983 (40), S. 223–228.

Weindling, Paul: Scientific elites and laboratory organization in fin de siècle Paris and Berlin. In: The laboratory revolution in medicine. Andrew Cunningham und Perry Williams (Hrsg.), Cambridge: University Press, 1992, S. 170–188.

Wenzel, Dagmar und Karl-Heinz: Der Contergan-Prozess. Verursachte Thalidomid Nervenschäden und Mißbildungen? Bericht und Protokollauszüge vom 1.–283. Verhandlungstag. In 6 Bänden zu je 50 Prozesstagen. Bensheim-Auerbach (Band I): Theilacker/Berlin (Band II–VI): Verlag Wissenschaft und Forschung, 1968–1971.

Weyer, Johannes: Artzney Buch: von etlichen biß anher unbekandten und unbeschriebenen Kranckheiten. Frankfurt a.M., 1580, S. 69–80. (Digitalisat nach Exemplar von SBB-PK Berlin).

Wichmann, Ralf: Populäre Darstellung der Anwendung und Wirkung der Elektricität in der Medicin. Berlin: Hugo Steinitz Verlag, 1888.

Wichmann, Ralf: Lebensregeln für Neurastheniker. Berlin: Salle, 1899.

Wiese, Karl Günter, Merten, Hans-Albert, Brami, Simon et al.: Noma – die unbekannte Krankheit. In: Zahnärztliche Mitteilungen (92), 2002, 4, S. 40–45.

Williams, Gareth: Angel of Death. The Story of Smallpox. New York/Houndsmills: Pallgrave MacMillan, 2010.

Winkle, Stefan: Kulturgeschichte der Seuchen. Düsseldorf/Zürich: Artemis und Winkler Verlag, 1997.

With, Torben: Acute Porphyria, Toxic and Genuine in the Light of History. In: Danish Medical Bulletin (18), 1971, S. 112–121.

With, Torben: A short history of Porphyrins and the Porphyrias. In: International Journal of Biochemistry (11), 1980, S. 189–200.

Witte, Wilfried: Erklärungsnotstand. Die Grippe-Epidemie 1918–1920 in Deutschland unter besonderer Berücksichtigung Badens. Herbolzheim: Centaurus Verlag, 2006.

Witte, Wilfried: Tollkirschen und Quarantäne. Die Geschichte der Spanischen Grippe. Berlin: Verlag Klaus Wagenbach, 2008.

Wolf, Jörn Henning (Hrsg.): Aussatz, Lepra, Hansen-Krankheit: ein Menschheitsproblem im Wandel. Teil 2 (Aufsätze). Würzburg: Deutsches Aussätzigen-Hilfswerk e.V., 1986.

Wulf, Andreas: Der Sozialmediziner Ludwig Teleky (1872–1957) und die Entwicklung der Gewerbehygiene zur Arbeitsmedizin. Frankfurt a.M.: Mabuse-Verlag, 2001.

Wylie, John und Collier, Leslie: The English Sweating Sickness (Sudor Anglicus): A Reappraisal. In: Journal of the History of Medicine and Allied Sciences (36), 1981, S. 425–445.

Zenker, Albert: Ueber die Trichinen-Krankheit des Menschen. In: Virchows Archiv (18), 1860, S. 651–572.

Ziegler, Jean: Wir lassen sie verhungern. Die Massenvernichtung in der Dritten Welt. München: Bertelsmann Verlag, 2012.

Ziemssen, H. v.: Klinische Vorträge. Siebenter Vortrag. Nervensystem. Die Neurasthenie und ihre Behandlung. Leipzig: Verlag Vogel, 1887.

Ziporyn, Terra: Disease in the popular American Press. The Case of Diphtheria, Typhoid Fever, and Syphilis, 1870-1920. New York/Westport/London: Greenwood Press, 1988.

Zirr, Dietrich: Geschichte der Haffkrankheit. Med. Diss. Berlin, 1972.

Zürcher, Urs: Monster oder Laune der Natur. Medizin und die Lehre von den Missbildungen 1780-1914. Frankfurt a.M./New York: Campus Verlag, 2004.

http://www.contergan.de (Website des Bundesverbandes der Contergangeschädigten e.V.)
http://www.daserste.de/contergan (Spielfilm zur Contergan-Katastrophe)
http://www.gnegel.de/feuerzeug.htm
http://www.gesnoma.org
http://www.noma-hilfe.ch
http://www.nonoma.org
http://www.who.int/nutrition/topics/idd/en/index.html
http://www.who.int/vmnis/iodine/status/en/index.html
http://www.zuendholzmuseum.ch
http://www.zuendholzmuseum.ch/indus/indus.html

Film: Awakenings, 1990, USA, Regie: Penny Marshall, mit Robert de Niro und Robin Williams. Deutscher Titel: Zeit des Erwachens.

Bildnachweis

Titelbild: Elektrisches Luftbad. In: Wichmann, Ralf: Populäre Darstellung der Anwendung und Wirkung der Elektricität in der Medicin. Berlin: Hugo Steinitz Verlag, 1888, S. 46.

Alpenstich (S. 8): Der Arzt Johann Jakob Guggenbühl im Kreis seiner Patienten vor Alpenpanorama. In: Guggenbühl, Jakob: Die Heilung und Verhütung des Cretinismus und ihre neuesten Fortschritte. Bern/St. Gallen: Huber und Comp., 1853.

Aussatz (S. 18): Besehung eines Aussätzigen auf einem Holzschnitt aus dem Jahr 1517. Drei Gutachter besehen den sitzenden Kranken, während ein Helfer entweder Verbandsstoff auswäscht oder eine Blutprobe durchführt. Ursprünglich Hans Gersdorf: »Feldbuch der Wundarznei«, Straßburg, 1517. In: Wustmann, Gustav und Sudhoff, Karl: Lepra oder Syphilis? In: Sudhoffs Archiv (1), 1907, S. 71. (S. 29): 24-jähriger Mann aus Norwegen mit typischen knotigen Hautbefunden bei Lepraerkrankung, Fotografie um 1886. In: Leloir, Henri: Traité pratique et théorique de la lèpre. Paris: Delahaye et Lecrosnier, 1886, Tafel 8, Foto: Pierre Arents.

Cello-Hoden (S. 32): Ein medizinischer Scherz auf Kosten des Cellos? Foto: Paul Bernhard, Matthias Albrecht, Sophie Seemann, 2007.

Chlorose (S. 36): Chlorosis. Portrait einer Patientin. Gemälde von Carl Sandhaas, 1839. In: Baumgärtner, Karl Heinrich: Krankenphysiognomik. Atlas. Freiburg, 1839.

Contergan-Fehlbildung (S. 48): Ein durch Contergan geschädigtes Mädchen benutzt ihre Füße anstatt der Hände. picture alliance/empics: Contergan-Kind in Großbritannien. Picture-Alliance, Mediennummer: 16759095

Diphtherie (S. 60): An Diphtherie erkranktes Kind mit diphtheritischen Belägen auf den Rachenmandeln und der Zunge. Wachsmodell nach einem Original, das um 1912 nach einem tatsächlichen Patienten angefertigt wurde. Berliner Medizinhistorisches Museum der Charité, Abguss aus den 1950er–1970er Jahren. Copyright: Berliner Medizinhistorisches Museum der Charité. Foto: Navena Widulin.

Endemischer Kretinismus (S. 74): Ein Mann und eine Frau, an Endemischem Kretinismus leidend, aus einer medizinischen Abhandlung Rudolf Virchows um 1850: kleinwüchsig, mit vergrößerter Zunge und typischen Gesichtszügen. In: Virchow, Rudolf: Ueber die Physiognomie der Cretinen. In: Verhandlungen der physikalisch-medicinischen Gesellschaft in Würzburg, 1857, S. 199, Tafel 2.

Englischer Schweiß (S. 86): Vier Personen, vermutlich zwei Ärzte und zwei Helfer, bemühen sich um zwei Patienten, die der Englische Schweiß ergriffen hat. Sie werden in Tücher gewickelt und auf ein Bett gelegt. Holzschnitt, 1529. In: Euricius Cordus: Für die newe, hievor unerhörte und erschröckliche krankchheyt und schnellen todt, die Englisch schweyssucht genannt. Straßburg, 1529, Titelblatt.

Europäische Schlafkrankheit (S. 96): Junge Patientin, die an der Europäischen Schlafkrankheit leidet: unfähig, selbst zu stehen und in einem Bewusstseinszustand zwischen Schlafen und Wachen. Filmstill Acute encephalitis lethargica (Lewy, Friedrich Heinrich), https://wellcomelibrary.org/item/b16686135#?c=0&m=0&s=0&cv=0 (S. 99): Constantin von Economo (1876–1931), österreichischer Nervenarzt und Erstbeschreiber der Enzephalitis lethargica. In: Wiener Luftschiffer-Zeitung, Ausgabe vom Dezember 1908; VII. Jahrgang, Nr. 12, S. 311 [1]

Frieselfieber (S. 108): Hand eines Patienten mit Frieselfieber, auf einer der wenigen zeitgenössischen Abbildungen. Auf der geröteten Haut sind linsenförmige weißliche Bläschen zu sehen. Originalabbildung von 1800. In: Lauth, Thomas: Vom Witterungs-Zustand, dem Scharlach-Friesel und dem boesen Hals mit farbigen Abbildungen. Strasburg, 1800, Tafel 1. (S. 111): Der Komponist Wolfgang Amadeus Mozart (1756–1891) verstarb an »hitzigem Frieselfieber«. Gemälde von J. N. della Croce um 1781. Quelle: Johann Nepomuk della Croce [Public domain], via Wikimedia Commons (Ausschnitt).

Haffkrankheit (S. 118): Mitarbeiter des sogenannten Haff-Laboratoriums Pillau mit Gasmasken auf einem Schiff bei Feldforschungen auf dem Haff, 1925. In: Lockemann, Georg: Bericht über die Tätigkeit des Staatlichen Haff-Laboratoriums in Pillau im Jahre 1925. In: Veröffentlichungen aus dem Gebiete der Medizinalverwaltung (23). Otto Lentz (Hrsg.), Berlin: Schoetz, 1926, S. 109. (S. 121): Karte des Frischen Haffs, 1926. In: Lockemann, Georg: Bericht über die Tätigkeit des Staatlichen Haff-Laboratoriums in Pillau im Jahre 1926. In: Veröffentlichungen aus dem Gebiete der Medizinalverwaltung (25). Otto Lentz (Hrsg.), Berlin: Schoetz, 1927, S. 22.

Mercurielle Stomatitis (S. 130): Stomatitis mercurialis mit geröteter und geschwollener Schleimhaut, dicker Zunge und einzelnen kleinen Geschwüren. In: Baader, Ernst und Holstein, Ernst: Das Quecksilber, seine Gewinnung, technische Verwendung und Giftwirkung. In: Veröffentlichungen aus dem Gebiete der Medizinalverwaltung (40). Berlin: Richard Schoetz, 1933, Abbildung 7, S. 80. (S. 136): Spiegelbeleger und ihre Werktische in einer französischen Manufaktur, Kupferstich um 1770. In: Diderot und d'Alembert: Encyclopédie. Paris: 1770, Tafel 1, Miroitier.

Neurasthenie (S. 142): Elektrisches Wasserbad, 1888 (Ausschnitt). Dem Patienten konnten mit der Apparatur rechts im Bild elektrische Ströme appliziert werden. In: Wichmann, Ralf: Populäre Darstellung der Anwendung und Wirkung der Elektricität in der Medicin. Berlin: Hugo Steinitz Verlag, 1888, S. 37.

Noma (S. 154): Kind mit Noma der linken Wange. Kolorierte Lithographie von 1836 nach Zeichnung des Arztes Robert Froriep. In: Froriep, Robert: Pathologisch-anatomische Abbildungen aus der Sammlung der königlichen Charité-Heilanstalt zu Berlin, 1836, Tafel 1. Mit freundlicher Genehmigung des Berliner Medizinhistorischen Museums.

Phosphornekrose (S. 160): 43-jährige Arbeiterin einer Zündholzfabrik nach Totalamputation des Unterkiefers auf Grund einer Phosphornekrose. Fotografie aus einer medizinischen Abhandlung von 1893. In: Kocher, Theodor: Zur Kenntnis der Phosphornekrose. Biel: Albert Schüler, 1893. (S. 164): Durch Phosphornekrose zerstörter Unterkiefer mit Knochenauflagerungen. Abbildung von 1847. In: Bibra, Ernst von und Geist, Lorenz: Die Krankheiten der Arbeiter in den Phosphorzündholzfabriken, insbesondere das Leiden der Kieferknochen durch Phosphordämpfe. Erlangen: C. Heyder, 1847, Tafel IV.

Pocken (S. 172): Patient mit echten Pocken im Stadium der Abheilung. Wachsmoulage, die vom Gesicht eines Patienten abgeformt wurde, Anfang 20. Jahrhundert. Berliner Medizinhistorisches Museum der Charité, genaue Datierung unbekannt. Copyright: Berliner Medizinhistorisches Museum der Charité. Foto: Navena Widulin. (S. 177): Eine der Letzten, die an der Major-Form der Pocken erkrankte: ein Mädchen aus Bangladesch, 1973. Quelle: Content Providers(s): CDC/ James Hicks [Public domain], via Wikimedia Commons.

Skrofulose (S. 184): An Skrofulose erkrankter junger Mann mit erheblicher Schwellung am Hals und deutlich maladem Gesichtsausdruck. Gemälde von Carl Sandhaas, 1839. In: Baumgärtner, Karl Heinrich: Krankenphysiognomik. Atlas. Freiburg, 1839.

Sulfonal-Vergiftung (S. 196): Glasflasche mit Sulfonal-Pulver, etwa 1912, aus dem Archiv der Firma Bayer. Mit freundlicher Genehmigung: Bayer AG, Corporate History & Archives, Leverkusen.

Trichinose (S. 206): Trichinen aus dem Darm eines Hundes, 1859 angefertigtes, originales Forschungspräparat von Rudolf Virchow aus dem Berliner Medizinhistorischen Museum. Copyright: Berliner Medizinhistorisches Museum der Charité. Foto: Christa Scholz. . (S. 210):

Wandernde Muskeltrichinen, Holzschnitt von 1875. In: Tiemann, Friedrich: Leitfaden für die praktische mikroskopische Untersuchung des Schweinefleisches auf Trichinen. Breslau: Verlag von Wilh. Korn, 1875, S. 36.

Versehen (S. 216): Der sogenannte Fischmensch von Neapel, ein angeblich am gesamten Körper mit einer schwarzen Fischhaut bedecktes Kind auf einem Flugblatt aus dem Jahr 1677. In: Holländer, Eugen: Wunder, Wundergeburt und Wundergestalt in Einzelblattdrucken des fünfzehnten bis achtzehnten Jahrhunderts. Stuttgart: Verlag von Ferdinand Enke, 1921, S. 359.

Sach- und Personenverzeichnis